全国高等职业院校餐旅类专业教改教材

中国烹饪协会职业培训指定教材

YINGYANG
SHANSHI YU SHILIAO BAOJIAN

营养膳食与食疗保健

隋海涛 **主编**

张素华　甘华蓉 **副主编**

中国烹饪协会 **组织编写**

中国轻工业出版社

图书在版编目（CIP）数据

营养膳食与食疗保健 / 隋海涛主编. —北京：中国轻工业出版社，2024.8

全国高等职业院校餐旅类专业教改教材

ISBN 978-7-5019-8346-9

Ⅰ. ①营… Ⅱ. ①隋… Ⅲ. ①营养学—高等职业教育—教材 ②食物疗法—高等职业教育—教材 Ⅳ. ①R151 ②R247.1

中国版本图书馆CIP数据核字（2011）第140651号

责任编辑：史祖福　　责任终审：滕炎福　　设计制作：锋尚设计

策划编辑：史祖福　　责任校对：燕　杰　　责任监印：张　可

出版发行：中国轻工业出版社（北京鲁谷东街5号，邮编：100040）

印　　刷：河北鑫兆源印刷有限公司

经　　销：各地新华书店

版　　次：2024年8月第1版第8次印刷

开　　本：787×1092　1/16　印张：20

字　　数：420 千字

书　　号：ISBN 978-7-5019-8346-9　定价：49.00元

邮购电话：010-85119873

发行电话：010-85119832　010-85119912

网　　址：http://www.chlip.com.cn

Email：club@chlip.com.cn

241412J2C108ZBW

全国高等职业院校餐旅类专业教改教材编审委员会

主　任：杨　柳

委　员：王美萍　郭春慧　曲绍卿　刘　捷
鲁琳雯　巩显芳　石长波　隋海涛
郭晓赓　杨雪欣　王　玉　宋国庆
轩福华　汪晓梅　杨　晶　田　彤
王　美　闫喜霜　张丽娟　李日欣

本书编写委员会

主　编　隋海涛（山东商业职业技术学院）

副主编　张素华（扬州大学旅游烹饪学院）
甘华蓉（山东商业职业技术学院）

参编人员（按姓氏笔画排序）
陈志炎（安徽工商职业学院）
赵浩然（桂林旅游高等专科学校）
宗　元（山东省农业管理干部学院）
胡建国（济南大学）
谢　强（无锡商业职业技术学院）
郝志阔（广东环境保护工程职业学院）

序　言

为深化我国高等职业教育教学改革，加强课程改革的实体教材建设，解决教材滞后对餐旅类院校深入推进教学改革带来的影响，2009年中国烹饪协会与中国轻工业出版社联合启动了高等职业教育餐旅类专业教改教材的研究项目，对餐旅类专业的课程、教学与教材进行了深入探讨。

职业教育教学改革的核心是课程改革，而课程改革的中心又是教材的改革。教材的内容与编写体例基本上决定了学生从该门课程中能学到什么样的知识、技能，形成什么样的逻辑思维习惯。目前餐旅类专业课程教材的编写多数是沿袭传统的学科教材模式，教材的内容与体例按章节设计，理论性强，没有与行业产品、岗位紧密联系在一起，缺乏针对性。本套教材以课程改革为主线，采取模块化的编写体例，以任务的形式完成课堂教学。教材内容围绕职业教育特点和行业对技能人才的需求进行阐述和安排。

本套教材作为中国烹饪协会与中国轻工业出版社联合推出的餐旅类专业的教育教学改革成果，获得了业内专家、学者与教师的大力支持和参与，经过了持续地探索和大胆地创新。本套教材由中国烹饪协会组织相关专家进行审稿，以确保教材质量。但由于教学改革是一项庞大的系统工程，不免会存在一定的局限性，恳请广大读者提出宝贵意见，以便我们今后修订时不断完善。

全国高等职业院校餐旅类专业教改教材编审委员会

前　　言

营养是维持人体健康的最基本条件之一。营养直接影响着人们的身体素质。随着国民经济的发展、人们生活水平的提高，营养问题日益受到人们的重视，很多人不惜花钱以增加营养，但是往往由于营养知识缺乏，花了钱未必能获得好的营养效果，甚至适得其反。因此，如何使日常膳食更加科学化、更加合乎营养学的原则，便成为人们迫切需要了解的问题。普及营养膳食和食疗保健的相关知识、增强群众的营养意识、提高人们的营养学水平是营养工作者的紧迫任务，也是本教材着手解决的问题。

本教材由从事营养学、食疗保健学、烹饪工艺学的教学、科研工作的高职高专院校一线教师编写，根据学生的专业特点和基础知识背景，从应用的角度出发，系统地阐述了营养膳食与食疗保健的基本理论、技能和案例。本书主要内容包括营养学与食疗保健、人体营养素的评价与分析、食物消化与吸收生理、食物的营养价值与保健作用、营养膳食与健康、合理膳食与营养、烹饪对营养价值的影响评价、食疗保健的原则与应用及不同人群的食疗保健等。

本教材由山东商业职业技术学院隋海涛担任主编，扬州大学旅游烹饪学院张素华教授和山东商业职业技术学院甘华蓉副教授为副主编。

全书共分为9个项目。其中，项目一和项目二由隋海涛、宗元和郝志阔编写。项目三由胡建国编写，项目四由张素华和甘华蓉编写，项目五和项目六由谢强编写，项目七和项目八由陈志炎编写，项目九由赵浩然编写。

本教材在编写过程中，充分征求了一些高职高专院校食品和烹饪专业教师的意见和建议，也曾在本校烹饪专业教学中试用，并根据这些师生的建议作了修改。对此，我们深表谢意。

由于编者水平有限，不妥之处敬请广大读者批评指正。

编者

2011年5月

目录

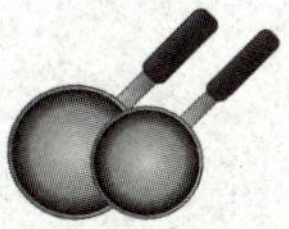

项目五 营养膳食与健康

项目六 合理膳食与营养

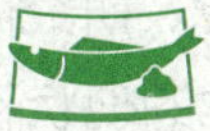

项目七 烹饪对营养价值的影响评价

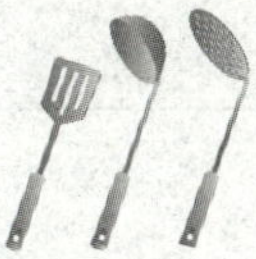

项目八 食疗保健的原则

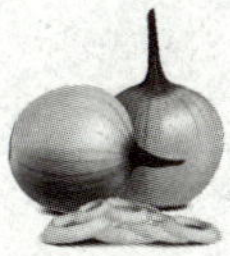

项目九 不同人群的食疗保健

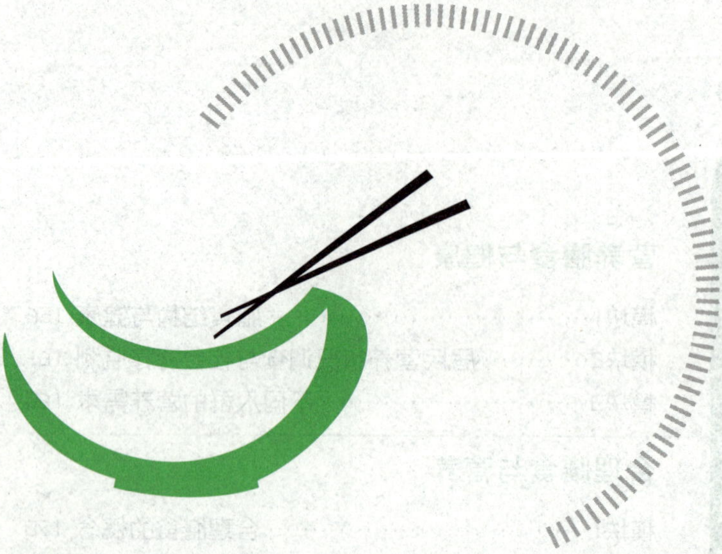

项目一

营养学与食疗保健的概念

主要内容

通过对本项目的学习，使学生了解并掌握营养学的基本概念、研究内容及食疗保健的相关知识。了解合理营养的重要性、中国营养学的现状和发展前景、食疗保健的现状和发展前景、营养学与食疗保健的关系等。了解国内外有关食品营养和食疗保健的研究进展。知道合理营养在国民经济中的重要作用关系。本项目的重点是相关营养学、食疗保健等内容。

学习目标

模块1　营养、营养学与食疗保健的概念

模块2　中国营养学的发展与现状

模块3　食疗保健的发展与现状

模块4　营养学与食疗保健的关系

能力培养

任务1　通过学习，了解营养学食物与营养的关系

任务2　通过学习，深入了解食疗保健的意义

任务3　通过学习，熟悉中国营养学的发展现状和研究内容

知识拓展

展点1　西方营养学和中医食疗保健的结合

展点2　中国古代营养学典籍的阅读

模块1 营养、营养学与食疗保健的概念

一、营养与营养学

（一）食物与营养

食物是人类赖以生存的物质基础，是人类营养素的来源，人们每天摄取的各种食物是维持机体新陈代谢、保持正常生命活动以及生产劳动的最基本条件。人体通过摄取、消化、吸收和利用食物中的营养素来维持其生命活动。营养则是人类摄取食物满足自身生理需要的生物学过程。

1. 合理的营养促进机体发育

我国随着经济的快速发展，城乡人民生活逐步得到改善，青少年的身体素质也有明显的提高。广东省于1991年年底在广州、湛江、汕头、韶关等10个城市和8个区县对3万多中小学生的体重和身高进行调查，得出的结果与1979年相比有较大的增长。在城市，男生的体重和身高分别增加2.53kg和3.01cm。在农村，男生的体重和身高分别增加了4.39kg和6.71cm；女生的体重和身高分别增加3.22kg和5.46cm。这些事实充分地说明营养改善对青少年身体发育有明显的促进作用。

2. 合理营养促进智力发育

中枢神经系统和大脑的发育与营养的关系更加密切，营养能为神经细胞和脑细胞合成的各种重要成分提供所需的物质，促进智力发育。以婴幼儿为例，营养对婴儿大脑的发育尤为重要。人类大脑发育最快的时期是妊娠3个月至出生后6个月。婴幼儿大脑的发育速度比身体的任何组织都快。因此，要使婴儿的脑组织正常的发育，需要有足够的营养。如果幼儿时期营养不良，将会影响脑组织的分裂生长，严重阻碍大脑的发育，尤其严重的是幼儿时期大脑发育障碍在成年之后是无法弥补的。有人曾对6~30个月的幼儿进行对照调查，结果表明：营养优良的幼儿智商为81.5，而营养不良的仅为68.5。因此，重视营养对智力发育有着重大的意义。

3. 合理的营养可减少疾病

营养不足或缺乏可直接或间接地引起某些疾病。例如，机体缺铁可导致贫血症；缺碘可导致甲状腺肿大；维生素D和钙缺乏则易患佝偻病等。营养不良会使机体免疫力下降、抵抗力降低、传染病的发病率增加、病程延长、影响健康，营养不良还可影响到内分泌功能，并导致性功能障碍、女性出现闭经、男性出现性功能减退，从而影响生育。孕妇营养不良容易引起早产、胎儿先天性营养缺乏、先天性畸形或死胎等。

总之，营养不良将直接影响人体发育、降低健康水平。所以，营养问题是人类生存中重要的问题之一。人们常说“民以食为天”就是这个道理。

（二）营养学

营养学是研究人体营养规律及其改善措施的学科。所谓人体营养规律，包括普通成年人在一般生活条件、特殊生理条件或在特殊环境条件下的营养规律。改善措施包括纯生物科学的措施和社会性措施，既包括措施的根据也包括措施的效果评估。

由于营养过程是人体的一种最基本的生理过程，人类从关心自己生理条件及影响的后果的角度出发，一开始就注意了营养学的研究。因而营养学是一门很古老的科学，在我国几乎从有文字记载的历史时期开始，人们就发现了营养的基本生理过程。

二、食疗保健的概念、内容和意义

（一）概念

食疗保健是指在中医基础理论的指导下，结合现代营养学、医学知识，研究食疗保健原料的性能，并针对人的身体状况、依据一定的应用原则，将食疗保健原料烹饪成具有一定色、香、味、形的美味食品，使人食用后能达到防病、治病、维护身体健康目的的一门学科。

食疗保健与营养学一样都是以食物与健康为研究中心并为健康服务的学科，但是食疗保健更多的是生活经验的积累。与营养学相比，食疗保健其历史十分悠久，在防病、治病、滋补强身、抗衰老等方面具有独到之处，是在反复实践基础上形成的朴素的科学理论体系，与营养学可以相互补充，为人类健康服务。

（二）内容和意义

1. 食疗保健研究的内容

（1）了解中医学基本原理　为了学好食疗保健知识，首先要对中医学原理，如中医学的整体观、中医学的虚实、阴阳、气血、脏腑等学说以及它们失常的病理现象、治疗原则有一个系统的认识，这样才能更有效地指导食疗养生实践。

（2）研究食物性能的基本理论知识　明确各种食物的性能、掌握其对人体的养生强身、防病治病的作用，能够在养生和治病的实践中规范化地使用。

（3）研究食物的应用原则　研究食物的应用原则主要包括食物的选择、加工、配膳、烹调乃至进食的方法、数量、时间等根据辩证施食的原则，制定相应的食疗养生方法，烹制出人们乐于接受的食疗保健饮食。

2. 学习食疗保健的意义

（1）继承和发扬祖国中医食疗保健的宝贵遗产　食疗保健具有悠久的历史、丰富的内容，但在过去适用范围较为局限，仅限于宫廷贵族及民间流传。把那些行之有效的药膳名方、验方进行发掘整理，去粗取精，去伪存真地继承下来，为广大群众的健康长寿服务并发扬光大是历史赋予我们餐饮工作者的使命。

（2）适应社会发展的需要　随着我国国民经济的发展和人民生活水平的不断提高，每个人都希望自己有一个强健的身体。食疗保健是我国传统饮食学科的一部分，其饮食治病养生的整体观念、辩证施食的理论是现代营养学所不能取代的。而且其治病、防病、强身、延年的功效和无毒副作用的特点，具有很强的实用性。只要根据具体情况辩证施膳，就能收到较好的效果，符合人们的生理、心理需求。

（3）面向世界为人类健康服务　中国传统的食疗保健理论在国内外均享有较高的声誉，多种食疗保健食品畅销国内外，深受大家欢迎。如四川成都同仁堂滋补餐厅的山楂肉干，就以消食化积、降压、降脂的作用而深受国内外人士的喜爱。

作为一名餐饮工作者更应该掌握食疗保健知识和技法、加强对外交流、扩大国际影响、促进物质和文化交流、为人类健康服务、增进各国之间人民的友谊。

要点提示

1. 合理营养的重要性
2. 学习食疗保健的方法和意义

模块2 中国营养学的发展与现状

一、营养学研究的内容

人体的健康有赖于食物提供的各类营养素。但是，有了丰富的营养素未必给人体带来健康，如果食物搭配不合理会造成某些营养素的缺乏或过剩，也会导致一些营养性疾病的发生。例如，有些人天天大鱼大肉，不喜欢吃蔬菜、水果，可能会出现维生素不足或缺乏病；有些人饱食终日，活动量很小（如白领人群），能量供过于求，可能导致营养性肥胖症。因此，人们如何吃得好，吃得有营养，吃得身体健康，是值得研究的问题。

营养学是研究食物与人类健康相互关系的一门学科，是预防医学的一个组成部分。从学科的研究内容看，营养学是研究食物营养素的需求量（requirement）和食物供给量（allowance）、营养与疾病的防治以及特殊生理条件下的营养需要和膳食问题的学科。可见，营养学研究所涉及的范围非常广泛。它既要研究各种食物的营养成分，又要研究各类人群（包括重体力劳动者、轻体力劳动者、脑力劳动者等）的生理机能和营养要求；既要研究现有食物资源的利用，又要研究开发新的食物资源；既要研究正常人群的营养，又要研究某些特殊人群的营养（如病人的营养）。总之，营养学的任务就是研究不同人群营养素的需求量，其目的是使儿童发育正常，聪明伶俐；成年人体魄健壮，精力充沛；老年人精神焕发，益寿延年；病患者症状消除，肢体康复。

二、营养学知识教育的重要性

营养学是研究各类人群各种营养素的合理配比、提高膳食的营养质量、促进人体健康的学科。合理营养是人类保健防病最基本的方法。合理的营养可促进机体生长发育、增强体质、减少疾病、提高智力、提高工作效率，有助于人们保持青春、延缓衰老、延长寿命。因此，要增强人民的体质，提高民族的身体素质，必须重视营养学知识的宣传教育，增强人民的营养意识。

全国性调查资料表明，2002年与1992年相比，营养状况有明显的改善，但是由于食物结构不合理，营养素不平衡，健康状况仍存在不少问题。从身高和体重的统计数值看，我国各省、市、自治区还有相当数量的学龄前儿童仍属营养不良，超重儿童的数量不断增多。贫血的患病率，6~10岁儿童高达13%~26%；青壮年男性患病率城乡均为10%，而相应年龄女性的患病率则更高，尤其是城市女性约为男性的两倍；中老年人贫血患病率也呈上升趋势——视黄醇当量和核黄素偏低。矿物质中以钙的缺乏最为突出，仅达标准摄取量的50%。另有调查结果表明，由于营养过剩而引起的富贵性疾病不断增加，儿童、成年人超过标准体重的肥胖者分别达5%~30%，青少年因饮食不合理而引起的高血压患病率已达到3.11%，成年人高脂血症、冠心病、脂肪肝的发病年龄越来越提前。为了降低肥胖和其他慢性病的发病率，保证中老年人群的劳动力和生活质量应大力开展营养学知识教育、宣传中国营养学会制订的膳食指南、倡导平衡膳食原则，使人们了解什么是合理进食和健康的生活方式。

目前，人民群众在营养问题的认识上主要存在以下几种模糊的认识：

（一）“吃好”就是营养好

“吃好”就是营养好，这句话表面看并无不对。不过，社会上一些人至今还认为吃好就是米要白，面要精，鱼、肉要丰盛，动物性食品多多益善，粗粮、杂粮尽量少吃，这是非常片面的认识。据种子成分分析表明，米和麦的外皮含丰富的B族维生素。米和麦碾得过白过精，B族维生素损失得越严重，如果不注意副食品的供给，极易导致B族维生素缺乏病。肉、鱼等动物性食品是优质蛋白质的来源，可为人体提供必需的氨基酸，同时还可提供一定的维生素和微量元素，的确是人类很好的营养物质，但是，人体对食物的需要是多方面的，而且任何食物都有量的限度，过多地进食动物性食物对人体还可能产生不良的后果。据流行病学的调查发现，目前世界范围内出现的一些营养性疾病，如心血管病、肥胖症和结肠癌等，发病率高与膳食中动物性食物的摄入量过多有关，我们应引以为戒。从营养学的观点看，“吃好”应该是一日三餐由食物所提供的各种营养素能满足人体生长发育和维持各种生理机能的需要，做到食物结构合理，能量和营养素平衡。

（二）食物价格贵就是营养好

食物的营养价值与其价格并不存在平行的关系。贵的食物其营养价值未必高，便宜的食物其营养价值也未必低。例如海参的价格昂贵，但其营养价值与一般的鱼、肉类不相上下；胡萝卜的价格比茭白便宜得多，但前者的营养价值比后者高得多。可见，食物的营养价值决定于它所含的营养素种类和数量，而价格是与市场的供求关系直接相关的。以食物的价格来衡量其营养价值的高低是不合适的。

（三）过多地追求补品

现在大多数家庭经济好转，生活条件改善，父母都希望小孩子长得又高又壮而且聪明，但是由于营养知识缺乏，过多地追求补品和强化食品，如各种营养液和一些含铁或维生素的强化食品，这些食品本身并无害处，但是不根据机体需要，盲目地追求补品，营养素重复强化，导致营养素比例失调，损害儿童身体健康。这种事与愿违的现象应尽量避免。

为了提高全国人民的健康水平，必须广泛宣传营养学知识，特别要在青少年中开展营养学知识教育，引导他们自觉地、合理地消费食物，提高膳食的营养质量。

要点提示

1. 营养学教育的重要性
2. 关于营养学的错误认识

模块3 食疗保健的发展与现状

《淮南子·修务训》谓："古者民茹草饮水，采树木之实，食羸蚌之肉……"饮食是人类赖以生存的物质基础，也是人类保健的第一需要。从历史来看，食疗保健活动是随着人类的诞生而产生的，即自从有了人类，人们的活动就离不开饮食，也就有了人类的食疗保健活动。尽管最初的人类食疗保健活动主要表现为"茹毛饮血"和"生吞活剥"，但从其根本意义上来看，仍然属于养生保健活动，即在于维持生存的需要，在于"疗饥"，这就产生了最初的"食疗"，并在"疗饥"的基础上发展到"疗病"。从某种意义上来说，这与近代利用饮食来治疗营养不足性疾病是相一致的。只不过最初的食疗保健活动是最原始的食疗保健活动而已。正如巴甫洛夫所说："有了人类，就有了医疗活动"，而人类最初的医疗活动就包括了食疗保健活动。所谓的"医食同源"，从某种意义上来说，一方面医学的起源在很大程度上是与食疗保健活动分不开的，即"医源于食"；另一方面，人类的饮食活动与养生保健医学活动是分不开的，即"食源于医"。并由此构成了"医食同源"的"医食互源说"与早期的"医即食、食即医说"。

如上所述，自从有了人类，就有了饮食保健的活动。有了这种实践活动，也就有了对这种实践活动的研究和探索。饮食保健学在漫长的历史发展与实践经验的积累上，又先后经历了西周至秦汉时期——理论体系初步形成时期；汉唐时期——食养食疗广泛实践和经验的积累、食疗水平的提高时期；宋元时期——理论到实践的进一步丰富和完善时期；明清时期——食疗本草学的发展和饮食保健学日渐成熟时期。

一、西周至秦汉时期

随着社会的发展，从西周至秦汉时期，社会生产力有了较大的提高，促进了科学文化的发展。饮食保健也从长期的实践经验积累中，逐步开始作为一门专业纳入正规的医疗保健行政制度，并从理论上加以总结。其主要表现为饮食保健学理论体系初步形成，包括食疗食物在内的本草学发展以及辨证施治医疗实践原则的确立等，从而为饮食保健学的发展奠定了基础，这是饮食保健学发展史上一个质的飞跃，是非常重要的一个时期。这一时期的代表性著作主要有《黄帝内经》《神农本草经》和《伤寒杂病论》。

据《周医》记载，它与"疾病"、"疡医"、"兽医"一起构成了周代医政制度的四大分科，病排在诸医之首。其中，食医"掌和王之六食、六饮、六膳，百馐、百酱、八珍之齐"，系专事饮食养生保健的医生，可谓是世界上最早的"营养师"。"食医"作为一种专业职业的出现，不仅反映了当时饮食保健发展的水平，而且有利于饮食保健经验的积累、整理、交流与学术水平的提高，从而对推动传统的饮食保健学的发展起到了非常重要的作用。如元代的饮膳太医忽思慧在前人基础上，结合自己的专业实践，撰写了在中国饮食保健学发展史上，具有重要影响的著作《饮膳正要》。

（一）《黄帝内经》

《黄帝内经》简称《内经》，包括《素问》和《灵枢》两部分，各九卷、81篇，合计162篇，约成书于战国至秦汉时期，是我国现存最早的一部分医学经典巨著，在中国传统医学发展史上占有十分重要的地位，它不仅奠定了中国传统医学发展的理论基础，也奠定了中国饮食保健学发展的理论基础，在世界上也享有很高的声誉，对世界医学的发展也产生了不可忽略的影响。它对饮食保健学的意义，归纳起来主要有以下几个方面：

第一，在消化生理上提出了“脾胃学说”。如《素问·经脉别论》说“饮入于胃，游益精气，上输于脾，脾气散精，上归于肺”和《素问·灵兰秘典论》的“脾胃者，仓廉之官，五味出焉”等。第二，在食物的性能上提出了“四气五味学说”。如《素问·宣明五气篇》的“酸入肝，苦入心，甘入脾，辛入肺，咸入肾”的“五味所入”等。第三，在膳食结构上提出了以下理论：“五谷为养，五果为助，五畜为益，五菜为充，气味和而服之，以补精益气”（《素问·脏气法时论》），“谷养、果助、畜益、菜充”的膳食模式也是世界上最早而又最全面的饮食指南，即使是在今天仍然具有现实指导意义。第四，在饮食养生上提出了以下观点：“五味调和说”、“饮食有节说”、“因时制宜说”、“因地制宜说”等。如《素问·生气通天论》说“阴之所声，本在五味；阴之五宫，伤在五味。是故味过于酸，肝气以津，脾气乃绝；味过于咸，大骨气劳，短肌，心气仰；味过于甘，心气嘘满，色黑，肾气不衡；味过于苦，脾气不儒，胃气乃厚；味过于辛，静脉沮弛，精神乃央。是故谦和五味，骨正筋柔，气血以流，溱理以密，如是则骨气以精。溱道如法，长有天命”。认为饮食五味可以养生，但饮食五味太过又能损伤人体，故应“谦和五味”，才能享有天赋的寿命。又如：“春夏养阳，秋冬养阴”（《素问·四气调神大论》）等，饮食应顺应四时的养生原则。第五，强调“治未病”，以预防为主的原则。第六，在食疗上记载了利用食物治疗疾病的经验，如五脏病的“五宜说”（《灵枢·五味》）等。第七，在疾病的恢复期，提出“食复学说”。如《素问·热论》说“病热少愈，食肉则复，多食则遗，此其禁也”，提出了“饮食禁忌学说”。如《灵枢·五味》肝病禁辛，心病禁咸，脾病禁酸，肾病禁甘，肺病禁苦、“无味所禁”等。所有这些都为中国饮食保健学的发展奠定了理论上的基础。不仅如此，《黄帝内经》还对中国烹饪的发展起到了重要作用，特别是关于“五味”的论述，对烹饪调味理论产生了很大的影响。故又被中国烹饪学作为重要的参考文献。

（二）《神农本草经》

《神农本草经》简称《本经》《本草经》，约成书于秦汉时期，是我国现存最早的一部药物学著作。作为药物的重要组成部分，该书也收载了许多食疗食物，如大枣、枸杞、赤小豆、龙眼肉等。对食疗食物的功效、主治、用法、服食法等都有一定的论述，对促进食疗本草学的发展起到了重要的作用。全书根据药物性能功效的不同，将药物分为上、中、下三品。其中，“上药一百二十种为君，主养命以应天”，是毒性小或无毒的，多属补养一类的药物，也包括许多食疗食物在内。此外，书中还概括地记述了药物的配伍关系、四气五味等药物学理论，对后世药物学的发展奠定了基础。

（三）《伤寒杂病论》

《伤寒杂病论》为东汉张仲景所撰，现由《伤寒论》和《金匮要略》两部分组成。它作为传统医学发展史上影响最大的经典著作之一，其伟大的贡献在于确立了辩证施疗的原则，从而使传统医学的基础理论与医疗实践紧密地结合起来，并一直指导着传统医学的临证实践。辩证施疗原则在饮食保健学中的具体运用。《伤寒杂病论》作为一部临证医学著作，还记载了“甘麦大枣汤”、“当归生姜羊肉汤”、“猪肤汤”等著名的食疗处方。同时，它还非常重视饮食对于治疗的辅助作用，如服桂支汤后应爵热稀粥以利发汗；重视食养和食疗的饮食宜忌，认为:“所食之味，有于病相宜，有于身为害，若得益则益体，害则成疾，以此致危，例皆难疗”，“凡饮食滋味，以养于生，食之有妨，反能为害”等。

这一时期，除了以上内容以外，还有大量散见于其他有关文献的记载。如《山海经》中:“河罗之鱼……食之已痈和“有鸟焉……名曰青耕，可以御疫等关于食物治病”的记载;《吕氏春秋·本味》中“调和之事，必以甘、酸、苦、辛、咸，先多后少，其齐甚微，皆由自起”等有关饮食保健的记载”;《论语》中“失饪不食，不时不食”等关于饮食养生及饮食卫生的论述;《管子》的“起居时，饮食节，寒暑适，则身利而寿命益;起居不时，饮食不节，寒暑不适，则形累而寿命损”的“饮食有节”的养生原则等。

二、晋唐时期

晋唐时期，中医饮食保健学在前代初步形成的理论认识与指导下，食养、食疗实践和经验的积累更为广泛和丰富，特别是对一些营养缺乏性疾病的认识和治疗取得了较大的成就，进一步丰富了中医饮食保健学的内容。与此同时，在理论总结上，食疗开始逐渐从各门学科中分化出来，出现了专门论述食疗的专卷以及在本草学中出现的系统总结食疗食物的专门著作，此时食疗的研究已达到了相当的水平，并标志着食疗专门研究的开始。这一时期的主要著作有《备急千金要方》《食疗本草》《食医心鉴》等。

（一）《备急千金要方》

《备急千金要方》简称《千金方》，为唐代著名医学专家孙思邈所撰，是我国最早的一部临证实用百科全书，作者认为“人命至重，有贵千金”，故取“千金”为全书。全书共二十六卷“食治”专篇，是我国最早的“食治”专论。它对中医饮食保健学有很大的贡献：第一，首设“食治”专篇，强调以食治病，认为“夫为医者，但需先洞晓病源，知其所犯，以食疗不愈，然后命药。”并认为“食能排邪而安脏腑，悦神爽志以资气血。若能用食平，释情遣疾者，可谓良工。”把食疗水平作为评估医生水平的重要条件。“食治”专卷的问世对其食疗保健的发展产生了很大的影响。第二，汇集食疗食物162种，分为果实、菜蔬、谷米、鸟兽虫鱼四类，阐明其性味和作用。第三，对营养缺乏性疾病防治的突出成就。如瘿病（甲状腺肿大），认为是与人们久居山区，长期饮用水质不良的水有关，劝告人们不要久居这些地方，并用海带、海藻、羊靥（羊的甲腺肿）等治疗瘿病。又如雀盲（夜盲症），应选用猪肝（含维生素A）进行治疗等，这也是“以脏补脏”或“脏器疗法”的典范。不仅如此，《备急千金要方》虽然是一部临证医学著作，但十分重视疾病的预防，指出“上医医未病之病，下医医已病之病”，“消未起之患，治未病之病，医之与无事之前”，发扬了中医学“治未病”的预防医学思想。因此，它对饮食养生也非常重要，认为“安身之本，必资于食，不知食宜者，不足以存生也”。又如“每食必忌于杂，杂者或有所犯”等。强调饮食有节，五味贵和，五味不和偏胜等。其他如老年养生、妇幼养生、四时养生等，也多有论述。

（二）《食疗本草》

该书为唐代孟诜所撰。全书共三卷，“皆说食药治病之效”，为我国较早的一部食物本草学专著。原书已佚，其佚文散见于以后《证类本草》《医心方》等文献中。现有1981年人民卫生出版社出版的辑本，虽说是辑本，但也大体可观其主要内容。该书对于中医饮食保健学的主要贡献，一是它是我国较早的一部以“食疗本草”命名的食物本草学专著，不仅反映了当时食疗食物研究的水平，还标志着在本草中食物本草学分支的出现，这对以后的食物本草学的发展产生了很大的影响。二是补充了唐初以前本草书中所未收录的食疗食物，进一步丰富了本草学的内容。三是记述了南、北方不同的饮食习惯、妊娠产妇及小儿饮食宜忌等内容。

（三）《食医心鉴》

该书为唐代昝殷所撰，是一部食疗方剂方面的专著。书中以食疗食物为主组成食疗方剂，用于各种疾病的治疗，可作为研究食疗药膳的参考文献。但书中也包括了以药物为主，加工制作成粥等膳食用的方剂，严格地讲这一类药方已不属于食疗药膳研究的内容。

这一时期，其他的有关专门文献还有南唐陈士良所著的《草性本草》。此外，在这一时期的其他著作中，也记载有许多有关食养或食疗的内容，如晋代葛洪的《肘后方》、梁代陶弘景的《本草经集注》、隋代巢元方等的《诸病源候论》和唐代王焘的《外台秘要》等。

三、宋元时期

这一时期，中医饮食保健学得到进一步的发展和完善，并相继出现了一些学术水平较高、影响较大的代表性著作。主要著作有《寿亲养老新书》《饮膳正要》等。

（一）《寿亲养老新书》

《寿亲养老新书》为宋代陈直原撰，名为《养老奉亲书》，后经元代邹铉续增。改名为《寿亲养老新书》。全书共四卷，是一部老年保健学著作。在饮食保健方面，一是，强调老年人尤应注重饮食养生，认为“高年之人，真气耗竭，五脏衰弱，全仰饮食以资气血。若生冷无节，饥饱失宜，调停无度，动成疾患”，并提倡“老人饮食，大抵宜其温热熟软，忌其黏硬生冷”。二是，强调以食治病为养老人之大法，提出“凡老人有患，宜先食治未愈，然后命药，此养老人之大法也”，认为以食治病，“贵不伤脏腑也”。三是，汇集老人食治诸方百余首，且大都具有较高的实用价值，是对老年病食疗的重要贡献。如食治老人补虚益气的牛乳方，谓牛乳最宜老人；食治老人肝脏虚弱、远视无力，补肝的猪肝强羹方；食治老人虚损羸瘦，助阳壮筋骨的羊肉粥方等。此外，书中还汇集了部分用于妇女和小儿诸病的食治方。如鲤鱼粥治妊娠安胎，鲍鱼羹治产妇乳汁不下，扁豆粥治小儿霍乱等。

（二）《饮膳正要》

《饮膳正要》为元代忽思慧（音译，蒙古族人）所撰。全书共三卷，主要内容为食疗食谱、饮食制作、饮食宜忌、食疗食物等，是我国古代第一部真正意义上的饮食保健专著。忽思慧为元代的饮膳太医，专司“补养调护之术，饮食百味之宜”，由此积累了丰富的饮食保健实践经验，并有条件查阅大量的有关文献从而撰写了该书。该书对中医饮食保健学的贡献主要表现为，一是注重医、食结合，以食论医，是我国第一部实用性较强的饮食保健学方面的专著。二是注重食疗食谱的烹饪加工，详述烹调细则，所用汤、羹、粥、饼、包子等，皆为寻常食谱，既美味可口，又能养生疗病。因此，它又是一部有价值的保健食谱。三是记述了少数民族的食品，丰富了食药资源。四是在饮食禁忌上，强调妊娠食忌、乳母食忌、饮酒避忌等。五是重视饮食卫生，如“善养性者，先饥而食，食勿令饱；先渴而饮，饮勿令过。饮欲数而少，不欲顿而多”等。此外，全书并附有插图二十多幅，图文并茂，也是该书的特色之一。由于该书特殊的科学价值，因此在国际上产生了一定的影响，如英国科学史专家李约瑟就曾给予该书较高的评价。

这一时期，有关食疗的大量内容还散见于其他有关文献中，如《太平圣惠方》《圣济总录》《日用本草》等。

四、明清时期

中医饮食保健学发展到明清时期，较唐宋以前又有了明显的提高，特别是在丰富食养和食疗实践经验、野生食物资源的开发以及重视饮食保健学的普及等方面，都大大超过了前代。至此，中医饮食保健学的发展已日渐成熟，建立饮食保健学学科的基础已经初步形成。这一时期的有关饮食保健方面的文献，特别是在食物本草方面，有许多专著刊行，如《食物本草》《随息居饮食谱》《调疾饮食辩》等。此外，在临证食疗实践和老年保健方面，在《医学衷中参西录》《老老恒言》等著作中都有较多的论述。

（一）《食物本草》

《食物本草》为明代末年的一部记述本草食疗的著作。全书共收载食疗食物1689种，是我国现存部头最大、内容最全面的食物本草学著作。该书的作者原题李杲（东垣）编辑、李时珍修订，现多认为是纯属托名，并比较倾向于姚可成是该书的编辑者。现有1990年中国医药科技出版社出版的该书校点本。该书详细介绍了各种食物的产地、种类、名特产品、食疗作用及加工方法等，内容十分丰富。此外，对食物的烹饪用途也有介绍。

（二）《随息居饮食谱》

《随息居饮食谱》为清代王士雄所撰。全书共一卷，收录食疗食物331种，分水饮、谷食、调和、蔬菜、果食、毛羽、鳞介七大类，对每种食疗食物的性能、应用及食疗配方均有较详细的说明。此外，书中对烹调加工也有论述，是一部实用性较强的食疗保健著作。

（三）《调疾饮食辩》

《调疾饮食辩》，又名《饮食辩录》，简称《饮食辩》，为清代章穆所撰。全书共六卷，分总类（水、火、油、茶及代茶诸品、部分香料等）、谷类（包括饭、粥、酒、米面食品、豆及豆制品等）、菜类（包括各种食用菌）、果类（包括使用花类）、鸟兽类及鱼虫类等，收载食疗食物六百余种。作者在引用众多文献的基础上，特别是李时珍的《本草纲目》，结合自己丰富的临证经验加以评述。作者称："书中所录诸方，皆及平稳，且及应验"。书中全面系统地介绍了各种食疗食物的名物古训、产地、性味、功用和宜忌，尤其是考订评述部分，不乏真知灼见，多有独到之处，是一部价值较高的食物本草学著作。

（四）《医学衷中参西录》

《医学衷中参西录》为清代张锡纯所撰。全书共三十卷，是作者多年临床实践经验和学术思想的总结。张锡纯在长期的实践中，力倡饮食治疗，认为以食治病，"病人服之，不但疗病，并可充饥，不但充饥，更可试口。用之对证，病自渐愈，忌不对证，亦无他患”，是极为稳妥的一种治疗方法，并针对一些人认为以食治病皆是“寻常服食之物，不能治大病”之说，列举大量自己以食疗治愈危重病症的实例予以反驳，告诫人们“志在救人者，甚勿以为寻常服食之物，而忽之也”。正是由于张锡纯十分重视饮食治疗，所以才在多年的医疗临证实践中积累了丰富的食疗经验，并创造出许多著名的食疗方剂。其中，仅以薯蓣（山药）为例，就有一味薯蓣饮、珠玉二宝粥（山药、薏苡仁、柿霜饼）、薯蓣粥（山药粉）、薯蓣鸡子黄粥（山药粉、鸡蛋黄）等，每个方剂之后并附有治愈的病案，指导人们的食疗实践。除上述山药或山药与食疗食物为主组成的食疗方剂以外，以山药为主的配方还有薯蓣纳气汤、薯蓣半夏粥等，但因其配方使用的均是药物，已不属于食疗的范畴。

这一时期的有关食物本草的著作还有明代卢和的《食物本草》、明代汪颖的《食物本草》、明代宁源的《食鉴本草》、清代柴裔的《食鉴本草》、清代费伯雄的《食鉴本草》、清代沈李龙的《食物本草会纂》等。此外，还有明代周定王的《救荒本草》、清代鲍山的《野菜博录》、明代王盘的《野菜谱》等著作，虽然这些著作主要讨论的是可供食用的野生植物，未涉及这些植物的食疗资源，但对促进食疗本草学的发展起到了一定的作用。此外，在这一时期的《本草纲目》，也记载有大量的食疗食物。除了上述食物本草方面的著作以外，有关饮食保健方面的著作还有明代胡文焕的《养生食忌》。

五、食疗保健发展的现状

包括药膳在内的保健食品，应该是一类具有治疗或保健功能的食品和菜肴的总称。食疗保健发展到今天，主要体现的特点是科学发展。1840年鸦片战争以后，中国逐步变成了一个半殖民地、半封建的社会。与此同时，逐渐兴起全盘否定中华民族文化遗产的思潮，对包括中医食疗保健在内的文化遗产采取民族虚无主义态度，使千百年积累下来的中医食疗保健方面的内容、成果横遭摧残。改革开放以后，食疗保健一度走入迂途，例如，一些餐饮人误读了食疗保健的含义，将食疗保健理论和中药机械地联系到了一起，制造出了很多满是中药味的菜肴、食品，很不受消费者欢迎。近些年来，食疗保健渐渐走回正途，但也并不是没有问题，这主要体现在一部分人对营养保健方面知识的无知，例如，一些人对吃野生动物“情有独钟”。2003年的“非典”就与吃野生动物有很直接的关系。所以食疗保健想健康地发展，必须要走科学发展之路。

（一）理论研究不断取得进展

中华人民共和国成立以来，党和政府非常关心食疗保健理论方面的研究，尤其是近几十年，我国各地探索饮食与健康的奥秘，进行食、药两用食品的基础研究和临床研究，各方面的工作都不断取得新进展。对于食品保健的理论研究，从中医饮食和现代科学的角度进行多方面的探索，提出了各种各样的理论依据和实践方法。虽说这些学说尚未全面说明饮食与健康这一复杂的生命现象的本质，但可能从不同角度和深度反映了饮食与健康的部分真理。同样，对养生保健是有重要指导意义的。不仅如此，有关学科研究单位对很多中国传统的养生保健方法，使用现代科学方法进行研究。

（二）培养传统养生专业人才

培养人才是整个事业兴旺发达的关键。各地中医高等院校相继建立营养学专业，为传统养生保健开设相关课程。中医传统的体育如太极拳、导引保健功等与医疗相结合，一直很受重视并已在全国范围内推广。中医药管理总局与世界银行合作，把中医养生康复专业列为贷款项目进行扶持。总之，采取多层次、多渠道、多形式的措施和方法培养人才，建立起中医养生康复体系，担负起全国人民的健康保健任务。

（三）积极开展学术交流活动

自20世纪60年代开始，我国就进行全国老年医学座谈会，促进保健研究。近年来又进行多种形式和各个系统的防病保健学术交流会及全国养生学术研讨会，对养生保健起到一定的推动作用。目前，世界各国越来越多的人正努力寻求更好的保健方法，故此在世界范围内天然医学、身心医学及社会医学等相继兴起，并收到了良好的效果。中国传统的养生保健在世界范围内产生了广泛的影响。

要点提示

1. 食疗保健方面的古代名著
2. 食疗保健的现阶段发展

模块4 营养学与食疗保健的关系

营养是保证机体健康的条件，也可以说人体健康依赖于营养。食物中各种营养素含量的多少，机体消化、吸收和利用程度的高低与健康关系密切，因为营养对人体具有提供热能、构成人体组织和调节生理功能的作用。在营养素充足的情况下，才能保证人体健康，使人具有旺盛的精力用于学习与工作，提高机体对疾病的抵抗力和免疫力，防止疾病发生，延长寿命。如果营养摄入不足或不当，就会对机体带来影响或者疾病，例如热能、蛋白质不足会使儿童生长发育迟滞，智力受到影响，成人则表现为精力不充沛、抵抗力下降等。维生素缺乏时会出现相应的缺乏病，如维生素A缺乏时，眼睛适应能力下降，甚至患夜盲症；维生素D与钙缺乏，儿童易得佝偻病，成人出现骨质疏松症；缺锌时，儿童发育迟缓，味觉降低，性发育不良；缺碘出现地方性甲状腺肿或者克汀病等。但营养素的摄入也不是多多益善，有些营养素摄入过多也有不利影响，例如热能、脂肪摄入过多可引起肥胖、高脂血症、动脉粥样硬化；高盐和低纤维素膳食可引起高血压等。大量研究表明，营养过剩不仅是人群中某些慢性疾病发病率增高的因素，而且还和某些肿瘤如结肠癌、乳腺癌、胃癌等有明显关系。

传统医学对饮食营养与健康的关系早有深刻认识，认为保证健康延年益寿首先要注意营养。有关饮食营养的重要著作颇多，《难经》中载："人赖饮食以生，五谷之味，熏肤（滋养肌肤），充身，泽毛。"说明我国在两千多年以前已十分重视饮食的营养作用。《金匮要略》中用当归生姜羊肉汤治疗妇女产后血虚受寒引起的腹痛；《肘后备急方》中记载用海藻酒治瘿病，用猪胰治消渴病；《千金要方》首用猪肝治疗夜盲症等，均为中医食疗的应用。无论传统医学还是现代医学都非常重视营养与健康的关系，我们必须结合人体营养需要，对正常人或是病人进行合理营养，以达到保健、康复、延年益寿的目的。

要点提示

如何理解食疗保健与营养学的关系

思考训练

1. 如何理解营养和营养学的概念？
2. 简述食疗保健研究的内容。
3. 简述食疗保健的意义。
4. 简述营养学研究的内容。
5. 简述营养学知识教育的重要性。
6. 简述目前我国人民群众在营养问题上的错误认识。
7. 论述食疗保健发展的现状。

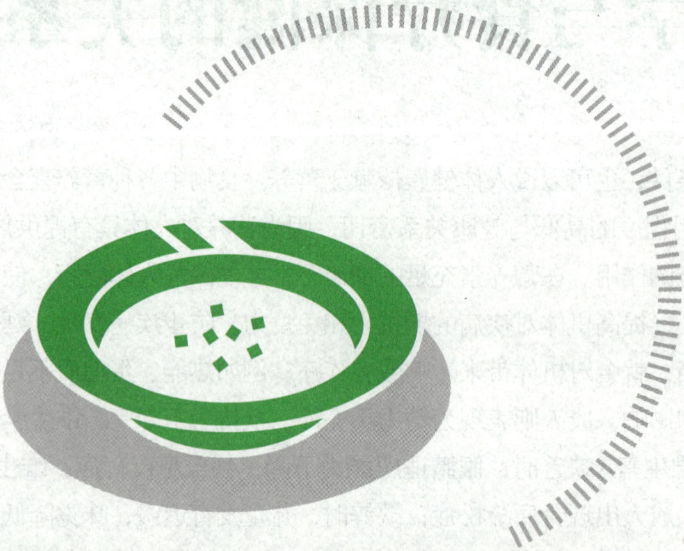

项目二

人体所需营养素的评价与分析

主要内容 通过对本项目内容的学习，使学生了解掌握营养素的基本概念、食物来源、生理功能、各营养素与加工的关系以及相关的评价与分析知识。了解合理营养的重要性。了解常见营养素的研究现状和未来发展趋向、食疗价值、烹调中的特点等。了解国内外有关食物营养素成分的研究进展。知道合理营养在国民经济中的重要作用关系。本项目重点是各大营养素的组成、特点、生理功能和食物来源等内容。

学习目标

模块1　人体所需营养素的评析

模块2　营养素之间的相互关系

模块3　营养与能量平衡

能力培养

任务1　熟知三大产能营养素的生理作用及食物来源

任务2　熟知维生素的生理作用及食物来源

任务3　可以灵活地应用营养素之间的关系组配食物达到最佳营养目的

任务4　可以运用公式为不同的人确定全日总能量值

知识拓展

展点1　如何加工可以使食物中营养素之间的组合更加合理

展点2　烹饪加工过程中如何高效保护食物中营养成分（特别是水溶性维生素）

展点3　在烹饪加工中应该如何高效保护膳食纤维

模块1 人体所需营养素的评析

一、蛋白质

蛋白质是化学结构复杂的一类有机化合物，是人体的必需营养素。蛋白质是生命的物质基础，没有蛋白质就没有生命。人体内的蛋白质始终处于不断地分解又不断地合成的动态平衡之中，借此可达到组织蛋白质的不断更新和组织修复的目的。

（一）蛋白质的组成与结构

1. 组成

蛋白质主要由碳、氢、氧、氮4种元素构成，有些蛋白质还含有磷、铁、碘、锰等元素。由于糖类和脂肪仅含氧，不含氮，故蛋白质是人体氮的唯一来源，氮是蛋白质的特征元素。

2. 结构

氨基酸是构成蛋白质的基本单位。氨基酸是一类既含有氨基（$—NH_2$）又含有羧基（—COOH）的特殊化合物。氨基酸分子之间以肽键相连接。天然氨基酸有许多种，构成蛋白质主要是其中的20多种。氨基酸在营养学上主要分为必需氨基酸和非必需氨基酸两大类。

必需氨基酸：人体不能合成或合成速度不能满足机体需要，必须从食物中直接获得的氨基酸，称为必需氨基酸，如异亮氨酸、亮氨酸、缬氨酸、苏氨酸、赖氨酸、蛋氨酸、苯丙氨酸、色氨酸，对婴儿来说，组氨酸也是必需氨基酸。

非必需氨基酸：人体自身可以合成或可由其他氨基酸转变来满足机体需要的氨基酸称为非必需氨基酸，如甘氨酸、丙氨酸、谷氨酸、组氨酸、酪氨酸、胱氨酸、丝氨酸、半胱氨酸等。

条件必需氨基酸：半胱氨酸和酪氨酸在体内分别由蛋氨酸和苯丙氨酸转变而成，如果膳食中能直接提供这两种氨基酸，则人体对蛋氨酸和苯丙氨酸的需要可分别减少30%和50%，起到节约必需氨基酸的效果，所以半胱氨酸和酪氨酸又称为条件必需氨基酸或半必需氨基酸。

氨基酸模式：组成人体各种组织细胞蛋白质的氨基酸有一定的比例，每日膳食中蛋白质所提供的各种氨基酸比例必须与其一致，才能在体内被机体充分利用。蛋白质中各种必需氨基酸的构成比例称为氨基酸模式。若氨基酸构成比例与机体需要不符，一种氨基酸不足，则其他氨基酸也不能充分利用。能够限制其他氨基酸利用程度的氨基酸称为限制氨基酸。限制氨基酸中缺乏最多的为第一限制氨基酸。如谷类中赖氨酸的含量少，赖氨酸是谷类的第一限制氨基酸。此外，小麦、大米还缺乏苏氨酸，玉米缺乏色氨酸，分别是它们的第二限制氨基酸。

（二）蛋白质对人体的生理功能

1. 构成机体、修补组织

蛋白质是构成生物细胞原生质的重要组成成分，人体的神经、肌肉、皮肤、内脏、血液、骨骼等无一不是由蛋白质构成的，成年人体内约含16.3%的蛋白质。机体生长发育、衰老组织的更新和损伤后组织细胞的修复，都需要蛋白质组成新的细胞组织。

2. 调节生理功能

蛋白质是体内构成多种重要生理活性物质的成分，参与生理调节。酶的本质是蛋白质，酶在体内起催化和调节机能作用。如淀粉酶、胃蛋白酶、转氨酶等。由蛋白质或蛋白质的衍生物构成的激素，如生长激素、促甲状腺激素、肾上腺素、胰岛素等都是机体的重要调节物质。

蛋白质参与调节体液与酸碱平衡。人体内的水平衡和渗透压平衡受血浆蛋白调节，即蛋白质可保持水分在体内的正常分布。蛋白质还是两性物质，是维持酸碱平衡的有效物质。

3. 提高机体免疫力

机体体液免疫主要由抗体和补体完成，构成白蛋白和抗体补体需要有充足的蛋白质。巨噬细胞的作用与摄入蛋白质的质量有密切关系，大部分吞噬细胞来自骨髓、肝、脾、淋巴组织。长期缺乏蛋白质，这些组织会显著萎缩，失去制造白细胞和抗体的能力，吞噬细胞不能维持正常的功能，使机体抗病能力下降，易感染疾病。

4. 提供热能

蛋白质是一种能源物质，每克蛋白质在体内供能约17KJ，但它不是主要供能物质，当碳水化合物或脂肪供能不足，或蛋白质摄入量超过体内蛋白质更新的需要时，蛋白质可氧化分解为人体提供热能。这个功能可由碳水化合物或脂肪代替。

（三）蛋白质营养不良对人体健康的影响

蛋白质是重要的营养物质，每天都应补充。摄入不足或过量都会对人体的健康造成重大的影响。由于氮元素是蛋白质的特征元素，所以蛋白质的营养状况常用机体氮的平衡状态描述。

1. 氮平衡

氮平衡：氮平衡是反映机体摄入氮和排除氮的关系，其关系如下：

氮平衡=摄入氮-（尿氮+粪氮+皮肤等氮损失）

当摄入氮和排除氮相等时，氮平衡=0，为零氮平衡。健康的成人应维持零平衡下富裕5%。

正氮平衡：如摄入氮多于排出氮，氮平衡＞0，则为正氮平衡。婴幼儿、儿童和青少年处于生长发育阶段，妇女怀孕时，病人疾病恢复是以其运动和劳动已达到增加肌肉时，应保证适当的正氮平衡，以满足机体对蛋白质额外的需要。

负氮平衡：如果摄入氮少于排出氮时，氮平衡＜0，则为负氮平衡。人在饥饿、疾病及老年时期的一些阶段，一般处于这种状况下，应注意尽可能减轻或改变这种情况。

影响机体氮平衡的因素很多，主要有膳食蛋白的摄入量及质量、能量供给和消耗情况、其他营养素如糖类、维生素B_6、叶酸的供给情况。如果蛋白质供给达到了参考摄入量标准，但能量供给少或能量消耗增大，特别是缺乏糖类物质时，蛋白质也将分解产热，导致负担平衡的出现。

2. 蛋白质营养不良

蛋白质营养不良既包括蛋白质供给不足，也包括蛋白质供给过量。蛋白质供给不足，蛋白质长期摄入量不足，不能满足机体的需要，会对机体造成严重的影响，婴幼儿、儿童、青少年的身高、体重会明显低于同龄人，严重时会引起智力发育不良，抵抗力下降；成人会出现体重减轻、易疲劳、贫血、腹泻、抵抗力下降等。

蛋白质缺乏往往又与能量的缺乏共同存在，即蛋白质热能—热能营养不良，有两种情况：一种指热能摄入基本满足而蛋白质产量不足的营养性疾病，称为加西卡病；另一种为蛋白质和热能摄入均严重不足的营养性疾病，临床表现有水肿型、消瘦型和混合型3种类型。

蛋白质供给过量：当膳食中蛋白质长期超过人体需要量时，多余的蛋白质则通过肝脏的转化，再由肾脏从尿液中排出体外，不仅浪费，还增加了肝脏、肾脏的负担。同时，摄入过多的动物蛋白，必然伴随较多的动物脂肪和胆固醇。因此，蛋白质虽然对人体有重要的作用，但并不是越多越好。

（四）食物蛋白质营养价值的评价

评价食物蛋白质的营养价值要考虑三个方面：一是量，即食物中蛋白质的含量多少；二是质，即必需氨基酸的含量及模式；三是机体对该食物蛋白质的消化、利用程度。

1. 食物蛋白质的含量

各种食物中蛋白质的组成成分不同，其营养价值也不一样，所以评价食物中蛋白质营养价值的高低受很多因素影响，但应以蛋白质的含量为基础。大多数蛋白质含氮量接近，平均为16%，故测定食物中的氮乘以折算系数6.25即得出蛋白质含量。

2. 必需氨基酸的含量及相互比例

蛋白质的营养价值只考虑蛋白质的量是不够的，必须注意蛋白质的质量。蛋白质的质量决定于所含氨基酸的含量与相互比例。食物中必需氨基酸的种类和数量越接近体内蛋白质的组成，其营养价值越高。

3. 食物蛋白质的消化率

食物蛋白质的消化率是指一种食物蛋白质可被消化酶分解的程度。蛋白质消化率越高，被机体吸收利用的可能性越大，其营养价值越高。食物中蛋白质的消化率可由人体或动物实验测得，以蛋白质中能够被吸收的氮的数量与该种蛋白质含氮总量的比值来表示。消化率分真消化率和表观消化率。

真消化率=食物中被消化吸收氮的量/食物中含氮总量×100%

=[食物中含氮量-（粪氮-肠道代谢废物氮）]/摄入氮×100%

表观消化率=（食物氮-粪氮）/食物氮

粪氮代表食物中不能被消化吸收的氮。

肠道代谢废物氮是受试人完全不吃含蛋白质食物时，测定其粪便中氮含量。

不同食物蛋白质的消化率不同，一般动物性食品消化率较高，奶类为97%~98%被消化吸收，而蛋类为98%，肉类为92%~94%；植物性蛋白质由于被纤维包围，不易与消化酶接触，所以消化率较低。同一种食物因加工烹调方法不同，其消化吸收率不同，如大豆整粒进食，其消化率仅为60%，豆浆的消化率则为85%，而加工成豆腐后，消化率可提高到90%。人体健康状况、精神因素、饮食习惯及进餐环境等对消化率也有一定的影响。

4. 食物蛋白质的生物价

食物蛋白质的生物价以食物蛋白质在体内被吸收的氮与吸收的氮与吸收后在体内贮存真正被利用的氮的数量比来表示，即蛋白质被吸收后在体内被利用的程度。

蛋白质的生物价=氮在体内的贮存量/氮在体内的吸收量×100

贮存氮=摄入氮-（粪氮－肠道代谢废物氮）-（尿氮－尿内源氮）

=吸收氮-（尿氮－尿内源氮）

吸收氮=摄入氮-（粪氮－肠道代谢废物氮）

尿内源氮是机体不摄入蛋白质时肠内所含有的氮，来自组织蛋白质的分解。

常用食物蛋白质的生物学价值见表2-1所示。

表2-1　常用食物蛋白质的生物学价值

蛋白质	生物价	蛋白质	生物价	蛋白质	生物价
全鸡蛋	94	大米	77	熟大豆	64
鸡蛋黄	90	小麦	67	豆腐	65
鸡蛋白	83	玉米	60	绿豆	58
牛奶	90	小米	57	花生	59
鱼	83	高粱	56	马铃薯	67
牛肉	76	红薯	72		
猪肉	74	生大豆	57		

5. 蛋白质的净利用率

蛋白质的净利用率，即在一定条件下，贮存的蛋白质在摄入蛋白质中所占的比例。氮净利用率将蛋白质的消化率与生物价结合起来，用于评价食物蛋白质营养价值。

净利用率=（氮贮存量/氮摄入量）×100%

=蛋白质的生物价×消化率

（五）食物蛋白质营养价值的改善

1. 食物蛋白质氨基酸模式对蛋白质利用率的影响

食物蛋白质氨基酸模式与人体蛋白质越接近，必需氨基酸被机体利用的程度也越高，蛋白质的利用率越高，食物蛋白质的营养价值也相对越高。反之，食物蛋白质中一种或几种必需氨基酸的相对含量较低，导致其他的必需氨基酸在体内不能被充分利用，则蛋白质利用率低，其食物蛋白质的营养价值也降低。

2. 提高食物蛋白质营养价值的措施

在我国传统膳食中，植物蛋白所占比重较大。为了提高膳食中蛋白质的营养价值，除适当增加动物性蛋白外，还可利用蛋白质的互补作用。

蛋白质互补作用是指将两种或两种以上的食物混合使用，以相互补充必需氨基酸，从而接近人体氨基酸模式，提高蛋白质的营养价值。例如，熟大豆的生物价是64，小麦的生物价是67，将大豆制品和小麦按一定比例同时或相隔4h以内食用，大豆蛋白可弥补小麦蛋白中赖氨酸的不足，同时小麦也可在一定程度上补充大豆蛋白中蛋氨酸的不足，其生物价可提高到77，从而提高膳食蛋白质的营养价值。

几种食物蛋白质的生物价见表2-2所示。

表2-2 几种食物蛋白质的生物价

食物名称	食物蛋白质配合比	单纯食物生物价	混合食物生物价
小麦	67	67	77
熟大豆	33	64	
玉米	40	60	77
小米	40	57	
熟大豆	20	64	
豆腐	42	65	77
面筋	58	67	

发挥蛋白质的互补作用应遵循以下三个原则：

第一，搭配的食物种类越多越好。搭配的品种越多，氨基酸的种类越完全，对发挥蛋白质的互补作用越有利。

第二，食物的种属越远越好。不同种属的食物，氨基酸所含的种类和含量差异大，种属越远，混食氨基酸的互补性越强。

第三，食用的时间越近越好，同时食用最好。因氨基酸在血液中停留时间约4h，当它不能用于机体合成时，很快就会降解，因此，不同食物摄入不能间隔时间太长，一般不超过5h。

（六）蛋白质的供给量与食物来源

1. 供给量

蛋白质的供给量与膳食蛋白质的质量有关。如果蛋白质主要来自奶、蛋等食品，成人按每天摄入蛋白质0.80g/kg体重较好。我国主要以植物蛋白为主，消化吸收率低，参考摄入量按1.0~1.2g/kg体重计。由蛋白质提供的能量成年人应占总能量的10%~12%，生长发育中的青少年则应占14%。

2. 食物来源

蛋白质的食物来源可以分为动物性蛋白质和植物性蛋白质两类。

肉类（主要为肌肉）、蛋类、奶及其制品、海产品等动物性食品蛋白质含量较高，一般为10%~20%，且为优质蛋白质，生理价值较高，其中以鸡蛋最高，牛乳次之。

豆类、谷类、硬果类、薯类等植物性食品，多数蛋白质含量不高。除豆类蛋白属优质蛋白质，其他多为半完全蛋白质，生理价值较低，但其作为主食的摄入量比较大，因此也是蛋白质的一个重要来源。

为提高蛋白质的质量，膳食中应保证有一定比例的优质蛋白质。一般要求，动物性蛋白质和大豆蛋白质应占膳食总蛋白的30%~50%，其中动物蛋白质占总蛋白的20%~30%为好。

二、脂类

脂类是人体重要的组成部分，包括脂肪和类脂。它以多种形式存在于各种组织中，一个体重65kg的成人含脂肪约9kg，肥胖者可高达100kg以上，绝大部分以甘油三酯（三酰甘油酯）形式存在。类脂是多种组织和细胞的组成成分，如细胞膜是由磷脂、糖脂和胆固醇等组成类脂层。脑髓和神经组织含有磷脂和糖脂，固醇则还是机体合成胆汁酸和固醇类激素的必需物质。它们在体内相对稳定，即使长期能量不足也不会动用。

（一）脂类的组成

脂类包括脂肪和类脂。脂肪通常又按其在室温下所呈现的状态不同而分别称为油（室温下呈液态）和脂肪（室温下呈固态），并可将二者统称为油脂。

脂肪通常是由甘油和三分子脂肪酸组成的甘油三酯（三酰甘油酯），日常食用的动、植物油脂，如猪油、豆油、花生油、菜籽油等均属此类。甘油三酯中，三个脂肪酸基相同者称为简单甘油酯、三个脂肪酸基不同则称为混合甘油酯。

简单甘油酯中甘油分子的三个羟基均与相同脂肪酸结合，若仅其中一个或两个羟基与脂肪酸分子结合则分别称为单酰甘油酯（单甘油酯）和二酰甘油酯（二甘油酯）。其中单酰甘油酯具有很强的乳化性能，并且是食品加工中常用的乳化剂。

类脂是指那些性质类似脂肪的物质。种类很多，主要包括磷脂、糖脂和固醇等。此外还包括脂溶性维生素和脂蛋白。类脂具有很重要的生物学意义。但是在营养上除脂溶性维生素外，其重要性不如油脂。在营养上最重要的是脂肪酸。

1. 脂肪酸

自然界中绝大多数的脂肪酸都是偶数碳原子的直链脂肪酸，奇数碳原子的脂肪酸为数很少，只有微生物产生的脂肪酸有奇数碳原子的脂肪酸。此外，也可有少数带侧链的脂肪酸和含环的脂肪酸。例如，棉籽油中的苹婆酸（sterculic acid）是环丙烷脂肪酸。不过能被人体吸收、利用的都是偶数碳原子的脂肪酸。这些脂肪酸可含有0~6个间隔的顺式双键。即：

$CH_3(CH_2)$，—（ClCH— C，H_2）0-6—（CH_2）·COOH

脂肪酸可按其碳链长短（碳原子数）不同而分成三类：

（1）短链脂肪酸C_4~C_6，主要存在于乳脂和棕榈油中。

（2）中链脂肪酸C_8~C_{12}，主要存在于某些种子如椰子油中。

（3）长链脂肪酸C_{14}以上，是脂类中主要的脂肪酸。如软脂酸、硬脂酸、亚油酸、亚麻酸等。

此外，脂肪酸还可根据碳链中双键数的多少分成以下三类：

（1）饱和脂肪酸分子中不含双键。

（2）单不饱和脂肪酸分子中含一个双键，油酸是最普通的单不饱和脂肪酸。

（3）多不饱和脂肪酸分子中含两个以上双键，在植物种子和鱼油中含量较多。

饱和脂肪酸中碳原子数小于10者在常温下为液态，称为低级脂肪酸或挥发性脂肪酸。碳原子数大于10者在常温下为固态，称为固体脂肪酸。随着脂肪酸碳链的加长，熔点增高：熔点高不易被消化、吸收。不饱和脂肪酸由于引入双键可大大降低熔点。

不饱和脂肪酸分成四类，每一类都由一系列脂肪酸组成。该系列的各个脂肪酸均能在生物体内从母体脂肪酸合成。例如，花生四烯酸为n-6系列的二十碳的脂肪酸，它可由n-6系列的母体脂肪酸亚油酸在体内经去饱和后与羧基端延长合成。但是生物体不能将某一系列脂肪酸转变成另一系列脂肪酸，即机体不能将油酸（n-9）转变成亚油酸（n-6）或其他系列的任何一种脂肪酸。而相同系列脂肪酸的转变在人体营养上和生理上都具有重要意义。例如，n-3系列的亚麻酸在体内即可同样经去饱和与羧基端延长转变成二十碳五烯酸（EPA，$C_{20:5}^{n-3}$）和二十二碳六烯酸（DHA，$C_{22:6}^{n-3}$）。

关于食物中常见脂肪酸的分类、组成及其来源见表2-3和表2-4所示。

表2-3　食物中饱和脂肪酸的名称与食物来源

名称	食物来源
丁酸	奶油
己酸	奶油
辛酸	椰子油、奶油
癸酸	椰子油、奶油、棕榈油
月桂酸	椰子油、奶油
肉豆蔻酸	椰子油、奶油、肉豆蔻油
棕榈酸	牛肉、羊肉、猪肉、大部分植物油
硬脂酸	牛肉、羊肉、猪肉、大部分植物油
花生酸	花生油、猪油
山药酸	花生油、猪油
木脂酸	花生油

表2-4　食物中不饱和脂肪酸的名称与食物来源

名称	食物来源
豆蔻油酸	黄油
棕榈油酸	棕榈油
反棕榈油酸	氢化植物油
油酸	大多数油脂
反油酸	人造黄油
亚油酸	植物油
α-亚麻酸	植物油
γ-亚麻酸	微生物发酵
鳕油酸	鱼油
花生四烯酸	植物油微生物发酵
二十碳五烯酸	鱼油
芥酸	菜籽油
鱼祭鱼酸	鱼油
二十二碳六烯酸	鱼油

目前认为，饱和脂肪酸摄食过多与心血管等慢性疾病的发病有关，而应控制或降低饱和脂肪酸的摄食。多不饱和脂肪酸，尤其是n-3和n-6系列多不饱和脂肪酸对人体具有很重要的生物学意义，其中的亚油酸和亚麻酸是机体的必需脂肪酸。

2. 必需脂肪酸

必需脂肪酸是指人体不能自行合成，必须由食物中供给，并且能够预防和治疗脂肪酸缺乏症的脂肪酸。

人体可以自身合成多种脂肪酸，包括饱和脂肪酸、单不饱和脂肪酸和多不饱和脂肪酸。但是，亚油酸和亚麻酸却不能自行合成，必须由食物供给，是人体的必需脂肪酸。

亚油酸是n-6系列的十八碳二烯酸，为维护人体健康所必需。若能提供足够的亚油酸则人体可以合成所需的其他n-6系列脂肪酸。其衍生物还是前列腺素的前体。如果亚油酸缺乏，则动物生长延缓，皮肤病变，肝脏退化。人类中婴儿易产生缺乏并可出现生长缓慢和皮肤症状，有如皮肤湿疹或皮肤干燥、脱屑等。上述症状可通过及时给予亚油酸而得以改善或消失。此外，亚油酸缺乏对维持膜的正常功能和氧化磷酸化的正常偶联也受到一定影响。

亚麻酸是n-3系列的十八碳三烯酸，虽然有报告表明它促进生长作用很弱，并且不能治愈因脂肪酸缺乏而产生的皮肤炎。但是在动物体中却具有必需脂肪酸的性质，尤其是近年来的研究表明，由α-亚麻酸在体内衍生的二十碳五烯酸（EPA，$C_{20:5}^{n-3}$）和二十二碳六烯酸（DHA，$C_{22:6}^{n-3}$）是视网膜光受体中最丰富的脂肪酸，为维持视紫红质正常功能所必需。它对增强视力有良好作用。若体内缺乏这两种脂肪酸（EPA和DHA），尤其是在妊娠期内缺乏可影响子代视力、损伤学习能力，出现异常视网膜电流等。此外，如长期缺乏α-亚麻酸则对调节注意力和认知过程有不良影响。

过去曾将花生四烯酸列为必需脂肪酸，因其具有很强的生物活性，但是由于它也可以从亚油酸衍生而来，因此现在不再被列为必需脂肪酸。实际上，像花生四烯酸和上述二十碳五烯酸（EPA）和二十二碳六烯酸（DHA）等都是人体不可缺少的脂肪酸。

成人很少有必需脂肪酸缺乏的报告。这是因为要耗尽贮存在体内脂肪中的必需脂肪酸相当困难。只有在患长期吸收不良综合征，或静脉注射无脂肪制剂时可有所见。临床上曾见有成人单靠静脉营养，而输液时又没有脂肪酸供给所引起的皮肤炎现象。此外，据报告，有八个维持体重不变的人，用了五年时间才耗尽其必需脂肪酸。对贮存在体内脂肪组织中的亚油酸，要耗费一半的时间，大约是26个月，故成人不易缺乏必需脂肪酸。

必需脂肪酸在植物油中含量较多，而动物脂肪中含量较少。一些常用食物油脂中的亚油酸和α-亚麻酸含量如表2-5所示。

表2-5 常用食物油脂中必需脂肪酸的含量

名称	必需脂肪酸		名称	必需脂肪酸		名称	必需脂肪酸	
	亚油酸	α-亚麻酸		亚油酸	α-亚麻酸		亚油酸	α-亚麻酸
可可油	1	—	豆油	52	7	文冠果油	48	—
椰子油	6	2	棉籽油	44	0.4	猪油	9	—
橄榄油	7	—	大麻油	45	0.5	牛油	2	—
菜籽油	16	9	芝麻油	46	0.3	羊油	3	—
花生油	38	0.4	玉米油	56	0.6	黄油	4	—
茶油	10	1	棕榈油	12	—			
葵花子油	63	5	米糠油	33	3			

注：以食物中脂肪总量的质量分数表示。
引自中国营养学会编，《中国居民膳食营养素参考摄入量》，2002。

关于必需脂肪酸的需要量尚未见具体报告。中国营养学会新近提出，膳食亚油酸占膳食能量的3%~5%。亚麻酸占0.5%~1%时可使组织中DHA达最高水平和避免产生任何明显的缺乏症。

3. 反式脂肪酸

不饱和脂肪酸因含有不饱和双键，故可有顺式构型（氢原子在双键同侧）和反式构型（氢原子在双键异侧），如油酸可有油酸和反油酸两种构型（图2-1、图2-2）。

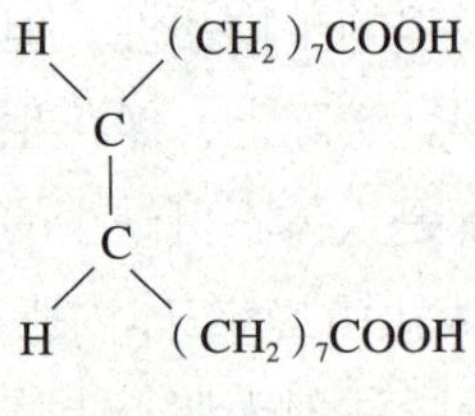

油酸

图2-1 顺式脂肪酸

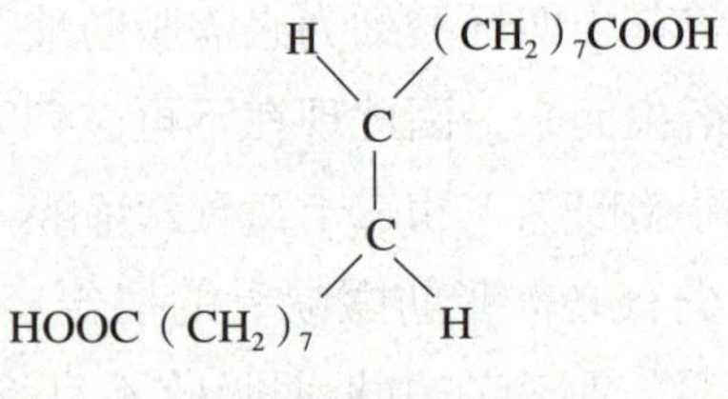

反油酸

图2-2 反式脂肪酸

自然界存在的不饱和脂肪酸大都是顺式构型。通常认为，反式脂肪酸主要是由脂肪氧化所产生。如人造黄油在氢化过程中，某些天然存在的顺式构型可转变为反式构型。据报道，人造黄油中反式脂肪酸的含量可占总不饱和脂肪酸含量的40%。

反式脂肪酸的摄入除了可氧化供能外，也可有升高血浆胆固醇的作用。有报告称，若摄入反式脂肪酸过多有促进冠心病发病的危险。在美国、加拿大，有的人群摄入反式脂肪酸每天可达8~10g，该人群中冠心病发病的人较多。另有报告称，将妇女反式脂肪酸的摄入量降至占热能的2%，可使冠心病的危险性下降53%，（美国膳食含反式脂肪酸8g/d，约占总能的3%）而典型的西餐所含反式脂肪酸可达15g/d。

4. 固醇

固醇有动物固醇与植物固醇之分。前者主要是胆固醇；后者则可有谷固醇、豆固醇和麦角固醇等。从营养的角度看，重要的是胆固醇（图2-3）。

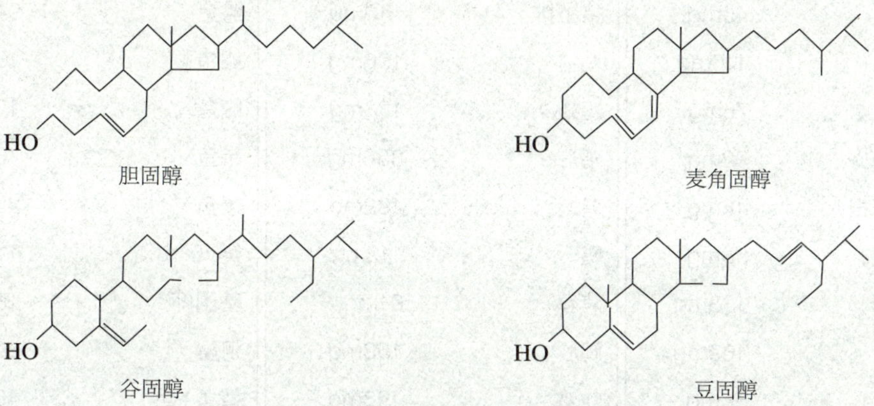

图2-3　固醇的分类

胆固醇是构成细胞膜的重要成分，对维持生物膜的正常结构和功能有重要作用。它大量存在于神经组织，尤其是脑中，并且是胆酸、7-脱氢胆固醇和维生素D_3、性激素等重要生理活性物质的前体。由于人体自身能够合成胆固醇，且其每天合成的总量远比食物中提供的胆固醇要多，故胆固醇并非食品中的必需成分。

人类食物胆固醇的摄入量依不同国家和地区而异。西方国家食物胆固醇含量较高，一般在300mg/d以上。我国近年来也有明显增高的趋势。尽管前文曾述及关于胆固醇的吸收具有一定的“自我限量”特点。但人类胆固醇的“吸收与排泄”与“合成与分解”之间的平衡并不够好（犬鼠在胆固醇的摄食和其合成与分解之间存在着一种内环境稳定的平衡）。如果摄食量高，即使胆固醇的吸收率随食物胆固醇的增加而下降，但人体吸收胆固醇的总量还是增高了。血胆固醇高被认为与心血管病有关，这就是为什么要求人们限制胆固醇摄食的一个原因。中国营养学会新近提出胆固醇的每日摄入量，成人应不超过300mg。

胆固醇主要存在于动物性食品之中。动物内脏、尤其是脑中含胆固醇最为丰富。蛋类和鱼子含量也较高，瘦肉、鱼和乳类含量较低。常见食物中胆固醇的含量如表2-6所示。

表2-6 常见食物中胆固醇的含量

名称	含量	名称	含量	名称	含量
火腿肠	57mg	猪脑	2571mg	鸡蛋	585mg
猪肠	88mg	猪肉（肥瘦）	80mg	鸡蛋黄	2850mg
香肠	59mg	猪舌	158mg	鸭蛋（咸）	1576mg
方腿	45mg	猪小排	146mg	鳊鱼	94mg
酱驴肉	116mg	鸡	106mg	鲳鱼子	1070mg
酱牛肉	76mg	鸡翅	133mg	鳝鱼	126mg
酱羊肉	92mg	鸡肝	356mg	带鱼	76mg
腊肉（培根）	46mg	鸡腿	162mg	墨鱼	226mg
牛肉（瘦）	58mg	鸭	112mg	鲜贝	116mg
牛肉（肥）	133mg	烤鸭	91mg	基围虾	181mg
牛肉松	169mg	鸭胗	153mg	河蟹	267mg
午餐肉	56mg	炸鸡	198mg	蟹黄（鲜）	466mg
羊肝	349mg	牛乳	9mg	甲鱼	101mg
羊脑	2004mg	牛乳粉（全脂）	71mg	蛇肉	80mg
羊肉（瘦）	60mg	牛乳粉（脱脂）	28mg	田鸡	40mg
羊肉串（电烤）	109mg	豆奶粉	90mg	蝎子	207mg
羊肉（肥）	148mg	酸奶	15mg	蚕蛹	155mg
猪肝	288mg	鹌鹑蛋	515mg		

注：引自中国营养学会编，《中国居民膳食营养素参考摄入量》，2002。

（二）脂类的生理功能

1. 功能与保护机体

脂肪富含能量，只要机体需要，可随时用于机体代谢。若机体摄食能量过多，体内贮存的脂肪增多，人就会发胖。如若机体3d不进食，则能量的80%来自脂肪；若长期摄食能量不足则贮藏脂肪耗竭，则使人消瘦。但是，机体不能利用脂肪酸分解的二碳化合物合成葡萄糖以供给脑和神经细胞等的能量需要。故人在饥饿、供能不足时就必须消耗肌肉组织中的糖原和蛋白质，这也正是"节食减肥"的危害之一。此外，脂肪可隔热、保温，支持和保护体内各种脏器，使之不受损伤，从而具有保护机体的作用。

2. 提供必需脂肪酸与促进脂溶性维生素的吸收

脂肪所含的不饱和脂肪酸中，有的是机体的必需脂肪酸。它们除了是组织细胞，特别是细胞膜的结构成分外，还具有很重要的生理作用。此外，脂类中还含有脂溶性维生素，食物脂肪有助于脂溶性维生素的吸收。

3. 增加饱腹感和改善食品感官性状

脂类在胃中停留时间较长（碳水化合物在胃中迅速排空，蛋白质排空较慢，脂肪更慢。一次进食含50g脂肪的高脂膳食，需经4~6h才能从胃中排空），因而使人有高度饱腹感。此外，脂肪还可改善食品的感官性状，如油炸食品等特有的美味感，没有脂肪是不会有的。

（三）脂肪的摄取与食物来源

1. 脂肪的摄取

脂肪的摄入可受民族、地区、饮食习惯以及季节、气候条件等因素所影响，变动范围很大。至于脂肪的摄入量，各国大都按脂肪供能所占总能摄取量的百分比计算，并多限制在30%以下。

中国营养学会2000年10月修订的“推荐的每日膳食中营养素供给量”规定。脂肪能量所占总能量的百分比，儿童和青少年为25%~30%，成人为20%~25%。根据2008年7月9日付萍、张坚等人《关于我国老年人群膳食脂肪摄入量与慢性病指标相关调查》显示：我国部分城市中老年人的脂肪供能占总能摄入量的百分比已超过30%（老年男性脂肪摄入占摄入总能量的31.4%；老年女性为31.7%），这不利于心血管等慢性病的防治。

关于脂肪推荐摄入量中，不同脂肪酸的组成比例问题，各国均很重视。不同脂肪酸的组成比例包括两个方面：一方面是饱和脂肪酸、单不饱和脂肪酸与多不饱和脂肪酸之间的比例；另一方面是多不饱和脂肪酸中n-6和n-3多不饱和脂肪酸之间的比例。关于饱和脂肪酸（s）、单不饱和脂肪酸（m）和多不饱和脂肪酸（p）之间的比例，大多认为以s ：m ：p=1：1：1为好，而对n-6和n-3多不饱和脂肪酸之间的比例认识不一。中国营养学会根据我国实际情况，参考国外资料提出不同年龄阶段建议膳食脂肪适宜摄入量见表2-7所示。

表2-7　中国居民膳食脂肪摄入量

单位：%

年龄（岁）	脂肪	饱和脂肪酸	单不饱和脂肪酸	多不饱和脂肪酸	(n-6)：(n-3)	胆固醇摄入量/mg
0~	45~50	—	—	—	4：1	—
0.5~	35~40	—	—	—	4：1	—
2~	30~35	—	—	—	(4~6)：1	—
7~	25~30	—	—	—	(4~6)：1	—
13~	25~30	<10	8	10	(4~6)：1	—
18~	20~30	<10	8	10	(4~6)：1	<300
60~	20~30	6~8	10	8~10	(4~6)：1	<300

此外，近年来由于人们对二十碳五烯酸（EPA）和二十二碳六烯酸（DHA）的认识不断深入，认为也有必要控制其在人类膳食中的适宜比例，特别是由于农业现代化致使植物油和畜牧饲养业发展很快，人类膳食结构发生显著变化。膳食脂肪酸中n-6多不饱和脂肪酸增加，相对主要来自水产（尤其是海鱼）的n-3多不饱和脂肪酸下降，致使多不饱和脂肪酸中（n-6）:（n-3）的比例显著上升，并可使二者之比高达10~20。应当适量增加鱼类（尤其是海鱼）的消费，以降低二者之间的比例，并推荐其比值以5~10为好。中国营养学会则建议二者之比为（4~6）:1。

2. 脂肪的食物来源

（1）动物性食物及其制品　动物性食物如猪肉、牛肉、羊肉以及它们的制品，如各种肉类罐头等都含有大量脂肪。即使是除去可见脂肪的瘦肉也都含有一定量“隐藏”的脂肪。禽蛋类和鱼类脂肪含量稍低（蛋黄及蛋黄粉含量甚高）。乳和乳制品也可提供一定量的脂肪。尽管乳本身含脂肪量不高，但乳粉（全脂）的脂肪含量约占30%，而黄油的脂肪含量可高达80%以上。此外，由一些动物组织还可以炼制成动物脂肪以供烹调和食品加工用。通常，畜类脂肪含饱和脂肪（饱和脂肪酸）较多，而禽类和鱼类脂肪含不饱和脂肪酸较多。鱼类，尤其是海鱼脂肪更是EPA和DHA的良好来源。

（2）植物性食物及其制品　植物性食物以油料作物如大豆、花生、芝麻等含油量丰富。大豆含油量约20%，花生可在40%以上，而芝麻更可高达60%。它们本身既可直接加工成各种含油量不同的食品食用，又可以提炼成不同的植物油供人们烹调和在食品加工时使用。植物油中含不饱和脂肪酸多，并且是人体必需脂肪酸的良好来源，因而也是人类食用脂肪的良好来源。某些坚果类含油量也很高，如核桃、松子的含油量可高达60%，但它们在人们日常的食物中所占比例不大。而谷类食物含脂肪量较少，水果、蔬菜的脂肪含量则更少。

（3）油脂替代品　油脂在食品加工中赋予食品以良好的风味和口感，但过多摄入油脂，特别是过多摄入饱和脂肪酸却又被认为对身体健康有害。人们为了既保留油脂在食品中所赋有的良好感官性状而又不致有过多摄入，现已有许多不同的油脂替代品。一类是以脂肪酸为基础的油脂替代品；另一类则是以碳水化合物或蛋白质为基础的油脂模拟品。

油脂替代品并非脂肪的食物来源，它是以降低食品脂肪含量而不致影响食品的口感、风味等为目的。这对当前低能量食品，尤其是低脂肪食品的发展有一定意义。

三、碳水化合物

（一）碳水化合物的功能

1. 供能与节约蛋白质

碳水化合物对机体最主要的作用是供能并且是人类获取能量最经济的来源。特别是葡萄糖可很快被代谢，提供能量，满足机体需要。1g葡萄糖氧化可供能17kJ

（4kcal）。食物中碳水化合物的供给充足，可使蛋白质作为抗体等的能量免予消耗，使蛋白质用于最合适的地方。当碳水化合物与蛋白质共同摄食时，体内贮留的氮比单独摄入蛋白质时多，这主要是同时摄入碳水化合物后可增加机体ATP的合成，有利于氨基酸的活化与合成蛋白质，即碳水化合物对蛋白质的保护作用，或称为碳水化合物节约蛋白质的作用。

2. 构成体质

碳水化合物是构成机体的重要物质，并参与细胞的许多生命活动。例如，糖脂是细胞膜与神经组织的组成成分，糖蛋白是一些具有重要生理功能的物质，如某些抗体、酶和激素的组成部分，核糖和脱氧核糖是核酸的重要组成成分等。

3. 维持神经系统的功能与解毒

碳水化合物对维持神经系统的功能具有很重要的作用。尽管大多数体细胞可由脂肪和蛋白质代替糖作为能源。但是，脑、神经和肺组织却需要葡萄糖作为能源物质，若血中葡萄糖水平下降（低血糖），脑缺乏葡萄糖可产生不良反应。

碳水化合物有解毒作用。机体肝糖原丰富则对某些细菌毒素的抵抗能力增强。动物试验表明，肝糖原不足时其对四氯化碳、酒精、砷等有害物质的解毒作用显著下降。又如葡萄糖醛酸是葡萄糖代谢的氧化产物，它对某些药物的解毒作用非常重要。吗啡、水杨酸和磺胺类药物等都是通过它与之结合，生成葡萄糖醛酸衍生物排泄而解毒。

4. 有益肠道功能

摄食富含碳水化合物的食物，尤其是吸收缓慢和不易消化吸收的碳水化合物易产生饱腹感。乳糖可促进肠中有益菌的生长，也可加强钙的吸收。非淀粉多糖如纤维素、半纤维素，以及功能性低聚糖如低聚异麦芽糖、低聚果糖等虽不能被消化吸收，但可刺激肠道蠕动，有利于排便。与此同时，它们还可促进结肠菌群发酵，产生短链脂肪酸和使肠道有益菌增殖。

（二）烹饪中常见的碳水化合物

食品，根据其含糖量的多少可分为高糖食品（如白糖、蜂蜜）、低糖食品（如黄瓜、瘦肉）和无糖食品（如食用油脂）。由于受代谢过程的影响，通常动物性食品（除蜂蜜外）含糖量甚少，主要存在于植物性食品之中。至于食品中的碳水化合物，根据FAO/WHO的最新报告，按其化学组成、生理作用和健康意义，可分为糖（包括单糖、双糖和糖醇）、低聚糖（包括低聚异麦芽糖和其他低聚糖）以及多糖（包括淀粉和非淀粉多糖）三类，现扼要介绍如下。

1. 糖

按照FAO/WHO新的分类，糖是指能够准确测定的碳水化合物，包括单糖、双糖和糖醇，而通常意义上，糖则是指纯蔗糖。

食品中的单糖是由一个糖分子构成，主要是葡萄糖或果糖。至于半乳糖很少单独存在，而是乳糖的组成成分。其他还有少量核糖、脱氧核糖、阿拉伯糖和木糖等。双糖是由二分子单糖缩合而成。天然存在的双糖主要有蔗糖、乳糖和麦芽糖，其中麦芽糖主要来自淀粉水解。此外，食品中还有少量异构蔗糖（异麦芽酮糖）和异构乳糖。前者在食品中作为甜味剂应用，后者并无天然存在，而是由乳糖异构而来，作为食品添加剂应用。

（1）单糖

① 葡萄糖：葡萄糖主要由淀粉水解而来。此外，还可来自蔗糖、乳糖等的水解。它是机体吸收、利用最好的单糖。机体各器官都能利用它作为燃料和制备许多其他重要的化合物，如核糖核酸、脱氧核糖核酸中的核糖和脱氧核糖、黏多糖、糖蛋白、糖脂、脂类和非必需氨基酸等。但是人们能直接食用的葡萄糖却很少。

有些器官实际上完全依靠葡萄糖供给所需的能量。例如，大脑每日需100~120g葡萄糖。饥饿时，人体内以糖原贮存的糖类很快耗尽，尽管心脏和肌肉等可利用脂肪酸为燃料，也可利用由肝脏产生的酮体，但是，大脑所需的葡萄糖量则必须由能转变为糖的氨基酸（生糖氨基酸）提供，只有在长期或绝对饥饿时大脑才适应这一变化，对葡萄糖的需要量减少到40~50g。此外，肾髓质、肺组织和红细胞等也必须依靠葡萄糖供能。机体血糖（血中的葡萄糖）含量保持相对恒定（正常为80~120mg/100mL血），对于保证上述组织能源的供应具有重要意义。

② 果糖：果糖的甜度很高，是通常糖类中最甜的物质。若以蔗糖的甜度为100，葡萄糖的甜度为74，而果糖的甜度则为173。

果糖的代谢不受胰岛素制约，糖尿病人可适量食用果糖，但是大量食用也可产生副作用。尽管人体对果糖的代谢能力很强，然而不少人仍可因大量食用而出现恶心、上腹部疼痛以及不同血管区的血管扩张现象。此外，大量给予果糖还可引起肝脏中三酰甘油酯合成增多，并可导致高甘油三酯血症，此外，还发现血清胆固醇水平有不同程度的升高。

（2）双糖

① 蔗糖：蔗糖广泛分布于植物界，大量存在于植物的根、茎、叶、花、果实和种子内，由1分子葡萄糖和1分子果糖构成，是食品工业中最重要的含能甜味物质，在人类营养上也有重要意义。

近年来，由于西方国家人们每天食用蔗糖的量可高达100g以上，结果发现当地居民体重过高，糖尿病、龋齿，可能还有动脉硬化和心肌梗死等病的发病率高，这与糖的大量摄食有关。动物试验表明，大量食用低分子糖有害，应该以高分子糖类为主满足机体对糖类的需要。当然也不能因而忽视低分子糖类的渗透作用不足和影响肠道菌群的因素。

蔗糖易于发酵，并可产生溶解牙齿珐琅质和矿物质的物质。它被在牙垢中发现的某些细菌和酵母作用，在牙齿上形成一层黏着力很强的不溶性葡聚糖，同时产生作用于牙齿的酸引起龋齿。因此，粘附到牙齿上的食物和黏性甜食等对牙齿有害，必须保持良好的口腔卫生（不常吃含有蔗糖的甜食对防止龋齿有利）。

② 异构蔗糖：异构蔗糖（图2-4）又称为异麦芽酮糖，1957年首先由德国学者发现、制得。它在蜂蜜和蔗汁中微量存在，也可用α-葡糖基转移酶（或称蔗糖变位酶）将蔗糖转化制取，是由葡萄糖与果糖以α-1,6糖苷键相连的右旋糖（蔗糖变位酶可使以1,2-糖苷键相连的蔗糖转变为1,6-糖苷键相连的异构蔗糖）。

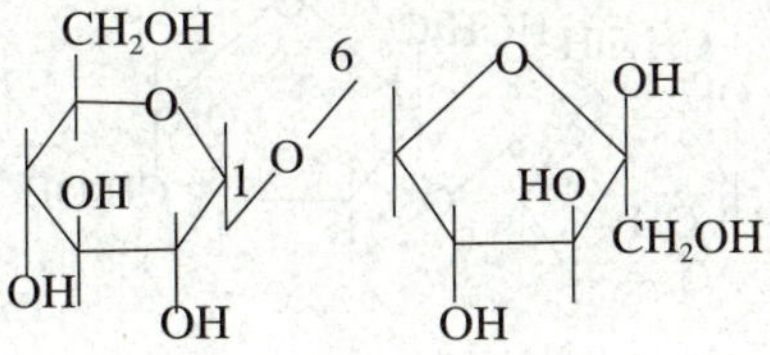

异构蔗糖

图 2-4

异构蔗糖的性质与蔗糖相似，但耐酸性强，如20%的蔗糖溶液在pH2.0的条件下，经100℃加热60min，可全部水解为葡萄糖和果糖，而异构蔗糖尚未酸解。有还原性，其对费林溶液的还原力为葡萄糖的52%。甜味品质极似蔗糖、味感纯正，但甜度比蔗糖低，约为蔗糖的42%。

异构蔗糖在摄食后可在小肠内被异构蔗糖酶分解成葡萄糖和果糖，并被机体吸收、参与正常代谢。故它仍是一种能源物质。更重要的是它不被口腔中的细菌、酵母发酵、产酸，也不被用来产生强黏着力的不溶性葡聚糖，故不致龋齿。近年来已被包括我国在内的许多国家批准作为甜味剂，代替蔗糖在食品工业中应用。

③ 麦芽糖：麦芽糖主要来自淀粉水解，由2分子葡萄糖构成。一般植物中含量很少，但种子发芽时可因酶的作用分解淀粉生成，尤其在麦芽中含量较多。动物体内除淀粉水解外不含麦芽糖。其甜度约为蔗糖的1/2，在营养上除供能外尚未见有特殊意义。

④ 乳糖：乳糖由1分子葡萄糖和1分子半乳糖构成，是哺乳动物乳汁的主要成分，其含量依动物不同而异。通常人乳含约7%，牛乳含约5%。实际上，乳糖是婴儿主要食用的碳水化合物。此后，肠道中将乳糖分解为葡萄糖和半乳糖的乳糖酶活性急剧下降，甚至在某些个体中几乎降到0，因而成年人食用大量乳糖，不易消化，食物中乳糖含量高于15%时可导致渗透性腹泻。

乳糖对婴儿的重要意义，在于它能够保持肠道中最合适的菌群数量，并能促进钙的吸收，故在婴儿食品中可添加适量的乳糖。

自然界中构成乳糖的D-半乳糖很少单独存在，仅在发酵的乳制品中和少数植物如常春藤和甜菜中有所发现。但是，半乳糖除作为乳糖的构成成分外，还参与构成许多重要的糖脂（如脑苷脂、神经节苷酯）和糖蛋白，细胞膜中也有含半乳糖的多糖，故在营养上仍有一定意义。

⑤ 异构乳糖：异构乳糖（图2-5）由乳糖异构而来，并无天然存在。例如，原

乳中没有异构乳糖。但是，经过不同加工处理后所得到的乳制品可含有一定量的异构乳糖，如淡炼乳中可含有0.4%~0.9%的异构乳糖，超高温杀菌的乳中含异构乳糖量为5~71.5mg/100mL，瓶装灭菌乳中的含量则可大于71.5mg/100mL。基于异构乳糖对人类具有保健作用，目前人们已进一步用人工的方法将乳糖异构化，生产大量的异构乳糖。

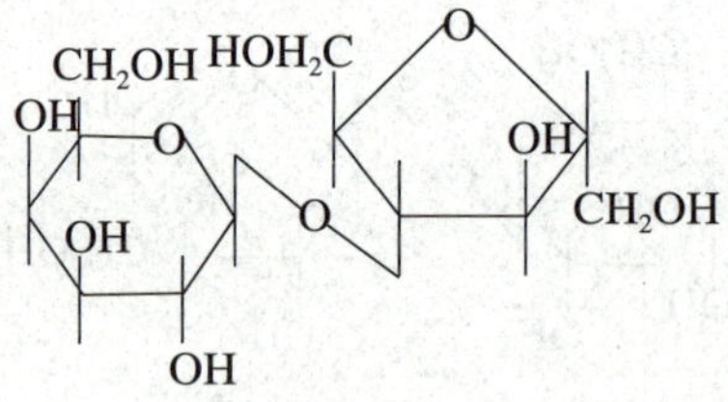

异构乳糖

图2-5

异构乳糖是由1分子半乳糖和1分子果糖组成。其甜度约为蔗糖的一半。因人体没有分解它的酶，故不能被消化、吸收。但它却有利于肠道双歧杆菌（Bifidus）的生长、发育，从而抑制肠中碱性腐败菌的生长等，对人体健康有利。关于异构乳糖的作用主要有以下几点：

a. 促进肠道有益菌——双歧乳酸杆菌的增殖，抑制腐败菌的生长。这主要是双歧乳酸杆菌的代谢产物——乳酸、乙酸等有机酸降低肠道pH所致。

b. 促进肠道中双歧杆菌自行合成维生素B_1、维生素B_2、维生素B_6、维生素B_{12}、烟酸、泛酸等，尤以维生素B_1的合成更显著。

c. 不被消化、吸收，有整肠、通便等作用。

2. 低聚糖

低聚果糖在某些谷物（如小麦、燕麦）、蔬菜（如芦笋、洋葱）和水果（如香蕉）中可有存在，但含量很低。此外，还有低聚异麦芽糖、低聚木糖等。它们由于不能被人类消化酶分解、吸收、利用，故又称之为抗性低聚糖。但是，它们在到达结肠后可被细菌发酵，除可大大促进双歧杆菌等增殖、抑制有害菌生长外，并可产生短链脂肪酸如乙酸、丙酸、丁酸以及气体二氧化碳、氢和甲烷等，降低肠道pH，降低强白质腐败产物，促进结肠蠕动，有利排便，有益人体健康。目前，正是由于低聚糖上述多种保健作用而被广泛应用于多种功能性食品之中。

（1）大豆低聚糖　大豆低聚糖通常是指从大豆中提取的可溶性低聚糖的总称。其主要成分为棉子糖和水苏糖（图2-6），同时也还存在一定量的蔗糖和其他成分。棉子糖是由半乳糖、葡萄糖和果糖组成。其半乳糖与蔗糖的葡萄糖基以α（1，6）糖苷键相连，而水苏糖则是在棉子糖的半乳糖基一侧再连接一个半乳糖构成。它们在成熟大豆中的干基含量分别为1%~3%和3.7%。

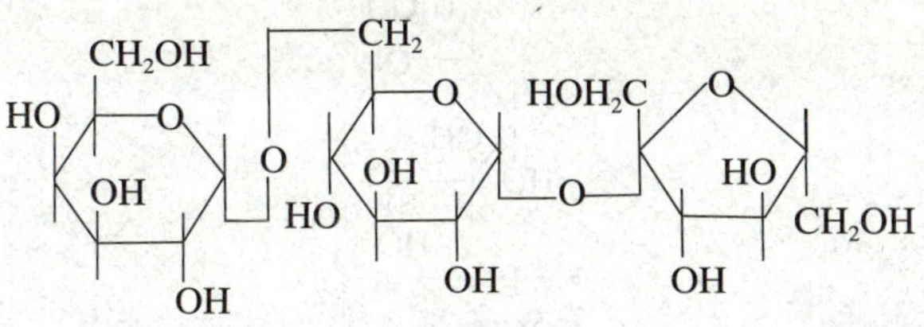

棉子糖

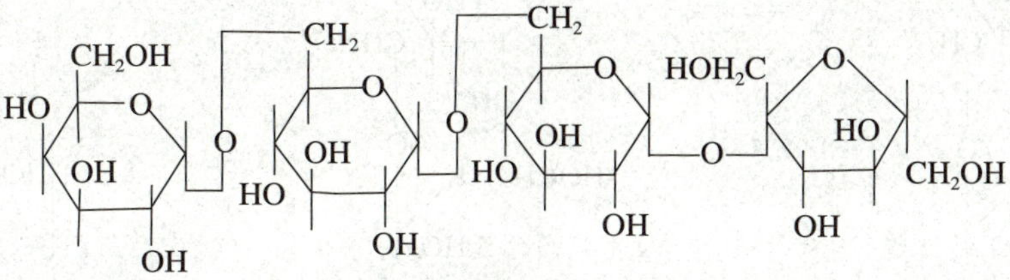

水苏糖

图 2-6

大豆低聚糖是以生产浓缩或分离大豆蛋白时的副产物大豆乳清进一步分离制成。其甜味接近蔗糖，甜度约为蔗糖的70%，若经改良后单由棉子糖和水苏糖制成，则改良大豆低聚糖的甜度下降，仅约为蔗糖甜度的22%。人体由于缺乏α-D-半乳糖苷酶而不能水解棉子糖和水苏糖，故大豆低聚糖可不被消化吸收，到达结肠后由肠道细菌发酵。

（2）低聚异麦芽糖　低聚异麦芽糖又称分枝低聚糖，是指由2~5个葡萄糖单位构成，且其中至少有一个糖苷键是α（1，6）糖苷键结合的一类低聚糖。其主要成分包括异麦芽糖、异麦芽三糖、异麦芽四糖、异麦芽五糖等，并占总糖量的50%以上。自然界中很少有低聚异麦芽糖游离存在。但是在作为支链淀粉或多糖的组成部分，在某些发酵食品如酱油、黄酒或酶发葡萄糖浆中可有少量存在。

低聚异麦芽糖不能被口腔微生物利用，因此不能引起牙齿龋变。它也不能被人体消化吸收，但却可被肠道中的双歧杆菌很好利用，并促进其增殖。与此同时，它可抑制肠道有害菌生长、降低腐败产物等。据报告，人体在摄食低聚异麦芽糖后，粪便中组胺、酪胺、二甲基二硫醚、二乙基二硫醚等显著降低。又由于它对双歧杆菌的增殖作用，不仅可使其在肠道内自行合成维生素B_1、维生素B_2、维生素B_6、维生素B_{12}以及烟酸、叶酸等B族维生素，而且还可提高机体免疫力。

（3）低聚果糖　低聚果糖是在蔗糖分子的果糖一侧连接1~3个果糖而成，并分别称为蔗果三糖、蔗果四糖和蔗果五糖（图2-7）。它存在于自然界某些植物中，但含量很低，不易提取，工业上多用果糖基转移酶由发酵法制取。其甜度对含95%的低聚果糖约为蔗糖的1/3。

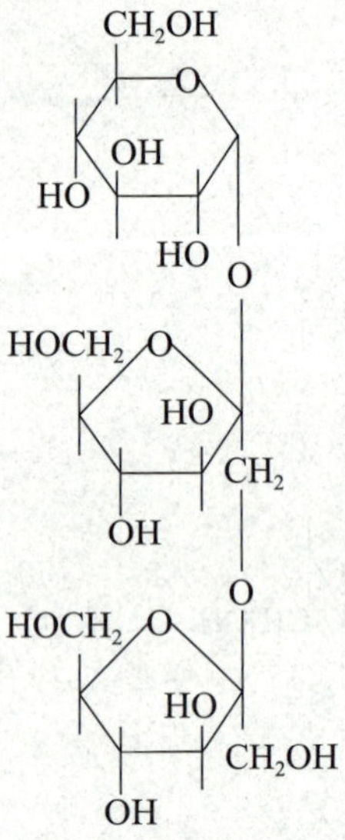

蔗果三糖

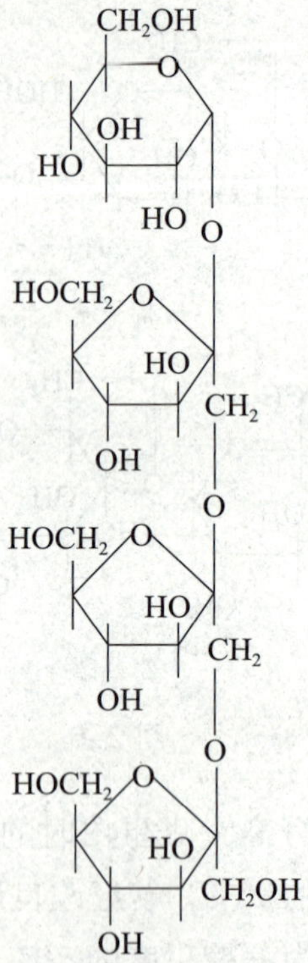

蔗果四糖

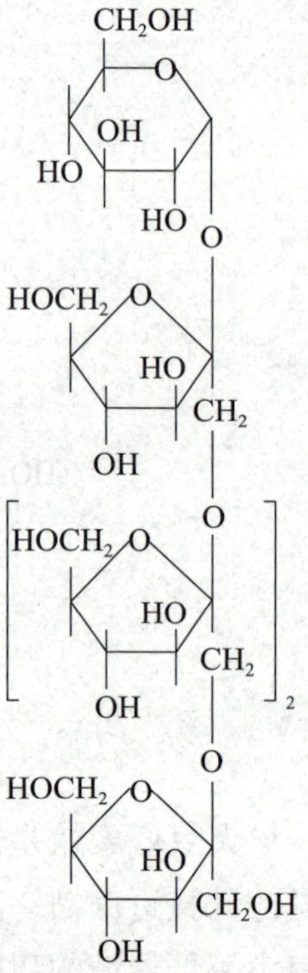

蔗果五糖

图 2-7

低聚果糖不能被人体消化酶分解、利用，但到达结肠后可被双歧杆菌选择性利用，并使之大量增殖。进而可抵御肠道腐败菌和病原菌的生长，抑制肠内腐败物质、诱癌物质的生成。此外，低聚果糖同样可因对双歧杆菌的增殖而使之产生B族维生素，提高机体免疫力以及刺激肠道蠕动，防止便秘等。

（4）低聚乳果糖　低聚乳果糖（图2-8）是将蔗糖分解产生的果糖基转移到乳糖还原性末端C_1的羟基上，生成半乳糖基蔗糖而成。它是由半乳糖、葡萄糖和果糖3个单糖相连接所构成的三糖，通常以乳糖和蔗糖（1∶1）为原料，在β-呋喃果糖苷酶催化作用下制成。

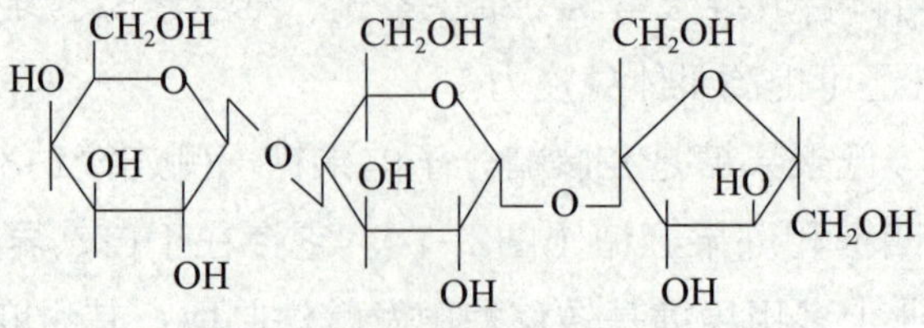

（半乳糖）　（葡萄糖）　（果糖）

低聚乳果糖

图 2-8

低聚乳果糖是非还原性低聚糖，其甜味物质类似蔗糖。甜度因与蔗糖、乳糖相连的关系，通常为蔗糖的30%~50%。低聚乳果糖几乎不被人体消化吸收，因而摄食后不致引起血糖和胰岛素水平的波动，可供糖尿病人食用。此外，它同样具有促进双歧杆菌增殖，并由此给人体带来一系列有益身体健康的作用。

（5）低聚木糖　低聚木糖是由木糖、木二糖（图2-9）及少量木聚糖构成。其中木二糖含量越高，低聚木糖产品的质量越高。低聚木糖可由玉米芯、棉子壳、甘蔗渣等原料中提取木聚糖后，通过木聚糖酶水解术聚糖制得。其主要成分木二糖是由二分子木糖以β（1，4）糖苷键相连构成，甜度为蔗糖的40%。

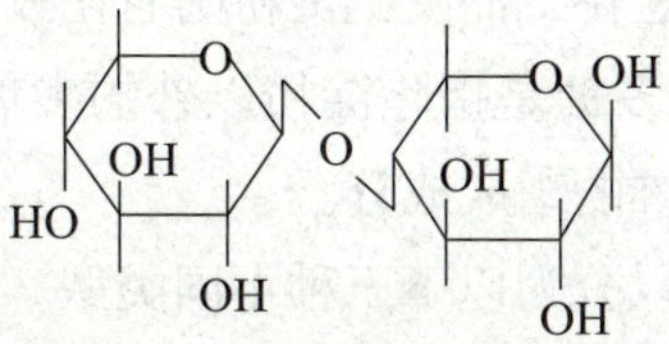

木二糖

图 2-9

低聚木糖同样几乎不被人体消化、吸收，但可被双歧杆菌利用，并促进其增殖，从而有益身体健康。

此外，低糖中还包括由葡萄糖以α（1，4）糖苷键环状相连的环糊精。它们可分别由6~8个葡萄糖单位组成，并分别称为α-、β-、γ-环糊精。其中β-环糊精在食品加工中主要作为增稠剂等广泛应用。

3. 多糖

按新近的营养学分类，多糖是指由十个或十个以上单糖单位构成，并可分为淀粉多糖和非淀粉多糖两部分。淀粉包括直链淀粉、支链淀粉和改性淀粉。此外，根据新近研究报告，淀粉中存在有一部分不能被人类在小肠中消化、吸收的淀粉，如生理受限淀粉和老化淀粉等，它们可被称为抗性淀粉。至于非淀粉多糖则可包括纤维素、半纤维素、果胶、β-葡聚糖、果聚糖以及植物胶、树胶、藻类多糖等。这些多糖实际上多是膳食纤维的组成成分。

（1）淀粉　淀粉是植物根、茎、叶、种子、水果和许多高等植物的花粉中贮存的多糖。商品淀粉则多从谷物种子如玉米、小麦等以及块根如马铃薯、甘薯、木薯等制成。它们是仅由葡萄糖单位组成的同质多糖，并有直链淀粉与支链淀粉之分。直链淀粉是由葡萄糖通过α（1，4）糖苷键连接而成，通常为约含1000个（或较少些）葡萄糖单位的线性聚合物。现已知在许多直链淀粉中有少量α（1，6）分支点的糖苷键（占总糖苷键的0.3%~0.5%）。由于其支链点少，距离又远，且其支链有的又很长，故其物理性质基本上和直链淀粉相同。

支链淀粉是由葡萄糖单位通过α（1，4）糖苷键连接构成主链，而以支链通过α（1，6）糖苷键与主链相连。其α（1，6）糖苷键占总糖苷键的5%~6%。通常的谷物淀粉含20%~30%的直链淀粉，高直链淀粉（玉米、大麦）可含有50%~70%的直链淀粉。至于蜡质淀粉（玉米、大米、高粱、大麦）则不含直链淀粉而为100%的支链淀粉。马铃薯支链淀粉含有磷酸酯基，并可使之具有黏度高、透明度好以及老化慢等特性。

淀粉颗粒不溶于水，但易与水合并吸水膨胀约10%的体积。当淀粉颗粒悬浮于水并加热时可增加膨胀，直到淀粉颗粒破裂、溶液黏度增加、双折射现象消失，此时的淀粉称为糊化淀粉。糊化淀粉有利于机体消化、吸收。

当热淀粉糊冷却时可形成具有黏弹性的凝胶，随着时间的延长、直链淀粉的线状链和支链淀粉的短链可重新排列，并通过氢键缔合形成不溶性沉淀。此过程称为淀粉的老化或反生。通常直链淀粉易于老化，而支链淀粉则老化较慢且不完全。

（2）非淀粉多糖　非淀粉多糖是指除淀粉以外的多糖。它包括纤维素、半纤维素、藻类多糖等。它们都是膳食纤维的组成成分。

（3）淀粉的特性，一般可以分为以下三种不同类型。

① 生理受限淀粉：这些淀粉在食品基质内因受生理作用所限，致使机体分泌的消化酶难发挥作用。它们可存在于整粒或部分碾磨的谷物种子和豆类中。此类抗性淀粉的数量将受食品加工影响，并可通过碾磨减少或消失。

② 特殊淀粉颗粒：某些生的天然淀粉颗粒，如生马铃薯和青香蕉的淀粉粒可对抗α-淀粉酶的作用。这可能与该淀粉粒的结晶性质有关，即该淀粉粒的结晶区可能对酸和酶的作用不敏感。但糊化的马铃薯和青香蕉淀粉可被α-淀粉酶消化。在烹调和食品加工期间通常存在淀粉的糊化作用。糊化淀粉被酶消化比生淀粉快得多。

③ 淀粉老化：淀粉（包括直链淀粉和支链淀粉）在烹调、糊化后随时间的延长，其淀粉分子重新排列、缔合形成不溶性沉淀。此即淀粉的老化（如馒头放久了会变干、变硬）。直链淀粉的老化比支链淀粉快得多，而且直链淀粉可老化到在水中对抗分散和不被α-淀粉酶消化。

（三）烹饪加工对碳水化合物的影响

1. 淀粉水解

在烹饪过程中，淀粉又称“芡粉”、“糊料”，主要用于拍粉、挂糊、上浆、勾芡技术及花色菜肴的黏合剂。经挂糊的原料成品外脆里嫩；上浆的质地柔软光滑；拍粉的原料炸制后成形美观，花纹清晰，口感香脆；勾芡后的菜肴光亮滑润，滋味醇厚，汤菜勾芡还能突出主料。它既不是主料，也不是配料，而且没有调味作用，但却是一种不可缺少的原料。淀粉在烹调中应用极广泛，可用于原料的粘裹及定型，具有保护原料水分、吸收水分、提高菜肴的持水能力、改善菜肴质感的作用，可形成菜肴柔软、滑嫩和酥脆爽口的特点，能增加菜肴汤汁的黏度、赋予菜肴黏滑适口的感觉。

淀粉在酸和酶的作用水解下，最后生成葡萄糖（淀粉—糊精—麦芽糖—葡萄糖），由此证明葡萄糖是淀粉的基本单位，在挂糊油炸中看到的这种现象：油炸后原料上色，甚至出现焦化现象，称为“焦糖化现象”，正是淀粉的结构所决定。

2. 淀粉的糊化与老化

（1）淀粉的糊化　淀粉不溶于水，若将淀粉加热到一定温度，则吸水膨胀，以至于最后破裂，全部变成黏度很大的糊状物，称淀粉糊。形成淀粉糊后不再沉淀，这种现象称为淀粉的糊化。淀粉的糊化过程大致可分为三个阶段：a. 可逆吸水阶段。b. 不可逆吸水阶段。c. 颗粒解体阶段。

① 可逆吸水阶段：这个阶段，水分子只是简单地进入淀粉的非结晶区，并未达到糊化开始温度，淀粉颗粒虽然有膨胀，但悬浮液的黏度变化不大，粒的外形基本没变。这时的淀粉干燥脱水后，可恢复原有的物理性状。在挂糊炸的烹调中，就是因为淀粉和水还未融为一体，当淀粉从水中析出时，容易出现脱糊现象。

② 不可逆吸水阶段：淀粉悬浮液加热到糊化温度时，淀粉颗粒突然膨胀，大量吸水，悬浮液迅速变成黏稠的胶体溶液，这是因为水分子进入淀粉内部，并与一部分淀粉分子相结合，整个淀粉颗粒迅速不可逆地大量吸水，体积膨胀到原来的50~100倍，这时的淀粉无法恢复到原有的物理性状。在油炸烹法中，第一次油炸定型实质上是淀粉不可逆吸水阶段。

③ 颗粒解体阶段：随着温度的升高，此时有更多的淀粉分子溶解于溶液中，淀粉粒完全失去原形，粉糊的黏稠性在这一阶段继续增加，冷却后形成凝胶。勾芡菜肴即要达到这一阶段，新疆的凉粉也是如此。

（2）淀粉的老化　淀粉的老化是由于糊化的淀粉在冷却、储存过程中分子的运动减弱，分子趋于平行排列，以某些原有的氢键结合点为核心，互相靠拢，缔合，并排挤出水分，恢复与原来淀粉结构类似的致密的整体结合。

老化后的直链淀粉非常稳定，很难再溶解，直链淀粉比支链淀粉易老化，所以含支链淀粉的糯米或糯米粉不易老化。

淀粉老化的温度：最适宜的温度为2~4℃，高于60℃或低于-20℃都不会发生老化现象。所以采用冷冻保藏和高温保藏较好。老化最适宜的含水量：30%~60%。方便面就是将糊化后的面条急速脱水制成。

淀粉与碘的显色反应：直链淀粉遇碘产生蓝色的配合物，支链淀粉产生紫红色；1克纯直链淀粉能吸附200mg碘。这样可以测出直链淀粉的含量，根据需求选择原料。

3. 沥滤损失

食品加工期间沸水烫漂后的沥滤操作，可使果蔬装盘时的低分子碳水化合物，甚至膳食纤维受到一定损失。例如，在烫漂胡萝卜和芜菁甘蓝时，其低分子碳水化合物如单糖和双糖的损失分别为25%和30%。青豌豆的损失较小，约为12%，它们主要进入加工用水而流失。此外，胡萝卜中低分子质量碳水化合物的损失，可依品种不同而有所不同，且在收获与贮藏时也不相同。贮存后期胡萝卜的损失增加。这可能是因其具有更高的水分含量而易于扩散的结果。

膳食纤维在烫漂时的损失依不同情况而异。胡萝卜、青豌豆、菜豆和孢子甘蓝没有膳食纤维进入加工用水，但芜菁甘蓝则可有大量膳食纤维（主要是不溶的膳食纤维）因煮沸和装盘时进入加工用水而流失。

4. 焦糖化作用

焦糖化作用（caramelization）是糖类在不含氨基化合物时加热到其熔点以上（高于135℃）的结果。它在酸、碱条件下都能进行，经一系列变化，生成焦糖等褐色物质，并失去营养价值。但是，焦糖化作用在食品加工中控制适当，可使食品具有诱人的色泽与风味，有利于摄食。

5. 羰氨反应

羰氨反应又称糖氨反应或美拉德反应（Maillard reaction）。这是在食品中有氨基化合物如蛋白质、氨基酸等存在时，还原糖伴随热加工，或长期贮存与之发生的反应。它经过一系列变化生成褐色聚合物，从而完成产色反应（如在烤鸡的过程中，在鸡身上涂抹饴糖）。此反应有温度依赖性并在中等水分活度时广泛发生。由于此褐变反应与酶无关，故称之为非酶褐变。所生成的褐色聚合物在消化道中不能水解，无营养价值。尤其是该反应还可降低赖氨酸等的生物有效性，因而可降低蛋白质的营养价值。至于它对碳水化合物的影响则不大。但是，羰氨反应如果控制适当，在烹饪加工中可以使某些产品如焙烤食品等获得良好的色、香、味。

（四）碳水化合物的摄取与食物来源

1. 碳水化合物的摄取

碳水化合物是人类最易获得也是最经济的供能物质。在体内也大多用于热能的消耗。在通常情况下，人类不易出现膳食碳水化合物的缺乏。作为三大供能物质之一，即使碳水化合物和脂肪不足时，还可通过糖原的异生作用将蛋白质转变为糖原以维持机体的需要。因而目前尚未确定人类对碳水化合物的适宜需要量，但是当机体缺乏碳水化合物而动用大量脂肪时，可因脂肪氧化不全而产生过多酮体，造成酮体中毒，对身体不利。至于过量或单纯用蛋白质来提供能量，则不仅造成膳食蛋白质的浪费，很不经济，而且还可使组织蛋白质分解加速，阳离子（如钠）丢失和脱水。目前认为人类每天摄入至少50g碳水化合物即可防止上述不良反应。

碳水化合物摄食过多可妨碍机体对蛋白质和脂肪的需要。然而，碳水化合物并不像脂肪和蛋白质过多那样会引起许多不良反应。通常，从不同来源所获得的碳水化合物尽管摄入量很高，也不会引起诸如肥胖等慢性病的发生。为了预防疾病，许多国家提倡限制脂肪的摄入，甚至有的西方国家还限制蛋白质摄入，保持有充足的碳水化合物摄入。现已证明，膳食碳水化合物摄食占总能比例的百分数大于80%和小于40%是对健康不利的两个极端。目前许多国家的碳水化合物供能量多在50%~65%。有些国家根据分类学逐步走向更细致和准确的描述膳食纤维、糖和淀粉的推荐量。

中国营养学会2000年曾修订并建议我国健康人群的碳水化合物供能量应占膳食总能量的55%~65%为宜。同时对碳水化合物的来源也作了要求，即应包括复合碳水化合物淀粉、不消化的抗性淀粉、非淀粉多糖和低聚糖等碳水化合物；限制纯能量食物如糖的摄入量，提倡摄入营养素能量密度高的食物，以保障人体能量和营养素需求及改善肠胃道环境和预防龋齿的需要。最近，中国营养学会根据我国食品营养学实际摄入量并参考国际推荐量建议，除2岁以下婴儿外，碳水化合物应提供55%~65%的膳食总能量。由于随着我国经济和人民生活水平的提高，碳水化合物的实际摄入量逐年下降，特别是城市居民的小样调查均在50%左右；其次是对流行病学调查和基础研究资料表明，慢性病的发生和碳水化合物摄入占能量的70%或60%关系不大。重要的是碳水化合物的来源应为多种食物。此外，营养素缺乏在我国仍有一定比例，碳水化合物摄入建议值相对下调，有利于提高居民动物性食物的摄入量和微量营养素的水平。

2. 碳水化合物的食物来源

碳水化合物的供给量应该根据需要量来确定。一般认为碳水化合物应提供总能量的55%~65%。基于碳水化合物的抗生酮作用，每日至少50~100g碳水化合物，膳食纤维的摄入量一般为25~35g/d。

碳水化合物的食物来源丰富，其中谷类、薯类和豆类是淀粉的主要来源。水果、蔬菜主要提供包括非淀粉多糖如纤维素和果胶、单糖和低聚糖类等碳水化合物。牛奶能提供乳糖。总之，我国居民应以谷类食物为主要的碳水化合物来源，多吃水果、蔬菜和薯类。

四、维生素

（一）维生素概述

维生素是维持人体正常生理功能所必需的一类有机化合物。基本上可分为水溶性维生素和脂溶性维生素两类，并具有以下共同特点：

（1）前题都在天然食物中存在，但是没有一种天然食物含有人体所需的全部维生素。

（2）一般不提供热能，也不是机体组成成分。

（3）维持机体正常生理功能，需要量极小，通常以毫克计，有的甚至以微克计，但是绝对不可缺少。

（4）一般不能在体内合成或合成的量很少，不能满足机体需要，必须经常由食物供给。

食物中某种维生素长期缺乏或不足即可引起代谢紊乱和出现病理状态，形成维生素缺乏症。早期轻度缺乏，尚无明显临床症状时称维生素不足（hypoVα-minosis）。人类正是在同这些维生素缺乏症的斗争中来研究和认识维生素的。

早在公元7世纪，我国医药书籍上就有关于维生素缺乏症和食物防治的记载。隋唐时的孙思邈（581年~682年）已知脚气病是一种食米地区的疾病，可食用谷白皮熬成米汤来预防。这实际上是因缺乏硫胺素（维生素B_1）所致。国外一直到1642年才第一次描述这种疾病。此外，孙思邈还首先用猪肝治疗“雀目”（即夜盲症）。这是一种维生素A缺乏症。至于人们对食物中某些因子缺乏和发生疾病之间更广泛深入的了解则是18世纪以后的事。20世纪人们才确定这些因子的化学结构并完成人工合成。

维生素缺乏在人类历史的进程中曾经是引起疾病和造成死亡的重要原因之一。它摧毁军队、杀伤船员，甚至毁灭了一些国家，直到1925年由于缺乏维生素B_1引起的恶性贫血还凶恶地折磨着人类。今天，即使是有各种商品维生素可供选用，但是在最发达的国家，仍然在一些人群中发现有维生素缺乏症。造成维生素缺乏的原因除食物中含量不足外，还可由于机体消化吸收障碍和增加需要量所致。至于食物中含量不足则尚与食品加工密切有关。

在烹饪加工中，为了满足人们的感官需要，例如将鱼内脏去除、选取水果蔬菜等更适口的部分进行加工，这当然会造成维生素和其他营养素的损失。然而此损失并非食品加工本身所固有的特性。即使食品加工可造成维生素的损失，但它还具有保存维生素的作用。据报告，维生素C在绿叶蔬菜采收后2h内损失5%~18%，10h后可增加到38%~66%。如若及时进行加工处理，则维生素C可较好地保存。此外，食品加工也有延长食品的保存期这一重要优点外，在维生素的损失方面与新鲜食物的烹调损失相差不大。表2-8是几种食品加工对维生素C损失的积累作用与新鲜食物烹调时维生素C损失的比较。

表2-8 维生素C在不同加工时的积累损失

单位：%

加工操作	新鲜	冷冻	制成罐头	空气干燥	冷冻干燥
烫漂	—	25	30	25	25
冷冻	—	25	—	—	—
制罐头	—	—	37	—	—
干燥	—	—	—	55	30
解冻	—	29	—	—	—
食前烹调或加热	56	61	64	75	65

食品加工对某些食品所含维生素的利用尚有一定的优越性。例如，对玉米进行碱处理加热时，可使机体不可利用的结合型烟酸变成可利用的游离型烟酸。此外，在炒咖啡时可由胡芦巴碱（ trigonelline ）合成烟酸；发芽和发酵可增加食品维生素的含量（表 2-9）。

表2-9 发芽对豆类维生素C和维生素B_2含量的影响

单位：mg/100g干豆

	发芽时间/d				
	0	1	2	3	4
维生素C					
豌豆	2.2	13.3	39.3	44.7	64.1
小扁豆	0.9	6.0	22.5	44.6	77.5
蚕豆	1.4	5.1	32.7	63.2	75.8
维生素B_2					
豌豆	0.24	0.35	0.36	0.4	0.5
小扁豆	0.32	—	—	—	0.39
蚕豆	0.95	—	—	—	1.33

在比较食品加工对维生素的作用时应对其利弊进行全面权衡。应该看到即使食品加工可伴有维生素的损失，又如在将牛乳进行巴氏消毒时不可避免地有一定量的维生素损失，但这对防止微生物腐败、保证食品的安全性来说是值得的，也是十分重要的。食品科学家和食品加工者的责任是应将这种损失减到最小。

（二）抗坏血酸和硫胺素

1. 抗坏血酸（维生素C）

（1）结构　抗坏血酸即维生素C。它具有酸性和强还原性，为高度水溶性维生素。此性质归因于其内酯环中与羰基共轭的烯醇式结构。天然的抗坏血酸是L-型。其异构体D-型抗坏血酸的生物活性大约是L-型的10%，常用于非维生素的目的，例如在食品加工中作为抗氧化剂等添加于食品之中。

抗坏血酸易氧化脱氢形成L-脱氢抗坏血酸。因其在体内可还原为L-抗坏血酸，故仍有生物活性。其活性约为L-抗坏麻酸的80%。

（2）生理作用　抗坏血酸的作用与其激活羟化酶，促进组织中胶原的形成密切有关。胶原中含大量羟脯氨酸与羟赖氨酸。抗坏血酸可参与体内氧化还原反应，并且是体内一种重要的抗氧化剂。它作为抗氧化剂可以清除O_2^-，OCl_3^-，OH^-，NO^-等自由基，在保护DNA、蛋白质和膜结构免遭损伤方面起着重要作用。

此外，抗坏血酸在细胞内作为铁与铁蛋白间相互作用的一种电子供体，可使三价铁还原为二价铁而促进铁的吸收。对改善缺铁性贫血有一定的作用。它还可提高机体的免疫机能和应激能力。至于对大剂量服用维生素C防疾病的观点颇有争论。尤其是近年来有不少报道大剂量服用维生素C对机体不利，如每日摄取维生素C2~8g可出现恶心、腹部痉挛、腹泻，铁吸收过度、红细胞破坏及泌尿道结石等副作用，并可能造成对大剂量维生素C的依赖性，故不推荐常规大剂量摄取维生素C。

（3）加工的影响

① 护水：由于抗坏血酸易溶于水，所以它很容易从食物的切面等处流失，例如果蔬烫漂、沥滤时的损失。为此，在食品加工时可尽量避免用水。例如烫漂时用蒸汽而不用水。

② 温度：如前所述，抗坏血酸在冷冻或冷藏时，特别是在-18~-7℃范围内有大量损失。但是，通常其稳定性随着温度的降低而增加。非柑橘类食品的最大损失主要在热加工期间。除烹调外加工时烫漂，沥滤的损失远远超过其他加工的损失。

（4）食品添加剂　在食品加工时常常要加入某些食品添加剂。例如在果蔬加工中添加漂白剂亚硫酸盐，它可降低抗坏血酸的损失。此外，在腌肉时添加发色剂亚硝酸盐则可破坏维生素C的活性。

（5）摄入量和食物来源　人类是动物界中少数不能合成抗坏血酸而必须由食物供给者之一，所以必须从食物中获得。从志愿受试者进行实验和实际调查发现，人体每日摄取10mg抗坏血酸不仅可预防坏血病，而且还有治疗作用。考虑到维生素C摄入量较高可以增进健康、提高机体对疾病的抵抗能力，加速伤口组织愈合等作用，WHO建议的每日供给量为：儿童（12岁以下）20mg；成年人30mg；孕妇、乳母50mg。美国1989年制定的维生素C供给量标准，男性成人60mg/d的依据是，该摄入水平在4周内摄取无维生素C膳食不产生坏血病症状，同时还可提供足够的储存量。中国营养学会根据国内外有关维生素C供给量的进展和我国实际情况，提出我国居民维生素C推荐摄入量如表2-10所示。此量比2002年的供给量有较大幅度的提高，这主要是我国居民维生素C的实际摄入量已大大提高，并且是以预防缺乏病和兼顾减少慢性病的风险因素为基础制订的。关于维生素C的可耐受最高摄入量（UL）问题，中国营养学会认为，考虑到持续摄入大剂量维生素C的副作用尚不清楚，建议对成人的UL可定为小于1000mg/d。

表2-10　中国居民膳食维生素C推荐摄入量

单位：mg/d

年龄/岁	推荐摄入量	年龄/岁	推荐摄入量
0~	40	14~	100
0.5~	50	18~	100
1~	60	孕妇	
4~	70	怀孕中期	130
7~	80	怀孕晚期	130
11~	90	乳母	130

维生素C广泛分布于水果、蔬菜中。蔬菜中，大白菜的含量为20~47mg/100g、红

辣椒的含量可高达100mg/100g以上。水果中以带酸味的水果如柑橘、柠檬等含量较高，通常为30~50mg/100g。红果和枣的含量更高。尤其是枣，鲜枣的含量可高达240mg/100g以上。由不同果蔬所得制品如红果酱、猕猴桃汁等也可是维生素的良好来源。至于动物性食品中仅肝和肾含有少量，肉、鱼、禽、蛋则更少。

2. 硫胺素（维生素B_1）

（1）结构　硫胺素，又称抗神经炎素，即维生素B，是由被取代的嘧啶和噻唑环通过亚甲基相连组成。它广泛分布于整个动、植物界，并且可以多种形式存在于食品之中。

（2）生理作用　硫胺素在小肠吸收，浓度高时为被动扩散，浓度低时则主动吸收。肠道功能不佳者吸收受阻。此时尽管食物中硫胺素充足，但仍可出现明显的硫胺素缺乏症。健康成人体内硫胺素总量约为25mg，不能大量贮存摄食过多时由尿排出，故需每天从食物中摄取。

硫胺素于1936年合成，并且是最早将其功能与中间代谢相连的维生素。硫胺素在体内参与碳水化合物的代谢，主要以焦磷酸，硫胺素的形式即辅羧化酶参与α-酮酸的脱羧。若机体硫胺素不足，则辅羧化酶活性下降、碳水化合物代谢受障碍，并影响整个机体代谢过程。

（3）加工影响　不同食品所含硫胺素在各种食品加工中的降解情况可有不同，表2-11所示为硫胺素在不同食品加工时的损失情况。

表2-11　硫胺素在食品加工中的保存率

食品名称	加工处理	保存率/%
谷类	挤压	48~90
马铃薯	在水中浸16h后油炸	55~60
	在亚硫酸盐溶液中浸16h后油炸	19~24
大豆	在水中浸泡后水煮或在碳酸氢盐溶液中煮	23~52
马铃薯泥	各种热加工	82~97
蔬菜	各种热加工	80~95
肉类	各种热加工	83~94
冷冻煎鱼	各种热处理	77~100

硫胺素和其他水溶性维生素一样，在水果蔬菜的清洗、整理、烫漂和沥滤期间均有所损失。谷类碾磨时损失更大。关于小麦和大米在不同出粉率和出米率时硫胺素的保存率如表2-12所示。

表2-12 硫胺素在谷类碾压时的损失

名称	保存率/%	名称	保存率/%
小麦（出粉率）		大米	
85%	89	标准米	59
80%	63	九二米	52
70%	20	中白米	42
		上白米	37

鲜鱼和甲壳类体内有一种能破坏硫胺素的酶——硫胺素酶，此酶可被热钝化。最近有报告称，由鲤鱼内脏得到一种抗硫胺素物质，它也是热敏性的，但可能不是酶，而是氯高铁血红素（hemin）或与其有关的化合物。同样，盒枪鱼（tuna）、猪肉、牛肉的血红素蛋白（ heme protein）也有抗硫胺素活性，食前应加热处理。

（4）摄入量和食物来源　WHO的资料表明，膳食中硫胺素低于72μg/MJ（0.3mg/1000kcal），可引起脚气病。大多数脚气病患者膳食中硫胺素的含量都低于60μg/ MJ（0.25mg/1000kcal）。而多数人在摄食79μg / MJ（0.33mg/1000kcal）后都将多余的硫胺素排入尿中。这表明人体贮存硫胺素的能力很小。即使过去膳食中硫胺素非常丰富，一旦缺乏，数周后即可发生脚气病。联合国FAO/WHO专家委员会于1967年综合过去的研究提出每日的供给量标准为96μg/ MJ（0.4mg/1000kcal）。在如何表述硫胺素的需要量时，目前认为用每天所需摄入量（mg）表示比用每1000kcal所需量（mg）更好，原因是尽管硫胺素为碳水化合物和某些氨基酸代谢所必需，对脂肪和其余蛋白质组分的代谢则不需参与。但实际上要把能量摄入分成这几部分是很困难的。中国营养学会2000年对我国居民膳食中硫胺素的推荐摄入量（DRI），对成年男性为1.4mg/d，成年女性1.3mg/d，孕妇1.5mg/d，乳母1.8mg/d，儿童依年龄而异。其可耐受最高摄入量（UL）为50mg。

硫胺素普遍存在于各类食品中，谷类、豆类及肉类含量较多。籽粒的胚和酵母是硫胺素最好的来源。通常谷类含硫胺素约0.3mg/100g，豆类含约0.4mg/100g不等。动物性食品中以肝、肾、脑含量较多，奶、蛋、禽、鱼等含量较少，但高于蔬菜。至于小麦胚粉可含硫胺素3.5mg/100g，而干酵母的含量可高达6~7mg/100g。

（三）核黄素（维生素B_2）

1. 结构

核黄素即维生素B_2是带有核醇侧链的异咯嗪（isoalloxazine）衍生物。也可认为是核醇与6，7-二甲基异咯嗪二者缩合而成。它在自然界中主要以磷酸酯的形式存在于两种辅酶中，即黄素单核苷酸（FMN）和黄素腺嘌呤二核苷酸（FAD）。

2. 生理作用

核黄素在氨基酸、脂肪酸和碳水化合物的代谢中均起重要作用，可归纳如下几方面：

（1）参与体内生物氧化与能量生成。核黄素在体内FAD、FMN与特定蛋白质结合，形成黄素蛋白，通过三羧酸循环中的一些酶及呼吸链等参与体内氧化还原反应与能量生成。

（2）FAD和FMN分别作为辅酶参与色氨酸转变为烟酸和维生素B_6，转变为磷酸吡哆醛的过程。

（3）FAD作为谷胱甘肽还原酶的辅酶，参与体内抗氧化防御系统，维持还原性谷胱甘肽的浓度。

（4）与细胞色素结合，参与药物代谢，提高抗体对环境应激适应能力。

3. 摄入量及食物来源（表2-13）

表2-13 蔬菜罐头中某些维生素的保存率

名称	烫漂后				加工后			
	检测数	最大/%	最小/%	平均/%	检测数	最大/%	最小/%	平均/%
青豆								
抗坏血酸	38	90	50	74	41	75	40	55
硫胺素	24	100	82	91	41	90	55	71
核黄素	29	100	70	95	30	100	85	96
烟酸	29	100	60	93	30	100	80	92
胡萝卜素	—	—	—	—	9	96	81	87
豌豆								
抗坏血酸	60	90	60	76	43	90	45	72
硫胺素	60	100	73	88	54	70	40	64
核黄素	37	87	67	75	43	100	70	82
烟酸	39	96	59	73	32	80	50	65
胡萝卜素	—	—	—	—	12	100	88	97
菠菜								
抗坏血酸	21	78	39	61	21	62	34	52
硫胺素	4	—	—	77	5	—	—	24
核黄素	4	—	—	81	5	—	—	76
烟酸	4	—	—	89	4	—	—	78
胡萝卜素	—	—	—	—	5	—	—	100
番茄								
抗坏血酸	—	—	—	—	9	100	87	93
硫胺素	—	—	—	—	6	97	92	96
核黄素	—	—	—	—	6	100	91	100
烟酸	—	—	—	—	6	100	92	98
胡萝卜素	—	—	—	—	6	89	45	80

核黄素广泛存在于各类食品中，动物性食品比植物性食品含量高。其中又以内脏含量最为丰富，如肝脏的含量可高达2mg/100g，肾脏约含1mg/100g。此外，禽蛋类含量也颇多，为0.3mg/100g左右。植物性食品中豆类含量较高（0.1~0.3mg/100g），绿叶蔬菜含约0.1mg/100g，一般蔬菜和谷类含量较少，多在0.1mg/100g以下。故核黄素的来源最好是动物性食品，其次为豆类，至于绿叶蔬菜在膳食中的含量多，故也是核黄素的重要来源。

4. 核黄素与人体健康的关系

核黄素与体内能量代谢密切相关，膳食模式对核黄素的需要量有一定影响，低脂肪、高碳水化合物膳食使机体对核黄素的需要量减少，高蛋白、低碳水化合物膳食或高蛋白、高脂肪、低碳水化合物膳食可使机体对核黄素需要增加。

目前对所有年龄段的人核黄素的推荐量为0.6mg/4184kJ。中国营养学会（2000年）制定的居民膳食核黄素推荐摄入量（RNI），成人（18岁~）男性为1.4mg/d，女性为1.2mg/d。

（四）烟酸

1. 结构

烟酸即维生素pp，又称尼克酸，是吡啶衍生物。烟酰胺或尼克酰胺则是其相应的酰胺。

2. 生理作用

烟酸由小肠吸收并在体内转变成辅酶，广泛分布于全身，但不能贮存。过量的烟酸绝大部分代谢后随尿排出，尿中仅含少量烟酸或烟酰胺。

其生理功能主要包括：（1）烟酸在体内是一系列以辅酶Ⅰ和辅酶Ⅱ为辅基的脱氢酶类的成分，几乎参与细胞内生物氧化还原的全过程。

（2）对DNA的复制、修复和细胞分化起重要作用。

（3）在维生素B_6，泛酸和生物素存在下参与脂肪、类固醇的生物合成。

（4）烟酸还是葡萄糖耐量因子的重要成分，具有增强胰岛素效能的作用。

（5）大量服用尼古酸有降低血胆固醇、甘油三酯和扩张血管的作用。

3. 摄入量及食物来源

烟酸与硫胺素、核黄素一样，其需要量曾报道随热能的摄入而改变。1967年FAO/WHO专家委员会建议人体每日供给量按每4.18kJ（1000kcal）供给6.6mg。此标准是根据志愿受试者在摄取低烟酸膳食后逐渐增加烟酸的量来确定的。当膳食中烟酸的含量逐渐增高到1.316mg/kJ（5.5mg/1000kcal）时，受试者将从尿中排出大量*N*-甲基烟酰胺。这表明每4.184kJ（ 1000kcal）供给5.5mg烟酸即可使体内烟酸达到饱和。此外，考虑到个体差异和安全系数，最后建议供给量为1.579mg/kJ（6.6mg/1000kcal）。此量约为硫胺素供给量的10倍，并略高。中国营养学会推荐的每日膳食中烟酸推荐摄入量（DRI）也为硫胺素的10倍。

在考虑烟酸的摄入量时还有一种烟酸当量表示法。这是因为机体能将部分色氨酸转变成烟酸。这样，烟酸的总摄入量就由外源性部分（食物）及内源性部分（色氨酸代谢）所组成，习惯上以“烟酸当量”来表示其需要量与摄入量。

$$\text{烟酸当量}=\text{烟酸（mg）}+\frac{\text{色氨酸（mg）}}{60}$$

由于在代谢过程中平均60mg色氨酸产生1mg烟酸，故以色氨酸为前体来取得烟酸很不经济。而且这种转变也是有限的。有人建议，人体最低需要量为4.4/1000kcal烟酸当量。而当烟酸当量达到5.5/1000kcal时，体内烟酸即达饱和。

烟酸及其酰胺广泛存在于动、植物体内，但一般含量较少。含量最多的是蘑菇、酵母等。每100g的含量可高达数十毫克，花生含量在10mg/100g左右，豆类和全谷每100g约含几毫克，但谷类可因加工精度的影响有所减少，而谷类中的结合型烟酸尚可使其营养价值受到限制。动物性食品中以肝脏含量最高，为15mg/100g左右。

4. 烟酸与人体健康的关系

长期以玉米、高粱为主食的人群，容易出现癞皮病，可导致皮肤、口、舌、胃肠道黏膜以及神经系统，其典型病例大多为皮炎、腹泻和痴呆等。早期症状有体重减轻、食欲不振、失眠、头痛、记忆力减退等，烟酸缺乏常与硫胺素、核黄素缺乏同时存在。

（五）维生素B_6

1. 结构

维生素B_6是吡啶的衍生物：有三种形式，即吡哆醛、吡哆醇和吡哆胺。

2. 生理功能

维生素B_6在小肠内易被吸收，经磷酸化后主要以5-磷酸吡哆组成辅酶的形式分布于组织中。通常人体内含40~150mg，每日从食物中的摄取量为2~3mg。正常排出量为1.5~4.0mg。其中20%~50%为无活性的代谢产物吡哆酸，系由吡哆醛氧化产生。当给以较大剂量的吡哆醇时，几小时后多余的部分便从尿排出，不能贮存，故需每日供给。

其生理功能包括三方面：（1）免疫功能，给老人补充足够的维生素B_6有利于淋巴细胞增殖。近年来的研究显示：维生素B_6缺乏将会损害DNA的合成，这个过程对维持适宜的免疫功能也是非常重要的。

（2）维持神经系统功能，许多需要PLP参与的酶促反应均使神经递质水平提高。

（3）可降低血管疾病的发病率。

3. 加工影响

维生素B_6在不同食品中的存在形式只是近期才有所研究。尽管人们尚未系统研究它在食品加工期间的破坏，但是可以认为维生素B_6的形式和数量都会受到热加工、浓缩和脱水等的影响。

维生素B_6在新鲜和加工食品中的分布有完全不同的形式。鸡蛋脱水时吡哆醛增加，吡哆胺下降。鲜乳中维生素B_6的主要形式是吡哆醛，在乳粉中吡哆醛还是主要的，但比鲜乳有更多的吡哆胺。而在淡炼乳中则吡哆胺是主要的存在形式。在生猪大排骨（raw pork loin）中主要的形式是吡哆醛，而在熟火腿中则是吡哆胺。

对许多加工食品所作维生素B_6损失的分析表明，采用烧、炖等方法制作菜肴时，蔬菜中维生素B_6的损失很大，范围从57%~77%；海味和肉类菜肴损失约45%；由于加工条件对维生素B_6的这些影响，人们对加工食品，特别是对婴儿食品中维生素B_6的含量十分关心。

4. 摄入量及食物来源

维生素B_6需要量的研究多数是根据色氨酸负荷试验，即按每千克体重口服色氨酸100mg后测定尿中黄尿酸（4，8-二羟基喹啉尿酸）的排出量而定：这是因为色氨酸在体内转变成烟酸时需要有磷酸吡哆醛参与。当维生素B_6不足或缺乏时，色氨酸的代谢产物黄尿酸在尿排出增加。通常在6h内排出量低于25mg，24h内排出量低于75mg者可认为正常，否则认为缺乏或不足。通常认为成人每日最低需要量为1.25mg。低于此量可能产生缺乏症。FAO/WHO及我国尚未制订维生素B_6的供给量标准。中国营养学会参照国外研究资料并考虑到我国居民膳食模式与欧美的差异。最近提出我国居民膳食维生素B_6的适宜摄入量为成人1.2~1.5mg/d。

维生素B_6广泛存在于各类食品中。蛋黄、肉、鱼、乳以及谷类、种子外皮、蔬菜等均有分布，但含量不高。通常全麦粉含量为0.4~0.7mg/100g，精白粉为0.08~0.16mg/100g：蔬菜中如菠菜含0.22mg/100g，胡萝卜含0.7mg/100g。酵母的含量较高为2~3mg/100g。

5. 维生素B_6与健康的关系

维生素B_6的毒性比较低，经食物来源摄入大量维生素B_6没有不良反应。补充剂中的高剂量维生素B_6可引起严重不良反应，主要表现为感觉和神经异常。

（六）维生素B_{12}

1. 结构

维生素B_{12}分子中含钴呈红色。它是在化学上最复杂的一种维生素。维生素B_{12}有两个特性成分。一个是在核苷酸样的结构中，5，6-二甲基苯并咪唑（5，6 -dimethylbanzimidazole）经α-糖苷键与D-核糖结合，此核糖在3-位上有一个磷酸基。另一个是中间的环状结构为类似卟啉（porphyrins）的“咕啉”（corrin）环状系统。此咕啉环与四个氮原子配位的是一个钴原子（因此，维生素B_{12}也称钴胺素；cobalamin）。

2. 生理作用

维生素B_{12}的吸收需要有正常的胃液分泌。这一方面是胃酸可帮助把与蛋白质结合的维生素B_{12}分解游离出来，另一方面更重要的是胃贲门和胃底的黏膜还分泌一种称之为“内因子”（intrinsic factor）的糖蛋白，只有维生素B_{12}与这种糖蛋白结合后才能不受肠道细菌破坏，在转到回肠时透过肠壁吸收。常见的维生素B_{12}障碍性恶性贫血就是由于胃黏膜变化引起内因子不足所造成的。此时需要用维生素B_{12}治疗，必须注射，口服无效。此外，胰液和重碳酸盐可促进其吸收。

人体内维生素B_{12}的总量为2~10mg，肝中约有1.7mg，50%以上存在干线粒体中，生成足够量红血球所必需的维生素B_{12}每天的最低量为1~2μg。由于维生素B_{12}的半衰期长，为1360d，即使供给量太小也要很久以后才会发生贫血。机体的维生素B_{12}含量降至0.5mg左右便会出现贫血，即含维生素B_{12}的酶缺乏致使红细胞中DNA合成障碍诱发巨幼红细胞贫血。此外尚可因维生素B_{12}缺乏而引起神经系统损害。

3. 加工影响

食品一般多在中性或偏酸性范围，故维生素B_{12}在烹调加工时破坏不多。添加于早餐谷物中的维生素B_{12}在加工中约损失17%，常温贮存一年可再损失17%。肝在100℃煮5min后维生素B_{12}仅损失约8%；肉在170℃烧45min损失约30%；鱼、炸鸡、火鸡和牛肉等食品在普通炉灶上加热时，维生素B_{12}的保存范围是79%~100%。若在中性pH长时间加热，食品中维生素B_{12}的损失较为严重。

关于牛乳在不同热加工时维生素B_{12}的损失如表2-14所示。

表2-14　牛乳熟加工时维生素B_{12}的损失

加工类别	损失率%	加工类别	损失率%
巴氏消毒（2~3s）	7	灭菌（143℃，3~4s通蒸汽）	10
煮沸（2~5min）	30	浓缩	70~90
灭菌（120℃，13min）	77	喷雾干燥	20~35

4. 摄入量及食物来源

人体对维生素B_{12}的需要量曾有过多方面的观察。单纯的维生素B_{12}缺乏（不合并叶酸缺乏等）可注射0.1μg维生素B_{12}而维持最低限度的血液学正常状况。注射0.5~1.0μg则有明显改善。怀孕后半期、胎儿每日从母体吸取0.2μg维生素B_{12}（乳母每日从乳汁中分泌约0.3μg维生素B_{12}），维持成人正常功能的每日可吸收维生素B_{12}的最低需要量为0.1μg。

FAO/WHO专家委员会建议的每日供给量为：婴儿0.3μg，青少年及成人2.0μg，孕妇后半期3.0μg，乳母2.5μg。美国1989年修订的每日供给量标准为：婴儿0.3μg，青少年及成人为2.0μg，孕妇2.2μg，乳母2.5μg。中国营养学会2000年参考有关资料制订中国居民膳食维生素B_{12}适宜摄入量（AI）为婴儿0.4μg，青少年及成人为2.0μg，孕妇2.6μg，乳母2.8μg。

维生素B_{12}的主要来源为肉类，尤以内脏含量最多（含量可高达20μg /100g以上），鱼、贝类、蛋类其次，乳类含量最少，植物性食品则一般不含此种维生素。但我国豆制发酵食品可含有一定数量。此外，若植物被细菌污染或与之共生也可有微量存在，如一些豆类的根瘤部分即可含有维生素B_{12}。动物性食物所含维生素B_{12}，主要由动物食入微生物合成的维生素B_{12}所致。

（七）叶酸

1. 结构

叶酸是1941年由菠菜中分离出来而命名的（最初由肝脏分离出来，随后发现绿叶中含量丰富，故命此名）。它是由蝶酸和谷氯酸结合而成，而蝶酸又是由2-氰基-4-羟基-6-甲基蝶呤啶和对一氨基苯甲酸构成，故又称蝶酰谷氨酸。

2. 生理作用

叶酸摄入后在小肠被上皮细胞分泌的γ-L-谷氨酸-羧基肽酶水解成谷氨酸和游离叶酸，并在小肠上部被主动吸收。叶酸吸收后在维生素C和还原型辅酶Ⅱ参与下可转变成具有生物活性的四氢叶酸（FH_4），并多以甲基四氢叶酸的形式贮存于肝脏。其贮存量可达5~15mg/kg，在正常情况下有极少量的叶酸从尿及粪便中排出，也有微量从各种脱落的上皮细胞中丢失。

食物中的叶酸约有80%是多谷氨酸化合物，谷氨酸分子越多则吸收率越低，但谷氨酸对叶酸的生物活性非常重要。若去掉谷氨酸则维生素作用消失。

3. 加工影响

叶酸衍生物在加工食品中的损失程度和机理尚不清楚。对乳品的加工和贮存研究表明，叶酸的钝化过程主要是氧化。叶酸的破坏与抗坏血酸的破坏相平行，而所添加的抗坏血酸可保护叶酸。此两种维生素都可被乳的去氧合作用而增加稳定性。但是二者在室温（15~19℃）下贮存14d后都有下降。

牛乳的高温短时间消毒（92℃，2~3s）使总叶酸损失约12%，预热乳通入蒸汽快速灭菌（143℃,3~4s）则仅损失总叶酸7%。关于叶酸在不同食品加工中的损失如表2-15所示。

表2-15　叶酸在不同食品加工中的损失

名称	加工方法	叶酸适应性损失/%	名称	加工方法	叶酸适应性损失/%
鸡蛋	油炸	18~24	番茄汁		
	煮		塞黑产	罐头	70
	炒		美国产	罐头	50
泡菜	发酵	—		暗处贮存一年	7
肝	蒸煮	—		亮处贮存一年	30
花椰菜	煮	69	玉米	精制	66
胡萝卜	煮	79	面粉	精制	20~80
肉	γ-辐射	—	肉/蔬菜	罐藏1.5年	—
葡萄柚汁	罐头	—		罐藏3年	—
				罐藏5年	—

此外，有报告称蔬菜中的叶酸在冷藏2周后其含量损失极少，但在室温下贮存3d后即可损失50%以上。

4. 摄入量及食物来源

由于叶酸的重要，特别是其与出生缺陷、心血管疾病等密切有关，故叶酸的摄入越来越引起人们的重视。通常，人体叶酸的营养状况一般以血清或红细胞中叶酸的含量为评价指标，成人维持DNA正常合成的最低需要量平均为60μg/d。食物中叶酸含量甚微，且其生物利用率仅约50%。若以叶酸补充剂的形式添加并与膳食混合食用，则其生物利用率为85%，是单纯来自食物中叶酸利用率的1.7倍（85/50）。此时膳食中的酸当量为：

膳食叶酸当量（DFE,μg）=[膳食叶酸（μg）+1.7×叶酸补充剂（μg）]

由此，通过计算平均需要量再进而确定叶酸的推荐摄入量。又由于大剂量服用叶酸时可产生一定的毒副作用，如影响锌的吸收、导致锌缺乏以及掩盖维生素B_{12}缺乏的早期表现而导致神经系统受损等。故叶酸的摄入应有其安全上限值。美国规定其每日摄入量的安全上限为1mg，并规定了叶酸强化主食的安全上限。

中国营养学会根据我国情况并参照国外研究资料提出中国居民膳食叶酸参考摄入量如表2-16所示。

表2-16 中国居民膳食叶酸参考摄入量

单位：μg /d

年龄（岁）	推荐摄入量①（膳食叶酸当量）	可耐受最高摄入量②	年龄（岁）	推荐摄入量①（膳食叶酸当量）	可耐受最高摄入量②
0~	65	—	11~	300	600
0.5~	80	—	14~	400	800
1~	150	300	18~	400	1000
4~	200	400	孕妇	600	1000
7~	200	400	乳母	500	1000

注：① 推荐摄入量以膳食叶酸当量表示，其中1岁以前婴儿为适宜摄入量。② 可耐受最高摄入量指合成叶酸补充剂或食品强化剂的摄入量上限，不包括食物。

叶酸广泛分布于动、植物食品中，动物肝脏、豆类、各种绿叶蔬菜含量较多，例如猪肝含236μg/100g，黄豆含381μg/100g，菠菜含347μg/100g。谷类和其他蔬菜，水果含量较少，而肉、鱼、乳等含量很少。

（八）泛酸

1. 结构及生理功能

泛酸广泛分布于自然界，又名遍多酸。它是由β-丙氨酸借肽键与α、γ-二羟-β-β-二甲基丁酸缩合而成。在动、植物组织中全部用来构成辅酶A和酰基载体蛋白。泛酸可有两种异构体，但天然存在并具有生物活性的仅为R-对映体，通常称为“D（+）-泛酸”。

由于泛酸的生理活性形式是辅酶A和酰基载体蛋白，其作为乙酰基或脂酰基的载体与碳水化合物。脂类和蛋白质代谢都有密切关系。人类在营养上需要泛酸，但因其广泛存在于动、植物食品中，并且肠内细菌也能合成供人利用，故很少见有缺乏症。

（1）制造及更新身体组织；

（2）帮助伤口愈合；

（3）制造抗体抵抗传染病；

（4）防止疲劳，帮助抗压；

（5）缓解多种抗生素的副作用及毒素产生；

（6）舒缓恶心症状。

2. 稳定性及加工影响

泛酸在中性溶液中耐热，pH 5~7时最稳定。它对酸和碱都很敏感，其酸性或碱性水溶液对热不稳定，碱水解产生β-丙氨酸和泛解酸（2，4-二羟基-3，3-二甲基丁酸），而酸水解可产生泛解酸的γ-内酯。但是，泛酸对氧化剂和还原剂极为稳定。

关于食品加工对泛酸的影响，据报告，从对507种加工食品的泛酸含量分析中得知：动物性的罐头食品损失20%~35%，植物性食品损失46%~78%。冷冻食品中泛酸的损失也很大，其中动物性食品为21%~70%，植物性食品为37%~57%。水果和果汁经冷冻和制罐头后的泛酸损失分别为7%和50%，加工和精制的谷类损失37%~74%，加工肉损失50%~75%。

牛乳加工期间泛酸的损失通常小于10%。干酪的损失一般比鲜乳小。

3. 摄入量及食物来源

由于缺乏足够和必要的资料，各国均未提出过泛酸的供给量标准。中国营养学会参考有关资料提出中国居民膳食泛酸的适宜摄入量（AI）为青少年及成人5.0mg/d，孕妇6.0mg/d，乳母7.0mg/d。

泛酸广泛存在于各种动、植物食品中，其最主要的来源是肉类（心、肝、肾特别丰富），蘑菇、鸡蛋、花茎甘蓝和某些酵母。其中肝、肾、酵母、鸡蛋黄和花茎甘蓝的泛酸含量，至少可达每克干重50μg以上。全谷也是泛酸的良好来源，但大部分可在加工过程中丢失。牛奶也含有丰富的泛酸，其含量类似人奶，为48~245μg/100mL。泛酸最丰富的天然来源是蜂王浆和金枪鱼、鳕鱼的鱼子酱。其中蜂王浆的含量可高达511μg/g，而两种鱼的鱼子酱为2.32mg/g。

4. 泛酸与人体健康的关系

泛酸具有制造抗体的功能，在维护头发、皮肤及血液健康方面起着重要的作用，几乎所有食品都含有泛酸，一般不会出现缺乏症。

(九)生物素

1. 结构及生理作用

生物素又称为维生素B_7、维生素H或辅酶R。其化学结构中具有双环和3个手性中心，因而有8种可能的立体异构体。但是，只有D-生物素是天然存在并具有生物活性的形式。通常，人们所说的生物素即D-生物素。

生物素是机体羧化酶和脱羧酶的辅酶，参与氨基酸、碳水化合物和脂类的代谢，并在上述物质代谢和能量代谢中有很重要的作用。人和动物罕见有生物素缺乏，这是因为肠道细菌可以合成生物素，并提供相当可观的数量。不过，长期摄食生鸡蛋的人可能缺乏。这主要是生鸡蛋中的抗生物素蛋白与生物素高度特异结合，进而阻止食物中生物素和体内肠道细菌合成生物素的吸收所致。然而，该抗生物素是一种糖蛋白，一经加热变性即可失去作用。

(1)帮助脂肪、肝糖原和氨基酸在人体内进行正常的合成与代谢；

(2)预防白发及脱发，有助于治疗秃顶；

(3)缓和肌肉疼痛；

(4)可用于治疗动脉硬化、中风、脂类代谢失常、高血压、冠心病和血循环障碍性疾病。

2. 稳定性及加工影响

生物素对热、光、空气以及中等程度的酸液都很稳定，对碱性溶液直到pH9都还稳定(最适宜pH 5~8)，过高或过低的pH可导致生物素失活。这可能是其酰胺键水解的结果。据报告，人乳中的生物素可在室温下一周，5℃一个月或-20℃一年半保持其浓度不变。从现有的资料看，生物素在食品加工和烹调期间非常稳定。

3. 摄入量及食物来源

中国营养学会新近制订的中国居民膳食生物素适宜摄入量(AI)依不同年龄而异，成人为30μg/d。

生物素广泛存在于天然动、植物食品中。其含量相对丰富的有乳类、鸡蛋(蛋黄)、酵母、肝脏和绿叶蔬菜。其中鸡蛋的含量为20μg/100g，酿酒酵母可高达80μg/100g。谷物中的生物素含量少且生物利用率低，如小麦含生物素为10.1μg /100g，几乎完全不能利用。

4. 生物素与人体健康的关系

生物素能促进脂肪及碳水化合物的分解，使它们加快转化成人体活动所需要的能量；如体内生物素数量不足，脂肪就会在人体内蓄积并引起肥胖症。人体一旦缺乏生物素，就会影响到皮肤健康，同时伴随恶心、呕吐、舌萎缩等症状。在6个月以下的婴儿，可出现脂溢性皮炎。

(十)胆碱

1. 结构及生理作用

胆碱是卵磷脂和鞘磷脂的组成成分。卵磷脂是磷脂酰胆碱(胆碱磷脂)，广泛存在于动、植物食品之中。其组成成分胆碱为（β-羟乙基）三甲基氨的氢氧化物，为离子化合物。

胆碱的生理作用和磷脂的作用密切相关，并通过磷脂的形式来实现，例如作为生物膜的重要成分。它是机体甲基的来源和乙酰胆碱的前体，用以促进脂肪代谢和转甲基作用以及促进大脑发育、提高记忆能力和保证讯息传递等。人类自身可以合成胆碱，故未在人体见有胆碱缺乏症状。但婴幼儿合成能力低，常有进行营养强化的必要。

2. 稳定性及加工影响

胆碱是一种强有机碱，易与酸反应生成稳定的盐，如氯化胆碱和酒石酸胆碱。它们常被用于婴幼儿食品的营养强化。胆碱在强碱条件下不稳定，但它对热相当稳定，因而在食品加工和烹调过程中很少损失。它也耐贮存，在干燥环境条件下即使是长期贮存，其在食品中的含量几乎没有变化。

3. 摄入量及食物来源

中国营养学会新近制订的成人膳食胆碱适宜摄入量（AI）和可耐受最高摄入量（UL）分别为500mg/d和3.0g/d。

胆碱广泛存在于各种动、植物食品中、肝脏、花生、麦胚、大豆中含量丰富，蔬菜中莴苣、花菜中含量也不少。其中莴苣的含量每100g可达586mg，花生为992mg，而牛肝的含量则更高，为1166mg。一般的蔬菜、水果则较低，如黄瓜每100g含量为44mg，橘子为40mg。

（十一）维生素A

1. 结构

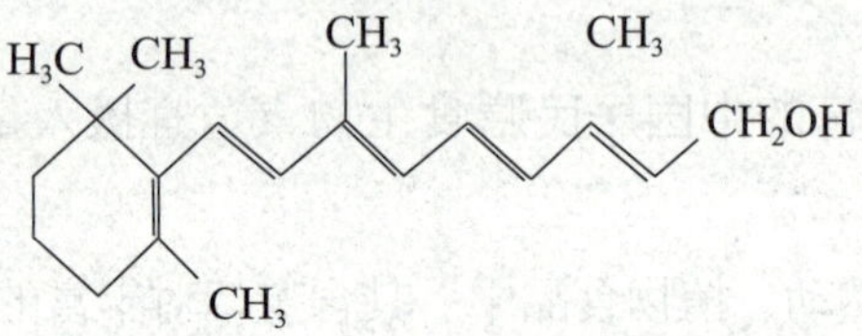

维生素A（视黄醇）

图2-10

维生素A（图2-10）又称为视黄醇，实际包括所有具有视黄醇生物活性的化合物。视黄醇是由β-紫罗酮环与不饱和一元醇所组成。它既可以游离醇存在，也可与脂肪酸酯化，或者以醛或酸的形式出现。此外，在3-位上脱氢的视黄醇也有维生素活性，视黄醇为维生素A_1，3-脱氧视黄醇是维生素A_2。前者存在于哺乳动物及咸水鱼的肝脏中，后者存在于淡水鱼的肝脏内。

植物和真菌中有许多类胡萝卜素被动物摄食后可转变成维生素A，并具有维生素A活性。它们被称为维生素A原。其中β-胡萝卜素最有效，它可产生2个等效的维生素A。

2. 生理作用

食物中的维生素A由小肠吸收，在黏膜细胞内与脂肪酸结合成酯后掺入乳糜微粒，由淋巴运走，被肝脏摄取并贮存。当机体需要时向血中释放。

人体摄食β-胡萝卜素转变为维生素A，主要在小肠黏膜进行，但肝和其他组织也可以进行这种转变。尽管理论上1分子β-胡萝卜素可以生成2分子维生素A，但是实验证明β-胡萝卜素在人体内的吸收率平均为摄入量的1/3，在体内转变为维生素A的转换率约为吸收量的1/2。因此β-胡萝卜素的利用率平均为摄入量的1/6，即6μgβ-胡萝卜素才具有1μg维生素A的生物活性，或1μgβ-胡萝卜素的生物价相当于0.167μg的视黄醇。

维生素A具有促进正常生长与繁殖、维持上皮组织与视力正常的生理功能。维生素A醇与维生素A醛在体内可相互转化，并具有上述全部作用。维生素A醛可进一步氧化形成维生素A酸。这是一个不可逆的反应。维生素A酸能促进动物生长，但在视觉过程中无活性，也不支持动物正常繁殖。近年来的研究表明维生素A尚可有增强机体免疫功能和防癌、抗癌作用。

3. 摄入量及食物来源

血中维生素A的含量可评定人体维生素A营养状况，成人血清维生素A的正常含量范围为20~50μg/100mL。一般认为若低于10μg/100mL，即可出现维生素A缺乏症。我国成人维生素A的最低生理需要量不应低于300μg/d，适宜的供给量应在600~1000μg/d。2000年10月我国修订的成人每日供给量标准为800μg，比前略有减少，但此量与国际上的规定一致。

我国人民膳食中维生素A的主要来源为胡萝卜素。考虑到胡萝卜素的利用率很不稳定，因此，曾建议供给量中至少应有1/3来自视黄醇。即来自动物性食品的维生素A应有266μg，而其余的2/3可为β-胡萝卜素。由于胡萝卜素的吸收和在体内的转换关系，来自植物性食品的β-胡萝卜素应为534×6= 3204μg，即3.2mg。

中国营养学会根据我国调查研究情况并参考国外有关资料，新近制订中国居民膳食维生素A推荐摄入量（RNI）如表2-17所示。

表2-17 中国居民膳食维生素A推荐摄入量（RNI）

年龄/岁	推荐摄入量①/μgRE	年龄/岁	推荐摄入量①/μgRE
0~	400	14~	男800 女700
0.5~	400	18~	男800 女700
1~	500	孕妇（早期）	800
4~	600	（中期）	900
7~	700	（晚期）	900
11~	700	乳母	1200

注：① 建议儿童及成人膳食维生素A有1/3~1/2以上来自动物性食物；但孕妇膳食维生素A来源应以植物食物为主。RE为视黄醇。

此外，为了确保绝大多数人维生素A的摄入量不会产生毒副作用，中国营养学会还初步推荐维生素A（不包括胡萝卜素）的可耐受最高摄入量（UL）为：成人3000μg，孕妇2400μg，儿童2000μg。

维生素A只存在于动物性食品中，最好的来源是各种动物的肝脏以及鸡蛋、鱼卵和全奶等，肝脏的含量最高如100g猪肝含4972μgRE，鸡肝含10414μgRE，而羊肝则更高，为20922μgRE。奶油含量亦较高，含1042μgRE/100g，蛋黄粉含776μgRE/100g。植物则可提供作为维生素A原的类胡萝卜素或胡萝卜素。最好的来源是有色蔬菜，如菠菜、胡萝卜、红心甘薯、辣椒以及水果如杏、柿子等，其中胡萝卜中胡萝卜素含量为4010μg/100g，相当于每百克668视黄醇当量。菠菜的含量为2920μg/100g，相当于487视黄醇当量。

（十二）维生素D

1. 结构

维生素D是类固醇的衍生物。具有维生素D活性的化合物约十种，主要的是维生素D_2（麦角钙化醇）和维生素D_3（胆钙化醇）。二者的结构十分相似，维生素D_2比维生素D_3在侧链上多一个双键和甲基。

维生素D也存在维生素D原，或称前体（precursor），可由光转变成维生素D。植物中的麦角固醇（ crosterol）在日光或紫外线照射后可以转变成维生素D_2，故麦角固醇可称为维生素D_2原；人体皮下存在有7-脱氢胆固醇（7-dchydrocholesterol），在日光或紫外线照射下可以转变为维生素D，故7-脱氢胆固醇可称为维生素D原。由此可见多晒太阳是防止维生素D缺乏的方法之一。

2. 生理作用

维生素D在小肠吸收、但需要胆汁，吸收后由淋巴乳糜微粒运进血液。它首先在肝脏经25-羟化酶作用进行第一次羟化，转变为25 -羟基胆钙化醇（25-OH-D_3），随后进入肾脏继续在1-羟化酶的作用下转变为1，25-二羟基胆钙化醇[1，25-（OH）$_2$-D_3]。经血液循环转运至有关器官、组织中呈现生理作用。维生素D可促进钙、磷的吸收，并维持血清钙、磷浓度的稳定。此外，维生素D还可有免疫调节功能，以改变机体对感染的反应。血中维生素D_3的半衰期为20~30h，少量（1.7%~3.6%）代谢物从尿排出，其他则从肠道排出。

3. 摄入量及食物来源

人体维生素D的确切需要量尚未确定。由于人类维生素D的主要来源并非食物，而是皮下7-脱氢胆固醇经紫外线照射转变而来。故一般成人若不是生活或工作在长期不能接触直射日光的环境中，则无需另外补充。据报告，在南北45°纬度之间的多数地区，手臂和面部暴露于阳光约30min便可获得人体全天所需的维生素D。但是婴幼儿因户外活动少，特别是冬天日照短，不能获得充分的日照时，易患维生素D缺乏症（佝偻病），故应有所摄入。FAO/WHO专家委员会建议的每日供给量标准为：6岁以内儿童和孕妇、乳母10μg维生素D_3，其他人均为2.5μg维生素D，我国2000年10月修订的维生素D的每日供给量标准：儿童、孕妇、乳母和老人为10μg/d，其他人为5μg/d。中国营养学会新近制订的中国居民膳食维生素D的推荐摄入量（RNI）对10岁以内，50岁以上的人群和孕妇、乳母为10μg/d，其他人为5μg/d。

此外，尽管通常食物来源的维生素D不致过量中毒，但是，过量摄入人工强化的维生素D可产生一定的毒副作用（尤其是对婴幼儿）。为了避免此等现象发生，中国营养学会建议我国儿童和成人的维生素D可耐受最高摄入量为20μg/d（1μg= 40IU）。

维生素D主要存在于动物性食品中，其中以海水鱼的肝脏含量最为丰富。比目鱼肝脏每100g的含量可高达500~1000μg。通常的鱼肝油含约210μg，禽畜肝脏及蛋、奶也含少量维生素D，每100g的含量在1μg以下，谷物、蔬菜、水果则几乎不含维生素D。一般情况下要单从天然食物中取得足够的维生素D很不容易、尤其是婴幼儿，故应注意进行日光浴、使机体尽量多合成维生素D。

（十三）维生素E

1. 结构

维生素E是具有α-生育酚生物活性的生育酚和二烯生育酚及其衍生物的总称。它们都是苯并二氢吡喃（ chroman）的衍生物。生育酚有一个饱和的16碳侧链，并在2、4’和8’位有三个不对称中心，在R_1，R_2和R_3处以甲基作不同取代，故可有α-，β-，γ-生育酚的不同。三烯生育酚与生育酚不同之处，在于其16碳侧链上的3’、7’和11’位有三个不饱和双键。它们的化学结构不同，其维生素E的生物活性可不相同。

维生素E的活性除可以*RRR*-α-生育酚当量（α-TEs）表示外，还可以国际单位（IU）表示，上述不同形式生育酚活性单位的换算如表2-18所示。

表2-18　各种形式生育酚的单位换算

名称	*RRR*-α-生育酚当量	国际单位（IU）
α-生育酚	1	1.49
α-生育酚乙酸酯	0.91	1.36
α-生育酚琥珀酸酯	0.81	1.21
di-α-生育酚	0.74	1.1
di-α-生育酚乙酸酯	0.67	1
di-α-生育酚琥珀酸酯	0.6	0.89
β-生育酚	0.5	0.75
γ-生育酚	0.1	0.15
α-三烯生育酚	0.3	0.45

2. 生理作用

维生素E和其他脂溶性维生素一样，随脂肪一道由肠吸收，经淋巴进入血液。吸收时也需胆汁存在，吸收后可贮存于肝脏，也可存留于脂肪、肌肉组织，当膳食中缺少时可供使用。

维生素E具有抗氧化作用，是机体很好的抗氧化剂。它可保护维生素A、维生素C以及不饱和脂肪酸等免受氧化破坏，也可保护细胞膜结构等的完整。至于维生素E在人体内的确切功能作用尽管尚需进一步研究，但近年来不少人认为由于其抗氧化作用可以减少氧化型低密度脂蛋白的形成、稳定细胞膜结构，抑制血小板在血管壁表面的聚集等，进而具有抗动脉粥样硬化的作用。此外，由于其可以阻断致癌的自由基反应，抵御过氧化物对细胞膜的攻击等，因而具有一定的抗癌作用。也还有人认为它与机体的抗衰老作用有关。

3. 稳定性

维生素E在无氧条件下对热稳定，即使加热至200℃也不破坏。但它对氧十分敏感，易氧化破坏。金属离子如Fe^{2+}等可促其氧化。此外，它对碱和紫外线也较敏感。

4. 摄入量及食物来源

维生素E的需要量问题尚未肯定。FAO/WHO专家委员会未订出维生素E的每日供给量标准。中国营养学会2000年修订的维生素E供给量标准为，成年人每日14mg，儿童依年龄有所不同。

维生素E与其他脂溶性维生素相比，相对无毒。大多数成人都可以耐受每日口服100~800mga-TE，而无明显的毒性症状和生化指标改变。中国营养学会建议成人以800mga-TE作为可耐受最高摄入量（UL），儿童可能对各种副作用更为敏感，其UL定为10mga-TE/kg。

维生素E广泛分布于动、植物性食物之中。它不集中于肝脏而与维生素A、维生素D不同。鱼肝油富含维生素A、维生素D，但不含维生素E。人体所需维生素E大多来自谷类与食用油脂。各种植物油脂是维生素E的良好来源。肉类、水产、禽、蛋、乳、豆、水果以及几乎所有的绿叶蔬菜等都含有一定量的维生素E（表2-19）。

表2-19 各类食物维生素E含量代表值

食物组	总生育酚	α-生育酚	$\beta+\gamma$生育酚	β-生育酚
谷类	0.96	0.495	0.18	0.154
豆类	4.92	0.717	2.631	1.303
菠菜	0.75	0.466	0.102	0.156
水果	0.56	0.381	0.13	0.03
肉类	0.42	0.308	0.097	0.01
乳类	0.26	0.087	0.112	0.021
蛋类	2.05	1.637	0.409	0
水产类	1.25	0.817	0.19	0.248
食用油脂	72.37	8.17	28.33	9.739

（十四）维生素K

1. 结构

维生素K是所有具有叶绿醌（ phylloquinone）生物活性的α-甲基-1，4-萘醌衍生物的统称。天然维生素K有两种：维生素K_1存在于绿叶植物中称为叶绿醌；维生素K_2存在于发酵食品中是由细菌所合成，同时也可由包括人类肠道细菌在内的许多微生物合成。

2. 生理作用

维生素K的吸收需要胆汁和胰液。用标记的叶绿醌实验证明，正常人维生素K的吸收率约为80%。脂肪吸收不良的患者，其吸收率为20%~30%，被吸收的维生素K经淋巴进入血液，摄入后1~2h在肝内大量出现，其他组织如肾、心、皮肤及肌肉内也有增加。24h后下降。人体肠道细菌可合成维生素K，并部分被人体利用。

维生素K的作用主要是促进肝脏生成凝血酶原（prothrombin），从而具有促进凝血的作用。现已查明肝脏中存在凝血酶原前体（prothrombin precursor），它并无凝血作用，维生素K的作用在于将此凝血酶原前体转变成凝血酶原，此即凝血酶原前体在维生素K的影响下将末端氨基酸残基中的谷氨酸全部羧化为γ-羧基谷氨酸残基并最终进行凝血作用。

3. 摄入量及食物来源

人体对维生素K的需要量约为1μg/（kg·d）。FAO/WHO专家委员会未提出维生素K的供给量标准。中国营养学会2000年提出的标准为成年人120μg/d。

维生素K在食物中分布很广，以绿叶蔬菜的含量最为丰富，每100g可提供50~800μg的维生素K，是最好的食物来源。一些植物油和蛋黄等也是维生素K的良好来源，而肉、鱼、乳等含量较少。至于人体肠道细菌合成的维生素K，目前认为并非人体需要的主要来源。

五、矿物质

（一）矿物质概述

矿物质又称无机盐，它们来自土壤。植物从土壤中获得矿物质并贮存于根、茎、叶中，动物可由吃食植物等得到矿物质，人体内的矿物质则一部分来自作为食物的动、植物组织，一部分来自饮水、食盐和食品添加剂。

矿物质与有机营养素不同，它们既不能在人体内合成，除排泄外也不能在体内代谢过程中消失。基于在体内的含量和膳食中的需要量不同，它可分成三类。钙、磷、钾、钠、镁、氯与硫七种元素，含量在体重的0.01%以上，人体需要量在100mg/d以上。

微量元素即使存在数量很少，但却很重要。1995年FAO/WHO等国际组织的专家委员会再次界定必需微量元素的定义，并按其生物学作用分为三类：

（1）人体必需的微量元素共10种，包括铜、钴、铬、铁、氟、碘、锰、钼、硒和锌；

（2）人体可能的必需微量元素共4种，即硅、镍、硼、矾；

（3）具有潜在毒性，但在低剂量时可能具有人体必需功能的元素为铅、镉、汞、砷和锂。

关于矿物质的研究是许多营养学家和其他科学家非常感兴趣的课题，尤其是关于矿物质在体内的作用、需要量以及食品加工对它们的影响等更需要进一步深入研究。

（二）矿物质的功能

矿物质摄食后与水一道吸收，人体矿物质的总量不超过体重的4%~5%，但却是机体不可缺少的成分，其主要功能如下。

1. 机体的重要组成成分

体内矿物质主要存在于骨骼中，并起着维持骨骼刚性的作用。它集中了99%的钙与大量的磷和镁。硫和磷还是蛋白质的组成成分。细胞中普遍含有钾，体液中普遍含有钠。

2. 维持细胞的渗透压与机体的酸碱平衡

矿物质与蛋白质一起维持着细胞内外液一定的渗透压，对体液的潴留和移动起重要作用。此外，矿物质中由酸性、碱性离子的适当配合，和碳酸盐、磷酸盐以及蛋白质组成一定的缓冲体系可维持机体的酸碱平衡。

3. 保持神经、肌肉的兴奋性

组织液中的矿物质，特别是具有一定比例的K^+、Na^+、Ca^{2+}、Mg^{2+}等离子对保持神经肌肉的兴奋性、细胞膜的通透性以及所有细胞的正常功能有很重要的作用。如K^+和Na^+可提高神经肌肉的兴奋性，而Ca^{2+}和Mg^{2+}则可降低其兴奋性。

4. 具有机体的某些特殊生理功能

某些矿物质元素对机体的特殊生理功能有重要作用，如血红蛋白和细胞色素中的铁分别参与氧的运送和组织呼吸、生物氧化。甲状腺中的碘用于合成甲状腺激素促进分解代谢等具有特别重要的意义。

5. 改善食品的感官性状与营养价值

矿物质中有很多是重要的食品添加剂，它们对改善食品的感官质量和营养价值具有很重要的意义。例如，多种磷酸盐有利于增加肉制品的持水性，从而对改善其感官性状有利。氯化钙是豆腐的凝固剂，同时还可防止果蔬制品软化。此外，儿童、老人和孕妇容易缺钙，同时儿童和孕妇还普遍容易缺铁，故常将一定的钙盐和铁盐用于食品的强化，借以提高食品的营养价值。

（三）食品的成酸与成碱作用

食品的成酸、成碱作用是指摄入的食物经过机体代谢成为体液的酸性物质或碱性物质来源的过程。体内的成碱物质只能直接从食物中吸取，而成酸物质则既可以来自食物，也可以通过食物在体内代谢的中间产物和终产物的形式提供。

成酸食品通常含有丰富的蛋白质、脂肪和糖类。它们含成酸元素（Cl、S、P）较多，在体内代谢后形成酸性物质，肉类、鱼类、蛋类及其制品即为成酸性食品，可降低血液的pH。蔬菜、水果等含丰富的K、Na、Ca、Mg等元素，在体内代谢后则生成碱性物质，能阻止血液等向酸性方面变化，故蔬菜、水果称为成碱性食品。通常，人们对摄食各类食品之间的比例应适当，以便有利于维持机体正常的酸碱平衡。若肉、鱼等成酸性食品摄食过多，可导致体内酸性物质过多，引起酸过剩，并大量消耗体内的固定碱。但食用蔬菜、甘薯、马铃薯及柑橘之类的水果等，由于它们的成碱作用，可以消除机体中过剩的酸，降低尿的酸度，增加尿酸的溶解度，因而减少尿酸在膀胱中形成结石的可能。

应当指出，并非具有酸味的食品是成酸性食品。食品中的酸味物质是有机酸类，如水果中的柠檬酸及其钾盐，虽离解度低，但在体内可彻底氧化，柠檬酸可最后生成CO_2和H_2O，而在体内留下碱性元素。故此类具有酸味的食品是成碱性食品。

（四）食物中的矿物质含量

不同食物中矿物质的含量变化很大。这主要取决于生产食物的原料品种的遗传特性，农业生产的土壤、水分或动物饲料等。其他因素也很重要。据报告，影响食品中铜含量的环境因素就有：土壤中的铜含量、地理位置、季节、水源、化肥、农药、杀虫剂和杀真菌剂等。经测定，我国不同食物中每100g食部的铜含量为：大米0.30mg，小米0.54mg，马铃薯0.12mg，黄豆1.35mg，油菜0.06mg，菠菜0.10mg，桃0.05mg，梨0.06mg，猪肉（肥瘦）0.06mg，鸡0.07mg，带鱼0.08mg。值得特别提出的是，不同食物受前述因素影响，其每100g食部的铜含量变化很大，如一般苹果的铜含量为0.06mg，而红香蕉苹果为0.22mg，可是安徽砀山县香玉苹果的每100g食部的铜含量仅为0.01mg，彼此相差数倍乃至数十倍。对于动物不同部位的铜含量也不相同，如前述猪肉每100g食部的铜含量为0.06mg，而猪舌为0.18mg，猪心为0.37mg，猪肝则为0.65mg，彼此差别也很大。

（五）食物加工对矿物质含量的影响

食物加工时矿物质的变化，随食品中矿物质的化学组成、分布以及食物加工的不同而异。其损失可能很大，也可能由于加工用水及所用设备不同等原因不但没有损失，反而有所增加。

1. 烫漂对食品中矿物质含量的影响

食品在烫漂或蒸煮时，若与水接触，则食品中的矿物质损失可能很大，这主要是烫漂后沥滤的结果。至于矿物质损失程度的差别则与它们的溶解度有关。菠菜在烫漂时矿物质的损失如表2-20所示。值得指出的是在此过程中钙不但没有损失，似乎还稍有增加，至于硝酸盐的损失无论从防止罐头腐蚀和对人体健康来说都是有益的。

表2-20　烫漂对菠菜矿物质的影响

名称	含量/（g/100g）		损失率/%
	未烫漂	烫漂	
钾	6.9	3	56
钠	0.5	0.3	43
钙	2.2	2.3	0
镁	0.3	0.2	36
磷	0.6	0.4	36
硝酸盐	2.5	0.8	70

2. 烹调对食品中矿物质含量的影响

烹调对不同食品的不同矿物质含量影响不同，尤其是在烹调过程中，矿物质很容易从汤汁内流失。此外，马铃薯在烹调时的铜含量随烹调类型的不同而有所差别（表2-21）。铜在马铃薯皮中的含量较高，煮熟后含量下降，而油炸后含量却明显增加。

表2-21　烹调对马铃薯铜含量的影响

烹调类型	含量/（mg/100g鲜重）	烹调类型	含量/（mg/100g鲜重）
生 鲜	0.21±0.1	马铃薯泥	0.1
煮 熟	0.1	法式油炸	0.27
烤 熟	0.18	马铃薯皮	0.34
油炸薄片	0.29		

豆子煮熟后矿物质的损失非常显著（表2-22），其钙的损失与其他常量元素相同，而与菠菜相反（表2-20），至于其他微量元素的损失也与常量元素相同。

表2-22　生熟豌豆的矿物质含量

名称	含量/（mg/100g）		损失率/%
	生	熟	
钙	135	69	49
镉	0.8	0.33	59
铁	5.3	2.6	51
镁	163	57	65
锰	1	0.4	60

3. 碾磨对食品中矿物质含量的影响

谷类中的矿物质主要分布在其糊粉层和胚组织中，所以碾磨可使其矿物质的含量减少，而且碾磨得越精，其矿物质的损失越多。矿物质不同，其损失率也可有所不同。关于小麦磨粉后某些微量元素的损失如表2-23所示。

表2-23 碾磨对小麦微量元素的影响

名称	小麦中含量/（mg/kg）	面粉中含量/（mg/kg）	损失率/%
锰	46	6.5	85.8
铁	43	10.5	75.6
钴	0.026	0.003	88.3
铜	5.3	1.7	67.9
锌	35	7.8	77.7
钼	0.48	0.25	48
铬	0.05	0.03	40
硒	0.63	0.53	15.9
镉	0.26	0.38	—

由表可见，当小麦碾磨成粉后，其锰、铁、钴、铜、锌的损失严重。钼虽然也集中在被除去的麦麸和胚芽中，但集中的程度比前述元素低，损失也较低。铬在麦麸和胚芽中的浓度与钼相近。硒的含量受碾磨的影响不大，仅损失15.9%。至于镉在碾磨时所受的影响似乎很小。

总之，食品加工对矿物质含量的影响与多种因素有关。它不但包括加工因素，而且还与食品加工前的状况有关。例如，食品中的碘含量，首先取决于其所处的地理位置。海产品和近海的蔬菜等含有较多的碘，动物食用高碘饲料可使乳制品含碘量增高，食品加工可损失一定量的碘。烫漂和沥滤也可使食品中的碘有所损失，鲜鱼中的碘在煮沸时损失可达80%，不需与水接触的加工则损失较小。至于食品中不同形式碘的损失，目前尚未深入研究。此外，在食品加工中由于加工用水、设备、包装条件以及所用食品添加剂等尚可获得一定的矿物质，对缺碘地区供给碘化盐就是一个例子。

（六）重要的矿物质元素

1. 钙

（1）存在与功能　钙是人体中含量最丰富的矿物质元素，其含量仅次于氧、碳、氢、氮，而居体内元素的第五位，但却是以元素起作用的第一位。成人体内含钙总量约为1200g，占体重的1.5%~2%。其中99%存在于骨骼和牙齿等硬组织中，主要为羟基磷灰石[$3Ca_3(PO_4)_2 \cdot Ca(OH)_2$]，其余1%常以游离或结合状态存在于软组织及体液中。这部分钙统称为混溶钙池，并与骨骼钙保持动态平衡。即骨中的钙不断从破骨细胞中释出进入混溶钙池，而混溶钙池中的钙又不断沉积于成骨细胞中。

钙除了是骨骼和牙齿的重要组成成分外，还参与凝血过程，降低毛细管及细胞膜的通透性和神经肌肉的兴奋性（血浆钙下降则神经肌肉的应激性大增，导致手足抽搐，反之则可引起心脏、呼吸衰竭）；对多种酶有激活作用，且是淀粉酶活性必不可少的部分。

（2）吸收与排泄　人体对钙的吸收，当摄入量多时大部分通过被动的离子扩散吸收。而当机体的需求量大或摄入量小时，肠道对钙的吸收是逆浓度梯度主动进行的。但钙的摄入与吸收并不成比例。通常摄入量增大时钙吸收率降低，且吸收还很不完全，有70%~80%不被吸收而由粪便排出。这主要是钙与食物中的植酸、草酸以及脂肪酸等形成不溶性的钙盐所致。植物含植酸、草酸较多，故植物性食品中钙的吸收率较低。脂肪摄入量过高，可因大量脂肪酸与钙结合成不溶性皂化物从粪便排出，此过程尚可引起脂溶性维生素（如维生素D）的丧失。此外，食物纤维也可影响钙的吸收，这可能是食物纤维中的糖醛酸残基与钙结合所致。

钙的吸收还与年龄、个体机能状态有关。年龄大，钙吸收率低；胃酸缺乏、腹泻等降低钙的吸收，但若机体缺钙，则吸收率较大。此外，尚有许多因素可促进钙的吸收。

维生素D可促进钙的吸收，从而使血钙升高并促进骨中钙的沉积。乳糖对提高钙吸收的程度与乳糖的数量成正比。这通常认为是钙和乳糖聚合，形成低分子质量可溶性络合物所致。蛋白质也促进钙的吸收，这可能是蛋白质消化后所释出的氨基酸（如赖氨酸、色氨酸、精氨酸等）与钙形成可溶性钙盐的结果。人们在进食不同食品时应尽量发挥上述有利因素的作用，而避免其不利因素，但对某一特定食品需作具体考虑。例如，巧克力牛奶中有可可粉，而可可粉含有草酸，但可可在巧克力牛乳中的数量极为有限。据称，巧克力牛奶中钙的吸收与纯净牛奶同样好。

钙的排泄大部分由粪便排出，但这并非全是来自食物未被吸收的部分，相当数量来自肠黏膜脱落的上皮细胞及所分泌的消化液，每日排入肠道的钙约400mg，其中有一部分可被重新吸收。另一部分则由尿排出，每日排泄钙100~350mg。此外，在高温环境中工作的人，每日从汗排出的钙可达100mg；乳母平均每日可在泌乳时排出钙100~300mg。

（3）摄入量与食物来源　估计人体对钙的需要量，可以通过测定各种年龄幼小动物或死亡婴儿体内的含钙总量来确定，以此方法评估人体每日体内钙的平均贮留量，同时考虑到钙的内源性损耗，就可以评估出人体钙的适宜摄入量。对于成人则常用一般的平衡法，应使其达到适当的正钙平衡，此法也可用于婴幼儿、青少年、孕妇及乳母。因机体对钙的摄入量变化有一定的适应能力，故一般平衡法对钙的需要量估计偏低。

中国营养学会新近提出的我国居民膳食钙适宜摄入量（AI）：成年男女为800~1000mg/d，老人、孕妇、乳母为1000~1200mg/d。钙的可耐受最高摄入量（UL）在参考美国资料的基础上定为2000mg/d。

食物中钙的来源“乳及乳制品为最好，它不但含量丰富，而且吸收率高，是婴幼儿最理想的钙源”。发酵酸乳则更有利于钙的吸收。小虾、小鱼、海带等含钙丰富。蔬菜、豆类和油料种子含钙也较多，至于谷类、肉类、水果等食物含钙较少，且谷类等植物性食品含植酸较多，其钙不易吸收（应注意消除其不利于吸收的因素，如进行烫漂等）。蛋类的钙主要存在于蛋黄中，因有卵黄磷蛋白之故，吸收不好。

2. 磷

（1）存在与功能　磷在成人体内的总量为600~900g，约占体重的1%。大约85%的磷与钙一起成为骨骼和牙齿的重要组成成分，其中钙与磷比值约为2∶1。此外，磷也是软组织结构的重要组成成分，很多结构蛋白质含磷，细胞膜的脂质含磷，RNA和DNA也含磷。

此外，磷在机体的能量代谢（如形成高能磷酸键等）中具有很重要的作用。磷还参与酶的组成，是很多酶系统的辅酶或辅基（如硫胺素焦磷酸酯、黄素腺嘌呤二核苷酸等）的组成成分。磷还可使物质活化，以利于体内代谢反应的进行，B族维生素只有经过磷酸化才具有活性，发挥辅酶作用以及磷作为多种磷酸盐的形式组成机体的缓冲系统，参与调节机体的酸碱平衡等。

（2）吸收与排泄　磷的吸收与排泄大致与钙相同，通常磷的吸收比钙高，学龄儿童与成人的吸收率分别为50%、70%。婴儿对牛乳中磷的吸收可高达65%~75%，母乳中磷的吸收率更高，可达85%~90%。

食物中的磷大多以有机化合物（如磷蛋白和磷脂等）的形式存在。摄入后在肠道磷酸酶的作用下游离出磷酸盐，磷以无机盐的形式吸收，但植酸形式的磷不能被机体充分吸收、利用。谷类种子中主要是植酸形式的磷，利用率很低，若经酵母发面或预先将谷粒浸泡于热水中，则可大大降低植酸盐含量，从而提高其利用率。此外，维生素D不仅可促进磷的吸收，而且还增加肾小管对磷的重吸收，减少尿磷的排泄。

（3）摄入量与食物来源　通常，磷的摄入量大于钙，如果食物中钙和蛋白质的含量充足，则磷也能满足需要。一岁以下婴儿只要喂养合理、钙就能满足需要，则磷也能满足需要。一岁以上的幼儿以至成人，由于所吃食物种类广泛，磷的来源不成问题。在考虑磷需要量时，过去常用的一个指标是钙磷比值，并认为在1∶1~1∶1.5较好。近期成人平衡研究观察结果，发现钙磷比值从0.08∶1~2.40∶1对钙平衡或钙吸收均无影响。故认为不必过分强调二者的适宜比例。但应强调，关键问题是钙要足量。

中国营养学会在参考国内外大量资料后提出我国居民膳食磷的适宜摄入量（AI），11~18岁为1000mg/d，18岁以上成人、孕妇、乳母均为700mg/d。可耐受最高摄入量（UL），11岁以上青少年、成人和乳母为3500mg/d，孕妇为3000mg/d。

磷普遍存在于各种动、植物食品中。尽管谷类种子中的磷因植酸的存在而难以利用，蔬菜和水果含磷较少。但肉、鱼、禽、蛋类及乳制品含磷丰富（磷与蛋白质并存），是磷的重要食物来源。故只要食物蛋白质和钙的含量充足，也将有足够的磷。

3. 镁

（1）存在与功能　成人体内含镁20~30g，约占人体质量的0.05%，其中60%~65%以磷酸盐和碳酸盐的形式存在于骨骼和牙齿中。27%的镁存在于软组织中。肌肉、心、肝、胰的含量相近，约为200mg/kg（湿重）。镁主要存在于细胞内，细胞外液中的镁不超过1%。

镁是骨骼的组成成分，并维持骨骼的正常生长。更重要的是，镁是体内多种酶的激活剂，可参与300多种酶促反应，对葡萄糖酵解、脂肪、蛋白质、核酸的生物合成等起重要调节作用。此外，镁还可具有其他一些生理功能，例如，镁离子是氧化磷酸化的重要辅助因子，与能量代谢关系密切，镁可维持骨细胞的结构和功能以及对神经、肌肉兴奋性有重要作用等。

（2）吸收与排泄　食物中由镁主要在空肠末端和回肠吸收，吸收率一般为30%~50%。人体对镁的吸收可受多种因素影响。例如，它受食物中镁含量的影响显著，当摄入量少时吸收率增加，而摄入量多时则吸收率下降。此外，氨基酸、乳糖等可促进镁的吸收，而磷、草酸、植酸、长链饱和脂肪酸和膳食纤维等可抑制镁的吸收。

镁被机体吸收、代谢后可有大量从胆汁、胰液、肠液分泌到肠道，其中60%从肠道排出。有些从汗液和脱落的皮肤细胞中丢失，其余从尿排出。每天排出50~120mg，占摄入量的1/3~1/2。肾脏是维持体内镁稳定的重要器官，当镁摄入过多、血镁过高时，肾滤过的镁增加，肾小管重吸收差，尿镁增加，反之则少。

（3）摄入量与食物来源　关于人体对镁的需要量，因其受多种因素影响，目前很难确定。中国营养学会根据我国实际情况，同时参照国外资料提出中国居民膳食镁适宜摄入量（AI）为：1岁以内婴儿30~70mg/d，11岁以上青少年及成人350mg/d，孕妇、乳母450mg/d。其可耐受最高摄入量（ UL），对11岁以上青少年及成人为700mg/d。

镁广泛存在于各种食物之中，通常均可满足机体对镁的需要，但食物中镁含量差异甚大，绿叶蔬菜中的叶绿素含镁，是镁的丰富来源。此外，粗粮、坚果、大豆和海产品也是镁的良好来源。乳、肉、蛋等则含量较低，至于精制的糖、酒、油脂等则不含镁。

4. 铁

（1）存在与功能　铁是人体必需的微量元素，也是体内含量最多的微量元素。成人体内含铁量为3~4g，男子平均为3.8g（75kg体重），女子平均为2.3g（ 60kg体重）。主要存在于血红蛋白中，表2-24所列各种形式的铁都与蛋白质结合在一起，没有游离的铁离子存在，这是生物体内铁存在的特点。

表2-24　成人体内铁的分布

项目	男性		女性	
	总量/mg	含量/（mg/kg 体重）	总量/mg	含量/（mg/kg 体重）
血红蛋白	2300	31	1700	28
肌红蛋白	320	4	180	3
含血红素铁酶	80	1	60	1
非血红素铁酶	100	1	76	1
铁蛋白	540	7	200	3
血黄素铁	235	3	100	2
合计	3575	47	2316	38

铁在机体中参与氧的运送、交换和组织呼吸过程，作为过氧化氢酶的组成成分，对清除体内的过氧化氢，有利于机体健康。此外，铁还对血红蛋白和肌红蛋白起呈色作用。特别是肌红蛋白中的铁与一氧化氮相结合，生成一氧化氮肌红蛋白，可使肉制品保持亮红色，在食品加工中具有很重要的作用。

（2）吸收与排泄　人体对食物铁的吸收率依血红素铁和非血红素铁有所不同，对主要来自肉、禽、鱼类血红蛋白和肌红蛋白中的血红素铁，机体的吸收率一般为10%。对主要存在于植物和乳制品等中的非血红素铁的吸收率很低，且只有二价铁才可被吸收。首先，食物铁被胃酸和酶作用释放出铁，然后与肠道中的维生素C等结合，保持溶解状态，顺利吸收，而后经过一系列的代谢、利用，最后将部分铁排泄。关于铁的摄食、消化、吸收、代谢与排泄如图2-11所示。关于影响铁吸收的因素已于“食品中矿物质的生物有救性”中简要说明，具体食物品种中铁的吸收率如图2-12所示。此外，蛋类中的铁固有卵黄磷蛋白干扰，其铁的吸收率约为3%。机体对铁的利用非常有效，人体每天实际利用的铁远远超出同一时期内由食物供给的铁，例如人体每天实际利用的铁远远超出同一时期内由食物供给的铁，例如人体每天参加转换的铁为27~28mg。其中由食物吸收来的0.5~1.5mg，即仅占5%。

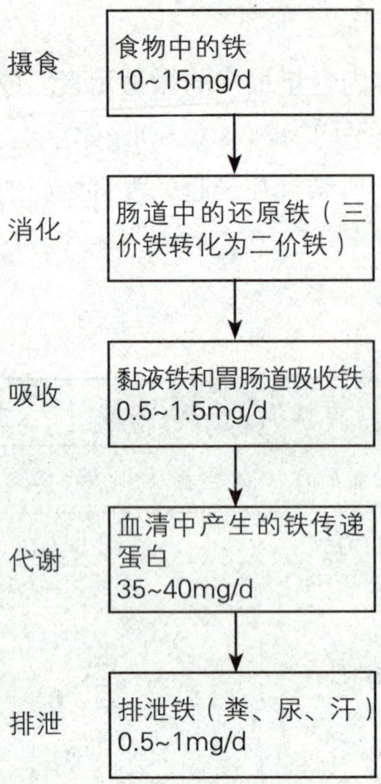

图2-11　体内代谢示意图

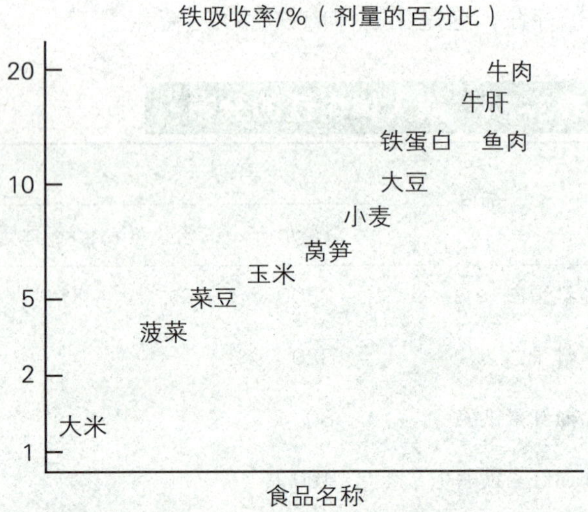

图2-12　成人对食品中铁的吸收范围

（3）摄入量与食物来源　人体一生中有三个时期需要摄入铁，也最易缺铁。①出生后前4年；②青少年，特别是女孩；③育龄期妇女。对于铁的摄入量则应按不同的膳食类型而有所不同。通常发展中国家多以植物性食品为主，铁的生物利用率较低，其膳食铁的摄入量应相对较高。而发达国家膳食中含有较丰富的肉、鱼等动物性食品，其膳食铁的摄入则可相对较低。为此，FAO/WHO建议以5%、10%和15%三种利用水平分别对待。发展中国家为5%或10%，发达国家为15%。我国以素食为主，但近来随着人民生活水平的提高，膳食结构发生了很大变化，平均膳食中铁的生物利用率也有所提高，估计约为8%。

中国营养学会新近提出的中国居民膳食铁适宜摄入量（AI），成年男性为15mg/d，成年女性为20mg/d，50岁以后则均为15mg/d。而其可耐受最高摄入量（UL）对青少年和成人均为50mg/d。

食物含铁量通常不高。尤其是植物性食品中的铁，因有植酸盐等的影响较难吸收、利用。但是，动物血、肝脏、鸡胗、大豆、黑木耳、芝麻酱等含量丰富，瘦肉、蛋黄、鱼类等含量较多，乳类和蔬菜、水果等含量较少。

一般说，膳食中不同食品很少单独食用，为了提高铁的生物利用率，最好同时食用一定量的动物性食品。但应注意，并非所有动物性食品都同样促进非血红素铁的吸收，当用畜肉、鸡或鱼代替鸡卵蛋白时，可见其铁吸收增加2~4倍。而用乳、蛋、干酪代替鸡卵蛋白时并不增加。此外，尚可在食品加工时适当添加一定的铁强化剂，制成铁强化食品应用。

5. 锌

（1）存在与功能　成人体内含锌量为1.5~2.5g，约为铁含量的一半，也是含量仅次于铁的微量元素。所有人体组织均含有衡量的锌，绝大部分含量为30~50μg/g，主要集中于肝脏、肌肉、骨骼、皮肤和毛发中。血液中的锌有75%~85%分布在红血球中，主要以酶的组分形式存在。血浆中的锌则往往与蛋白质结合。至于头发中的锌含量通常认为可反映食物中锌的长期供给水平。

锌是很多酶的组成成分，人体内有200多种酶含锌，并为酶的活性所必需。例如，乙醇脱氢酶、碱性磷酸酶、羧肽酶等均依赖于锌的存在而起作用。此外，锌与蛋白质的合成以及DNA和RNA的代谢有关，例如，缺锌时实验动物的DNA与RNA合成受阻。锌还是胰岛素的组成成分（每分子胰岛素中有2个锌原子），因而与胰岛素的活性有关。

尤其是锌还与一种与味觉有关的蛋白质味觉素（gustin）有关。该蛋白质相对分子质量37000，每分子含2个锌原子。锌是其结构成分，具有支持营养和分化味蕾的作用，并进一步影响味觉和食欲。锌对呈味物质结合到味蕾特异膜受体上也是必需的。缺锌患者的味蕾结构发生改变。同时发现味觉改变的患者，其唾液组分中含锌蛋白质的组分也有所改变。

① 组成酶或激活酶　人体中80多种酶的活性与锌有关，如乳酸脱氢酶、羧肽酶、RNA聚合酶、DNA聚合酶等。

② 促进生长发育与组织再生　锌与蛋白质和核酸的合成、细胞生长、分裂和分化等过程都有关。

③ 促进食欲　作为味觉素的结构成分，锌参与构成唾液蛋白而对味觉与食欲发生作用。

④ 参与创伤组织的修复　缺锌时伤口不易愈合，锌对于维持皮肤健康也是必需的。

⑤ 维护免疫功能　锌能直接影响胸腺细胞的增殖，使胸腺素分泌正常，以维持细胞免疫的完整。

（2）吸收与排泄　锌的吸收受多种因素影响，简单锌盐的吸收率平均为65%，但当与膳食一起食用时，其吸收率都很低。锌的生物利用率依不同膳食类型而异，为10%~40%，这主要受植酸所影响。植酸严重妨碍锌的吸收。此外，当食品中有大量钙存在时，因形成不溶解的锌、钙植酸盐复合物，对锌的吸收干扰更大。但维生素、葡萄糖、乳糖、半乳糖、柠檬酸以及肉类等可促进锌的吸收。

（3）摄入量与食物来源　关于锌的每日需要量，据报告，成人每日进食11~15mg锌即可处于零平衡或微弱的正平衡状态。中国营养学会根据国内大量调查研究资料并参考国外有关资料提出中国居民膳食锌平均需要量（EAR），成年男性为11.23mg/d，成年女性8.26mg/d，推荐摄入量（RNI），成年男性为15.5mg/d，成年女性11.5mg/d。关于锌的可耐受最高摄入量（UL），根据每天补充锌150mg以上可见有临床观察指标的改变，而锌作为膳食补充剂达到60mg/d时，也会影响其他营养素的吸收和代谢，在假定

20%的变异情况下建议成人不超过45mg/d，并以此通过基础代谢率推断于其他人。

锌的食物来源很广，普遍存在于动、植物中，但它们的含量差别很大，吸收利用率也不相同。许多植物性食品，如豆类、小麦含锌量可达15~20mg/kg，但因其可与植酸结合而不易吸收。谷类碾磨后，可食部分含锌量显著减少（可高达80%），蔬菜、水果含锌很少（约2mg/kg）。

动物性食品是锌的良好来源，如猪肉、牛肉、羊肉等含锌20~60mg/kg，鱼类和其他海产品含锌也在15mg/kg以上，且吸收利用率高。通常，动物蛋白供给充足时，也将能提供足够的锌，但素食者可有欠缺，除采取适当的加工（如豆类发芽、面粉发酵等）外，尚可按规定进行适当的营养强化。

6. 碘

（1）存在与功能　成人体内含碘总量为20~50mg，相当于0.5mg/kg体重。其中约30%存在于甲状腺中，甲状腺的聚碘能力很高，其碘浓度可比血浆高25倍，而当甲状腺机能亢进时甚至可比其高达数百倍。

碘的功能是参与甲状腺激素的合成，并调节机体的代谢。其主要活性形式为T_3。它主要促进儿童身高、体重、骨骼、肌肉的增长和性发育以及调节基础代谢，特别是通过对能量和物质代谢进一步影响脑和神经系统的发育。

机体缺碘可产生一系列障碍，统称为碘缺乏病。其缺乏表现主要取决于缺碘程度及所处生长发育阶段。成人缺碘易产生甲状腺肿，胎儿缺碘除可造成流产、死胎、先天畸形外，还可造成痴呆、聋哑、瘫痪等终生残疾，儿童缺碘可发生生长发育迟缓、体格矮小等。

（2）吸收与排泄　食物中的碘有无机碘与有机碘的不同。前者如碘化物可在胃和小肠中几乎100%被吸收；后者则通常需要在消化道消化脱碘后，以无机碘的形式被吸收。与氨基酸结合的碘可直接被吸收，只有与脂肪酸结合的有机碘可不经肝脏而由乳糜管吸收。人体蛋白质、能量摄入不足时也可妨碍碘的吸收。

碘在正常情况下主要通过肾脏被排出。尿碘占碘总排出量的80%以上。粪便中也可有部分排出，主要是未被吸收的有机碘。此外，肺及皮肤也可排出少量（大量出汗时排出量可显著增加）。

（3）摄入量与食物来源　碘的需要量取决于机体对甲状腺激素的需要。成人通常用以维持生命活动所需的甲状腺激素，其含碘量为50~75μg，故碘的每日最低生理需求量为50μg。在考虑碘的吸收、分布以及包括甲状腺在内的各组织器官对碘的需要后，其平均需求量一般应为最低生理需要量的2倍，即每日120μg。

值得指出的是缺碘可导致碘缺乏病，但若长时间（3个月以上）碘摄入量过高，也可产生高碘性甲状腺肿。若为新生儿则常可压迫气管，甚至窒息死亡。关于碘的每日摄入量上限值，从全世界食盐加碘的经验来看，1000μg是安全的（WHO等国际组织建议正常人每日摄入碘在1000μg以下是安全的）。根据我国高碘性甲状腺肿的发病率来看，当人群尿碘水平达800μg/1，则可造成高碘性甲状腺肿流行。因此碘摄入量的安全范围应当是150~800μg/d。

中国营养学会新近提出的中国居民膳食碘推荐摄入量（RNI），青少年和成人为150μg /d，孕妇和乳母为200μg/d。其可耐量最高摄入量（UL），对儿童和青少年为800μg/d，成人（包括孕妇和乳母）为1000μg/d。

大海是自然界的碘库。海产品是含碘最丰富的食物来源。其他食品中的碘含量则主要取决于该动、植物生长地区的地质化学状况。通常远离海洋的内陆山区，其水、土和空气中含碘少，该地区生长的动、植物中碘含量也不高，因而易成为缺碘的地方性甲状腺肿高发区。含碘量最多的是海带，干海带中可高达240mg/kg以上，其次为海贝类，鲜海鱼中含量也高，约为800μg/kg。但是，海盐中的含碘量极微，而且，越是精制盐，其含碘量越低。一般海盐含碘量在30μg/kg以上，精制海盐可低达5μg/kg以下。

动物性食品的含碘量高于植物性食品。陆地食品以蛋、奶含碘量较高，为40~90μg/kg。其次为肉类、淡水鱼的碘含量低于肉类。植物的含碘量最低，特别是水果和蔬菜。

7. 硒

（1）存在与功能　过去曾认为硒是一种有毒元素，直到20世纪50~60年代才肯定硒是动物必需的微量元素，我国70年代防治克山病的研究成果对进一步揭示硒是人体的必需微量元素具有很重要的作用。

人体含硒总量不大，且差别甚大。美国为13.0~20.3mg，德国为6.6mg，新西兰为3.0~6.1mg。硒几乎广泛分布于所有组织器官中，肝和肾中浓度最高，而肌肉中总量最多，约占人体总硒量的一半。硒半胱氧酸和硒蛋氨酸（selenome-thionine）是体内硒的主要存在形式。其他形式还有硒代磷酸盐（selenophosphate）等。

进入体内的硒绝大部分与蛋白质结合，称为“含硒蛋白”，而由硒半胱氨酸掺入的蛋白质另称为“硒蛋白”。目前认为只有硒蛋白有生物功能，并为机体硒营养状态所调节；硒有抗氧化作用，例如，硒是谷胱甘肽过氧化物酶的必需组分，该酶可将氢过氧化物或过氧化氢还原成无害的醇或水等，从而起到保护细胞和细胞膜免受氧化损伤的作用。硒也可调节甲状腺激素代谢；例如，碘甲腺原氨酸脱碘酶含硒，它可在甲状腺激素分子上催化脱碘，从而起到调解甲状腺激素来影响全身的代谢作用。

（2）吸收与排泄　硒的吸收可受多种因素影响，食物中硒的化学形式和数量以及其中是否存在硫、重金属、维生素等均可有不同程度的影响。一般来说，硒化合物极易被人体吸收，如亚硒酸钠的吸收率大于80%，而硒蛋氨酸和硒酸钠的吸收率可大于90%。其吸收率似乎不受机体硒营养状态的影响。

硒经尿排出的排出量占总排出量的50%~60%。当摄入量高时，尿硒排出量增加，反之减少。硒粪的排出量则为40%~50%，呼气和汗液中排出的硒很少，只有在摄入量很高时才形成具有浓烈大蒜气味的二甲基硒，经呼吸排出。

（3）摄入量与食物来源　人体对硒的需要量尽管有不同研究方法，但仍以比较硒缺乏病地区和正常对照地区膳食硒摄入的方法较好，并以避免发生克山病的最低膳食硒摄入量作为人体膳食硒的最低需求量。中国营养学会2000年据此提出推荐的成人每日膳食硒供给量（ RDA ）为50μg。美国1989年公布的RDA数据也是依据中国硒生理需求量（41μg/d），再用美国成人体重校正和安全因子1.3计算得到的。

WHO在2006年曾提出基本需要量和贮备需求量概念。同样以中国人体硒最低需求量为基础用男65kg和女55kg为成人体重做校正，计算出男女成人基本需求量分别为21μg/d和16μg/d，并设定硒的贮备需求量是使谷胱甘肽过氧化物酶活性达2/3饱和的硒需求量。这样以中国人体生理硒的需求量值为基础，计算出男女成人贮备需求量分别为40μg/d和30μg/d。

中国营养学会新近提出的中国居民膳食硒参考摄入量（ DRIs），成人的平均需求量（EAR）为41μg /d，推荐摄入量（RNI）为50μg /d，可耐受最高摄入量（UL）为400μg /d。

值得特别提出的是过量摄食硒可引起中毒，我国湖北恩施地区和陕西紫阳是高硒地区。20世纪60年代曾发生过人吃高硒玉米而急性中毒的病例。其摄入的硒量可高达38mg/d，3~4d内头发全部脱落，指甲变形。慢性中毒者平均摄入硒4.99mg/d，必须引起注意。

硒的食物来源受地球化学构造影响，即使是同一品种的谷物或蔬菜，可因产地不同而含硒量差别很大。例如：低硒地区的大米含硒量可少于0.2μg/100g，而高硒地区大米的含硒量可高达2000μg /100g，二者相差达万倍。动物性食品的含硒量也受产地影响，但差别比植物性食品小。这是因为动物机体有“缓和作用”，即在缺硒时可潴留硒，过多时则排出增多。通常食物中的含硒量大致如下（以鲜重计）：内脏和海产品为40~150μg/100g，肌肉为10~40μg/100g，谷物为10~80μg /100g，乳制品为10~30μg /100g，水果、蔬菜为10μg/100g。

8. 铜

（1）存在与功能　成人体内含铜总量为50~120mg，存在于各种器官组织中。其中有50%~70%存在于肌肉和骨骼中，20%在肝脏中，5%~10%在血液中。所含浓度最高的是肝、肾、心、头发，脑，脾、肺、肌肉和骨骼次之，脑垂体、甲状腺和胸腔最低。人血液中的铜主要分布于细胞和血浆之中，红细胞的铜约有60%存在于铜—锌金属酶（超氧化物歧化酶）中，其余40%与其他蛋白质、氨基酸松弛结合；血浆中的铜约有93%与铜蓝蛋白结合，其余7%与白蛋白、氨基酸结合。

① 构成含铜酶与铜结合蛋白的成分；

② 维持正常造血功能；

③ 促进结缔组织形成；

④ 维护中枢神经系统健康；

⑤ 促进正常黑色素形成及维护毛发正常结构；

⑥ 保护机体细胞免受超氧阴离子的损伤。

（2）吸收与排泄　铜主要在小肠吸收，胃几乎不吸收铜。通常随食物一起摄入的铜大约可吸收40%。其吸收率受食物中铜含量影响显著。食物铜含量增加，其吸收率下降，但总吸收量仍有所增加。膳食中其他营养素的摄入量对铜的吸收利用可有影响，但所需的量都比较高。这包括锌、铁、钼、维生素C、蔗糖和果糖等。人体和动物试验均已证明，锌摄入过高可干扰铜的吸收，但当锌：铜为15：1或更少时似乎影响很小。

铜的排泄主要通过胆汁到胃肠道，再随唾液、胃液、肠液进入胃肠道的铜以及少量来自细菌的铜一起由粪便排出（其中可有少量被重吸收）。通常，健康人尚可有少量铜经尿和汗排出。

（3）摄入量与食物来源　中国营养学会2000年结合我国居民膳食中铜摄入量的调查研究，提出中国居民膳食中铜的适宜摄入量（AI），成人为2.0mg/d，可耐受最高摄入量（UI），成人为8.0mg/d。

过量摄食铜可引起中毒，这主要是误食铜盐或食用与铜容器长期接触的食物或饮料所致，这常会引起急性中毒，产生恶心、呕吐、上腹疼痛和腹泻等。但此现象实为罕见。至于长期大量食用含铜量高的食品，如牡蛎、肝脏、蘑菇、坚果和巧克力等，每天的铜摄入量为正常时的10倍以上也未见有慢性中毒。

铜的食物来源很广，一般的动、植物食品中均含有铜。其含量也随所生长的土壤地质化学情况等而有所差异。通常，牡蛎、贝类食物以及坚果含量最高，是铜的良好来源（含量为0.3~2mg/100g），其次是动物的肝、肾组织和谷类发芽部分，豆类等（含量为0.1~0.3mg/100g）。乳类和蔬菜等含铜最少（≤0.1mg/100g），但人奶可稍高。由于牛奶含铜量低，故对长期用牛奶喂养的婴幼儿应注意进行一定的营养强化。

9. 铬

（1）存在与功能　铬可有二价、三价和六价铬之不同。二价铬不稳定，可很快氧化为三价铬，六价铬有毒、机体不能利用，需将其转变为三价铬后方能利用于人体内正常的含铬总量，目前尚无可靠数据。有人估计成人体内三价铬含量为5~10mg。铬在体内分布很广，但含量都根低，如人体肝脏含铬5~71mg /g湿重，而脾脏含铬14~23 mg /g，肾脏含铬3~11mg /g，骨骼含铬101~324 mg /g，脑含铬43mg /g。

① 加强胰岛素的作用；

② 预防动脉粥样硬化；

③ 促进蛋白质代谢和生长发育。

（2）吸收与排泄　机体三价铬的吸收率很低，有报告称在代谢平衡研究中，成人铬的平均表观吸收率约为1.8%，青岛医学院用同位素法测定成人三价铬24h净吸收率为3.2%。不同膳食成分可影响铬的吸收。例如，高糖膳食（总能量的35%来源于单纯糖类，15%来自复合碳水化合物）可增加铬的丢失，而抗坏血酸能促进铬的吸收。

铬多自粪便中排出，有人通过平衡试验发现粪便中平均含有98.1%的膳食铬。尿中也有少量排出。

（3）摄入量与食物来源　由于铬的营养状况评价缺乏可靠的指标，且血铬浓度太低难以检测。目前尚无确切的平均需要量（EAR）资料，也无推荐摄入量（RNA）。中国营养学会2000年提出的成人铬安全和适宜摄入量为50~200μg/d。因各国大量健康人群的铬摄入量调查均低于50μg，且已经满足了机体的正常需要，其可耐受最高摄入量（UL），成人为500μg /d。

铬的食物来源很广，但含量甚微。主要的食物来源为谷类、肉类及鱼贝类。海产品含量较高，为458μg /kg，谷类含340μg /kg，肉类含187μg /kg。薯类及蔬菜含量较低，约为140μg /kg。谷类加工后其含量大为下降，而红糖的含铬量可比精制砂糖高数倍。

10. 氟

（1）存在与功能　成人体内含氟约0.007%，其中大约99%以无机盐的形式存在于骨骼和牙齿等钙化组织中。其余少量氟则广泛分布于各种软组织中。通常人体血液中的氟含量为0.13~0.40mg/kg。

氟具有防治龋齿的作用，这主要是氟可取代牙釉质表面羟磷灰石中的羟基，形成一层更为坚硬，并具有抗酸性腐蚀的氟磷灰石保护层。此外，氟与骨盐（主要是羟磷灰石）结晶表面的离子进行交换，形成氟磷灰石而成为骨盐的组成部分，可使骨质坚硬，适量的氟有利于钙和磷的利用及其在骨中的沉积，可加速骨骼成长，促进生长和维护骨的健康。

（2）吸收与排泄　氟通过食物和饮水摄入后主要在胃部吸收；其吸收很快，吸收率也很高，尤其是饮水中的氟可完全吸收，食物中的氟一般吸收75%~90%。骨料（如骨泥、骨粉）中的氟则较难吸收。食物中大量的钙、铝等可抑制氟的吸收。而脂肪可促进氟的吸收。

（3）摄入量与食物来源　有人认为，成人对氟的最低需要量为1mg/d，平均摄入量为2.4mg/d。2000年，中国营养学会根据我国实际情况（尤其是针对我国氟病高发的具体研究情况），结合国外有关资料，新近提出的中国居民膳食氟适宜摄入量（AI），成人为1.5mg/d，可耐受最高摄入量（UL）为3.0mg/d。其他不同年龄组按体重推定。

过量摄入氟可引起中毒。其对人毒害最灵敏的部位是牙齿，造成氟斑牙或斑釉牙，并可引起氟骨病。这主要是居住在高氟地区的人长期摄食含氟量过高的食物和饮水所致的慢性中毒。我国高氟水、高氟土壤地区很多，是氟病高发地区，必须对此予以重视。

氟的食物来源很广。由于生物的富集作用，通常动物性食品的氟含量高于植物性食品，而海洋动物中的氟又高于淡水及陆地的动、植物食品，但茶叶中的氟含量很高，可达37.5~178.0mg/kg。对于非高氟区常见食物中的氟含量，大米为0.19mg/kg，小麦0.72mg/kg，大豆0.72mg/kg，菠菜1.23mg/kg. 苹果0.64 mg/kg，猪肉1.67mg/kg，鸡蛋1.20mg/kg。

六、水和膳食纤维

（一）水

水是一切生命所必需的物质，尽管它常不被认为是营养素，但由于它对生命活动的重要以及必须从饮食物中获得，故也应是一种营养素，并被称为蛋白质、脂肪、碳水化合物、维生素、矿物质五类营养素以外的第六类营养素。

1. 水的功能

（1）机体重要的组成成分　水是人体含量最多和最重要的组成成分。一般说，人体含水量约占体重的2/3。体内的含水量与年龄、性别有关。年龄越小，含水量越多。新生儿的含水量可高达体重的80%，成年男子的含水量约为体重的60%，成年女子为50%~55%。

水在体内的分布并不均匀，它主要分布于细胞内和细胞外。细胞内的含水量约占体内总量的2/3，细胞外约占1/3，各组织器官的含水量相差很大，肌肉和薄壁组织器官如肝、脑、肺、肾等含水为70%~80%，皮肤含水约为70%，骨骼约为20%，脂肪组织含水较少，仅约10%，而以血液中含量最多，约为85%。

人体对水的需要比食物更重要。一个人绝食1~2周，只要饮水尚可生存。但如绝水则仅能存活几天。此外，若长期不进食，体内贮备的碳水化合物、脂肪耗尽，蛋白质也失去一半时，机体尚可维持生命而无大的危险。但若机体失水达体重的10%，则情况严重，一旦机体失水超过20%就无法存活。

（2）促进营养物质的代谢和排泄　水是许多有机物质与无机物质的良好溶剂。即使是不溶于水的物质，如脂肪等也能在适当条件下分散于水中，成为乳浊液或胶体溶液，以利于营养素的消化和吸收。此外，水也可以直接参与体内的物质代谢，促进各种生化反应和生理活动。同时将代谢产物运送到相关部位进一步代谢转化，或通过大小便、汗液等途径将废物排出体外。

（3）调节体温恒定与机体的润滑作用　水的比热容大，热容量也大。1g水温度升高1℃时比其他同量物质所需的热量多。即水能吸收较多的热而其本身的温度升高不大，因而不致使体温由于内外环境的改变而发生显著变化。人体通常由蒸发、出汗来调节体温的恒定。

此外，水还具有润滑作用，还可减少关节和体内脏器的摩擦，防止机体损伤，并可使器官运动灵活。

（4）食品的重要组成成分　食品多来自动、植物，或由动、植物等生物材料制成。它们都含有一定量的水，故食品在一定范围内也可看成是水的体系。其中饮料含水最多，有的高达90%。至于食品含水量的多少尚与其感官质量等密切有关。例如，油炸食品的含水量较少，且口感酥脆，而低水分活度的食品较耐保藏等。

2. 水的需要量及其来源

人体对水的需要量随个体年龄、体重、气候及劳动条件等而异。年龄越大，每千克体重需要的水量相对较小，婴幼儿及青少年的需水量在不同阶段也可有不同，到成年后相对稳定。通常一个体重60kg的成人，每天与外界交换的水量约为2.5kg，即相当于每千克体重约40g水。婴儿所需的水量是成人的3~4倍（表2-25）。

表2-25 婴幼儿的需水量

年龄	需水量/（mL/kg体重）	年龄	需水量/（mL/kg体重）
1周~1岁	120~160	8~9岁	70~100
2~3岁	100~140	10~14岁	50~80
4~7岁	90~110	成年人	40

此外，人体每日所需水量也可按能量摄取的情况估计。一般说，成人每日摄取4.184kJ（1kcal）能量约需水1mL，考虑到水在代谢和排泄废物等方面的作用以及发生水中毒的危险性极小，水的需求量也可增至1.5mL/kcal，至于婴儿和儿童身体中水分的百分比较大，代谢率较高。肾脏对调节因生长所需摄入高蛋白时的溶质负荷能力有限，易发生失水。因而以1.5mL/kcal为宜。夏季天热或在高温条件下劳动、运动时都可大量出汗，有时甚至可高达5000mL/d以上。此时则需大量饮水，我国目前尚未提出水的需求量标准。

人体水分的来源大致可分为饮料水、食物水和代谢水（生物氧化水）三类。

（1）饮料水　饮料水包括茶、咖啡、汤、乳和其他各种饮料，它们含水量大。

（2）食物水　食物水指来自半固体和固体食物的水，食物不同其含水量也不相同。

（3）代谢水　代谢水指来自体内氧化或代谢过程的水，每100g营养物在体内的产水量为，碳水化合物60mL、蛋白质41mL、脂肪107mL。

以上1、2两项也可统称为食物水。通常，水分的摄入在温带每人每日平均1000~2500mL，其中来自食物的水1000~2000mL，来自代谢过程的水为200~400mL。

（二）膳食纤维

1. 膳食纤维概述

膳食纤维一词在1970年以前的营养学中尚不曾出现，当时只有“粗纤维”之说，不能被消化、吸收的食物残渣，且仅包括部分纤维素和木质素。通常认为粗纤维对人体不具有营养作用，甚至吃多了还会影响人体对食物中营养素，尤其是对微量元素的吸收，对身体不利，一直未被重视。膳食纤维的定义至今尚无明确定论，目前较为一致的定义为“非淀粉多糖”，主要存在于细胞壁中，不溶于水和其他溶剂。膳食纤维指存在于食物中不能被机体消化吸收的多糖类化合物的总称。人体消化道中没有分解膳食纤维的酶类，故人体不能消化吸收，但它可刺激和促进肠道的蠕动，有利于其他食物的消化吸收及粪便的排泄。

由于膳食纤维组成成分复杂，且各自都有其独特的化学结构和理化特性，故所显示的生物活性可认为是它们共同的特点。至于早先人们担心膳食纤维可影响微量营养素吸收、利用的问题，尽管现已证实纯膳食纤维的确可与小肠腔中的某些维生素和矿物质结合而减少其吸收，但却很少有证据表明，摄食营养充足和富含高纤维食品，如蔬菜等膳食的人群有维生素和矿物质缺乏问题。然而正是由于近期人们在研究中所显示的膳食纤维有益人体健康的多种作用，特别是对人体某些慢性、非传染性疾病所起的预防和保健作用，目前认为膳食纤维和蛋白质、脂肪、碳水化合物、维生素、矿物质和水一样，是人体必需的第七类营养素。

2. 膳食纤维的主要成分

（1）纤维素　纤维素是植物细胞壁的主要结构成分，由数千个葡萄糖单位以β（1，4）糖苷键连接而成。故纤维素不能被人体消化酶分解、利用。纤维素有一定的抗机械强度、抗生物降解、抗酸水解性和低水溶性，这来自其微纤维的氢键缔合。其总纤维的一部分（10%~15%）为“无定型”，易被酸水解而产生微晶纤维素。纤维素（包括改性纤维素）在食品工业中常被作为增稠剂应用。

（2）半纤维素　半纤维素存在于植物细胞中，其组成糖基单位包括阿拉伯糖、半乳糖、甘露糖、葡萄糖、葡糖醛酸和半乳糖醛酸。通常主链由木聚糖、半乳聚糖或甘露聚糖组成，支链则带有阿拉伯糖或半乳糖，半纤维素的分子质量比纤维素小得多，由150~200个糖基单位组成，其可以以溶解或不溶解的形式存在。

（3）海藻胶　海藻胶是从天然海藻中提取的一类不同种类的海藻胶，其化学组成和理化特性等也不相同。来自红藻的琼脂（也称琼胶）是由琼脂糖和琼脂胶两部分组成。其琼脂糖是由两个半乳糖基组成，而琼脂胶则是含有硫酸酯的葡糖醛酸和丙酮酸醛的复杂多糖。来自褐藻的多糖胶、海藻胶和海藻酸盐则是由D－甘露糖醛酸和L－古罗糖醛酸以1，4－键相连的直链糖醛酸聚合物，两种糖醛酸在分子中的比例变化以及其所在位置的不同都会影响海藻酸的性质，如黏度、胶凝性和离子选择性等。至于来自红藻的卡拉胶则是一种硫酸化的半乳聚糖，依其半乳糖基上硫酸酯基团的不同，又可形成不同类型和性质。

此外，膳食纤维还包括抗性淀粉和抗性低聚糖，前者有如生理受限淀粉，特殊淀粉颗粒和老化淀粉，后者有如低聚果糖等。

3. 膳食纤维的作用

膳食纤维组成成分复杂且各具特点，加之与植物细胞结构及其他化合物，如维生素、植物激素、类黄酮等紧密相连，很难完全区分其独自的作用。但已有实验表明，膳食纤维的确有许多对人体健康有益的作用,它们可以通过生理和代谢过程直接影响人类疾病，降低疾病的危险因素和疾病本身。

（1）延缓碳水化合物吸收，有利于防止肥胖　膳食纤维不能被人体胃肠道消化吸收，易产生饱腹感，并减慢胃排空，因而减少食物摄入量。此外，它还可降低碳水化合物在小肠的消化速度，使之在较长的小肠部分吸收，同时倾向于增加在小肠中逃逸可消化碳水化合物的数量。例如，由小扁豆进入结肠的碳水化合物是来自白面色碳水化合物的2.5倍。又摄食富含膳食纤维的水果、蔬菜等，除其本身脂肪含量少外，还可增加粪便中的脂肪含量。故膳食纤维的摄食有利于防止能量过剩引起的体脂积累而产生肥胖。

（2）促进肠道蠕动，有效防止便秘　膳食纤维吸水膨胀，其容积作用可刺激肠道蠕动。膳食纤维发酵时产生的气体和残渣粪便体积也可使肠壁扩张，而所产生的短链脂肪酸尚可直接刺激结肠收缩用以促进肠道蠕动、加速结肠的排便作用。

（3）降低胆固醇吸收，有利于防止心血管病　膳食纤维可以结合胆固醇，从而抑制机体对胆固醇的吸收。这被认为是其防治高胆固醇血症和动脉粥样硬化等心血管病的原因。现有证据表明，果胶、瓜尔豆胶、刺槐豆胶、羧甲基纤维素及富含可溶性纤维的食物如燕麦麸、大麦、荚豆和蔬菜等都可降低人的血浆胆固醇以及动物的血浆和肝脏胆固醇水平。其降低程度为5%~10%，有的可高达25%，而且降低的都是低密度脂蛋白胆固醇。

另有报告表明，食品中某些非淀粉多糖如β-葡聚糖的消费者，以纯品形式强化或用增补品形式消费时均显示有降低血清胆固醇的作用，显然这都对防止冠心病有利。此外，也还有报告表明，蔬菜、水果等富含膳食纤维的食品对脑血管病也有防护作用。

膳食纤维的细菌发酵可以大大促进机体有益菌的生长，摄食低聚果糖，即可以约10倍的因素增加内源粪便双歧杆菌的增长，而无总厌氧菌浓度的改变。据报告，人体摄食低聚异麦芽糖后粪便中组胺、酪胺等蛋白质腐败产物显著降低，而肠道内的双歧杆菌还可自行合成多种B族维生素，并进一步提高机体免疫力。

4. 膳食纤维对微量营养素的影响

膳食纤维可降低某些维生素和矿物质的吸收，这是因为膳食纤维在小肠内可与这些营养素相结合。但是很少有证据表明，摄食营养充足、富含高膳食纤维食品的人群有维生素和矿物质缺乏的问题。新近报告，用纯膳食纤维研究机体对钙吸收的影响，表明纯膳食纤维可以降低钙在小肠中的有效性。但是，当这些由膳食纤维结合的钙进入结肠后，可因膳食纤维被细菌发酵而释放出来，并与所产生的短链脂肪酸一起在末端结肠和直肠促进钙的吸收。

5. 膳食纤维在食品加工中的变化

（1）碾磨　碾磨在精制米、面的过程中，全谷粒和精制粉二者的膳食纤维组成成分不同。燕麦、大麦、稻米和高粱的精制粉主要含葡聚糖，而小麦、黑麦和玉米主要含阿拉伯糖基木聚糖（arabinoxylan），全谷粒粉含有大量纤维素。至于稻谷、大麦和燕麦的壳中所含大量木聚糖，通常在消费前通过碾磨、精制时除去。但是燕麦和稻壳常被用作纤维制剂用于强化食品。

（2）热加工　膳食纤维在热加工时可有多种变化。加热可使膳食纤维中多糖的热键受到破坏，这从其功能、营养和分析来说都具有重要意义。

加热可降低纤维素分子之间的综合作用，若广泛解聚可形成醇溶部分，导致膳食纤维含量降低。抗性淀粉中马铃薯和青香蕉的生淀粉颗粒与老化淀粉在经过热加工后都可糊化而易于消化。

（3）挤压熟化　据报告，小麦粉即使在温和条件下挤压熟化（extrusion-cooking），焙烤和滚筒干燥对膳食纤维的影响很小。关于引起膳食纤维溶解度增加的原因，据认为是除去小麦外面的纤维层和不溶性纤维含量降低的结果。此外，另有报告称，小麦粉经高压蒸汽处理时也有不溶性纤维的损失，而这主要是阿拉伯糖基木聚糖的降解。

6. 膳食纤维的摄取与食物来源

（1）膳食纤维的摄取量　由于膳食纤维对人类的某些慢性非传染性疾病具有预防和保健作用，一些国家根据各自调查研究的情况提出了膳食中的摄入量标准。美国FDA推荐的总膳食纤维摄入量为成人每日20~35g，这相当于以每人每千卡能量计为10~13g。此推荐量的低限是可以保持纤维对肠功能起作用的量，而上限为不致因纤维的摄入过多引起有害作用的量。此外，美国供给量专家委员会推荐膳食纤维中以含有不可溶纤维70%~75%，可溶性纤维25%~30%为宜，并且应由天然食物提供膳食纤维而不是纯纤维素。英国国家顾问委员会建议增加膳食纤维的摄入量为25~35g。另据报告，澳大利亚人每日平均摄入膳食纤维25g，可明显减少冠心病的发病率和死亡率。

中国人民素有以谷类为主食，并兼有以薯类为部分主食的习惯。副食又以植物性食物如蔬菜为主，兼食豆类及鱼、肉、蛋等食品。水果则因地区和季节而有所变动。由于我国此前对食品中存在的不溶膳食纤维、可溶膳食纤维、总膳食纤维以及我国人民在这方面的健康和慢性疾病等状况调查研究不够，最近中国营养学会根据2007年推出的“中国居民膳食指南及平衡膳食宝塔”，由指南中提出的“平衡膳食宝塔建议，不同能量膳食的各类食物参考摄入量”中推荐的各类食物摄入量及其所提供的膳食纤维含量，计算出中国居民可以摄入的膳食纤维的量及范围，并进一步计算出不同能量摄取者膳食纤维的推荐摄入量（表2-26）。

表2-26 不同人膳食纤维的推荐摄入量

食物种类	低能量			中能量			高能量		
	食物量	不可溶膳食纤维	总膳食纤维	食物量	不可溶膳食纤维	总膳食纤维	食物量	不可溶膳食纤维	总膳食纤维
谷类	300g	6.6g	10.17g	400g	8.8g	13.56g	500g	11g	16.95g
蔬菜	400g	4.5g	8.08g	450g	5.13g	9.09g	500g	5.7g	10.1g
水果	100g	1.1g	1.66g	150g	1.71g	2.49g	500g	2.28g	3.32g
豆类及豆制品	50g	2.51g	4.22g	50g	2.51g	4.22g	200g	2.5g	4.22g
总计平均值		14.81g	24.13g		18.15g	29.36g		21.49g	34.59g
平均摄入量/（g/100kcal）		8.23g	13.4g		7.56g	12.23g		7.68g	12.35g

注：引自中国营养学会.《中国居民膳食营养素参考摄入量》，2000。

（2）膳食纤维的食物来源　膳食纤维主要存在于谷物、薯类、豆类及蔬菜、水果等植物性食品中。植物成熟度越高，其纤维含量也越多，这通常是人们膳食纤维的主要来源。值得注意的是，由于人们生活水平的提高，作为主食的谷类加工越来越细，致使膳食纤维含量显著降低。为此，西方国家提倡吃黑面包（全麦面包），并多吃蔬菜、水果，这是我们所应当注意的。一些食物中膳食纤维的含量如表2-27所示。

表2-27 部分食物的膳食纤维含量

单位（g）

食物名称	总膳食纤维	不可溶膳食纤维	食物名称	总膳食纤维	不可溶膳食纤维
稻米（粳）	0.6[1]	0.4	玉米面	11[1]	5.6
稻米（籼）	10[2] 0.5[1]	0.4	黄豆	12.5[1]	15.5
稻米（糙米）	3.5[1] 2.2[3]	2	绿豆	9.6[1]	6.4
糯米	2.8[1]	0.6	红豆	—	7.7
小麦粉（全麦）	12.6[1] 11.3[1]	10.2	芸豆	19[1]	10.5 3.4[1]
小麦粉（标准）	3.9[2]	2.1	蚕豆	14.5[1]	2.5
小麦粉（精白）	2.7[1] 3.9[2]	0.6	豌豆	5.6[1]	10.4 3.4[1]
麦麸	42.2[1]	31.3	豆腐	0.5[1]	0.4
大麦米	17.3[1]	9.9	甘薯	3[1]	1
燕麦片	10.3[1]	5.3	马铃薯	1.6[1]	0.7 0.4[1]
芋头	0.82[1]	1	花椰菜（菜花）	2.4[1] 1.8[2]	1.2 0.85[1]
胡萝卜	3.2[1] 2.2[2]	1.3 1.5[1]	青椒（甜）	1.6[1]	1.4 1.1[1]
白萝卜	1.8[1]	1 0.64[1]	橙、橘	2.4[1] 2.6[2]	0.6 0.43[1]
甘蓝（球茎）	—	3.5 1.5[1]	苹果	1.9[1] 2.2[1,2]	1.2 2.27[1]

续表

食物名称	总膳食纤维	不可溶膳食纤维	食物名称	总膳食纤维	不可溶膳食纤维
大白菜	1[①]	0.6	梨	2.6[①] 4.7[②③]	2 2.46[①]
小白菜	0.6[①]	1.1	桃	1.6[①] 2.6[②]	1.3 0.62[①]
包心菜（圆白菜）	1.5[①]	1 1.1[①]	柿	1.48[①]	1.4
芥菜（雪里蕻）	1.1[①]	1.6 0.6[①]	葡萄	0.7[①] 0.3[③]	0.4
菠菜	2.6[①]	1.7	西瓜	0.4[①] 1.1[③]	0.2 0.2[①]
苋菜	—	1.8 0.98[①]	黄瓜	1[①] 0.9[②]	0.5 0.5[①]

注：① 美国食物成分表数据；② 带皮，其余未注明者为中国食物；③ 加拿大食物成分数据。
引自：中国营养学会.《中国居民膳食营养素参考摄入量》，2000。

此外，一些植物中尚含有植物胶和藻类多糖等，尤其是人们还根据不同情况，通过一定的方法进一步开发出某些抗性淀粉和低聚糖。它们大多用于食品加工，也不失为膳食纤维的良好来源。然而最好也是最重要的还是应注意多吃谷类食物、多吃富含膳食纤维的蔬菜、水果等以预防某些慢性非传染性病的发生，这正是21世纪人类营养学上的新进展。

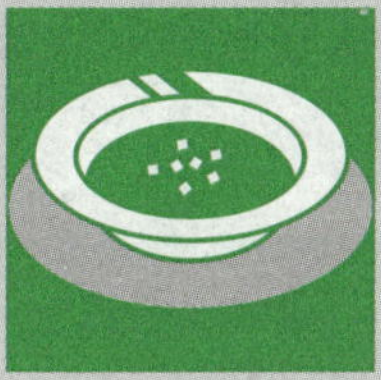

要点提示

1. 三大产能营养素与烹调加工的关系
2. 维生素与烹调加工的关系
3. 矿物质与烹调加工的关系
4. 水和膳食纤维与烹饪加工的关系

模块2 营养素之间的相互关系

各种营养素在体内代谢是有机的整体，相互配合、相互制约。因此，膳食中既要注意机体对营养素摄取和消耗之间的平衡，还要保持机体内各种营养素之间的平衡。

一、营养素相互影响的作用方式

（1）各营养素之间直接作用　如碳水化合物、脂肪对蛋白质的节约作用，非必需氨基酸膀胱酸、酪氨酸对必需氨基酸蛋氨酸、苯丙氨酸的节约替代，钙、镁、锌、铜、钾、钠等离子之间相互配合和抵抗。

（2）一种营养素可转化另一种营养素　如色氨酸是烟酸的前体，β-胡萝卜素可在体内转变成维生素A。

（3）一种营养素参与另一种营养素的代谢　如维生素对产热营养素和能量代谢的影响，无机离子对调节代谢的酶类可激活或抑制。

（4）营养素相互对吸收和排泄的影响　如维生素D促进钙、磷的吸收，维生素C、蛋白质促进铁的吸收。

（5）通过激素的影响而间接影响其他营养素的代谢　如碘通过甲状腺素影响代谢。

二、营养素之间的相互关系

1. 产热营养素之间的关系

三大产热营养素蛋白质、脂肪和碳水化合物除了各自有其独特的生理功能之外，在能量代谢中既互相配合又互相制约。碳水化合物和脂肪在体内可以互相转化、互相替代，而蛋白质不能由脂肪或碳水化合物替代，但充裕的脂肪和碳水化合物供给可避免蛋白质被当做能量的来源，脂肪必须有碳水化合物的存在才能彻底氧化而不致因产生酮体而导致酸中毒。当能量摄入超过消耗，不论这些多余的能量是来自脂肪还是来自蛋白质或碳水化合物，都会转化为脂肪积存在体内造成肥胖。由此可见，在膳食中必须合理搭配这三种营养素，保护三者平衡，才能使能量供给处于最佳状态。

2. 维生素与产热营养素之间的关系

维生素与产热营养素之间密切相关。蛋白质、脂肪、碳水化合物这三大类营养素的能量代谢过程需要维生素B_1、维生素B_2和烟酸的参与，因而这三种维生素的需要量随能量代谢的增加而增大。

膳食中多不饱和脂肪酸越多，体内越容易产生过氧化物，这时便需要增加维生素E的摄入量，以对抗氧化损伤。

脂肪可促进脂溶性维生素的吸收，膳食中如果蛋白质过少，则维生素B_2因不能在体内存留而经尿排出。

3. 氨基酸之间的相互关系

必需氨基酸和非必需氨基酸都是合成蛋白质所必不可少的，为使蛋白质的合成能够正常进行，必须充足地供给这两类氨基酸，有些非必需氨基酸可部分代替必需氨基酸。例如，胱氨酸可部分替代蛋氨酸，酪氨酸可部分替代苯丙氨酸。食物中缺乏某一种或几种氨基酸时，可在食物中添加化学合成的氨基酸，强化所缺的氨基酸以及提高其蛋白质的营养价值，但必须严格掌握剂量，如果过量加入某一种氨基酸，造成氨基酸不平衡，则会降低蛋白质的利用率，这种不良影响以及蛋氨酸过量时最为严重。

4. 维生素之间的关系

维生素C有利于叶酸的利用，硫胺素和核黄素又影响维生素C；缺乏硫胺素，核黄素不能得到很好的利用；核黄素不足，常伴有烟酸的缺乏；维生素E可保护维生素A不被氧化。

5. 无机盐之间的关系

各种微量元素之间相互协同或相互抵抗适量的锌有利于铁的代谢，过量的锌则阻止铁的利用；铁和锰、铁和钴相互干扰吸收过程，又能协同生血效果；促进铁的吸收，过量的磷干扰铁的吸收；铁可促进氟的吸收。

锌可抵抗镉的毒性，镉可以干扰锌的吸收。钙和锌相互影响，高钙低锌时，动物生长变慢；钴和镍有利于锌的吸收。

硒可以降低汞、镉等元素的毒性，与钼、镉、铜、硫有抵抗作用，锌过多会干扰硒的吸收。

6. 无机盐与其他营养素之间的关系

无机盐影响产热营养素的代谢。铁、磷、镁参与生物氧化过程，碘通过甲状腺素、锌和铬通过胰岛素间接作用于生热营养素，钠和钾促进氨基酸和葡萄糖的吸收。

无机盐与维生素相互配合，相互作用。钴是维生素B_{12}的组成成分，硒通过谷胱甘肽过氧化酶与维生素E有相似功能。维生素C促进铁的吸收，维生素D影响钙、磷的吸收和排泄。

7. 膳食纤维与其他营养素之间的关系

膳食纤维可降低胆固醇，通过升高血胰岛素降低血糖。膳食纤维可与钙、铁、锌等矿物质结合在一起，排出体外，影响矿物质的吸收利用。膳食纤维也可降低小肠消化酶的作用，降低脂肪和蛋白质的利用率。

要点提示

1. 热能和各大营养素的关系
2. 营养素的相互关系

模块3 营养与能量平衡

一、能量与能量单位

1. 能量的作用及意义

能量是人类赖以生存的基础，人们为了维持生命、生长、发育、繁衍后代和从事各种活动，每天必须从外界取得一定的物质和能量，这些通常由食物提供。唯有食物源源不断地供给，人体才能做机械功、渗透功和进行各种化学反应，如心脏搏动、血液循环、肺的呼吸、肌肉收缩、腺体分泌以及各种生物活性物质的合成等。

2. 能量单位

能量有多种形式，并且有不同的表示。多年来人们对人体摄食和消耗的能量，通常都是用热量单位即以卡（calorie）或千卡（kilo-calorie）表示。1cal相当于1g水从15℃升高到16℃，即温度升高1℃所需的热量，营养学上通常以它的1000倍，即千卡为常用单位。1969年在布拉格召开的第七次国际营养学会议上推荐采用焦（Jowle）代替卡。

1J相当于用1N的力将1kg物体移动1m所需的能量。1000焦耳称为1千焦，1000千焦耳称为1大焦或1兆焦（1MJ）。

焦耳与卡的换算关系如下：

1千卡（kcal）=4.184千焦（kJ）

1千焦（kJ）=0.239千卡（kcal）

近似计算为：

1千卡=4.2千焦

1千焦=0.24千卡

粗略换算时可采用4乘，或除以4表示。

二、能值及其测定

（一）食物能值与生理能值

食物能值是食物彻底燃烧时所测定的能值，即“物理燃烧值”，或称“总能值”。食物中具有供能作用的物质如碳水化合物、脂肪和蛋白质称之为三大产能营养素。碳水化合物和脂肪彻底燃烧时的最终产物均为二氧化碳和水。蛋白质在体外燃烧时的最终产物是二氧化碳、水和氮的氧化物等。它们具体的产能数值如表2-28及表2-29所示。

表2-28 碳水化合物和脂肪的能值

名称	物理燃烧值		名称	物理燃烧值	
	kcal	kJ		kcal	kJ
胆固醇	9.9	41.42	纤维素	4.18	17.49
植物脂肪	9.52	39.83	糊精	4.12	17.24
动物脂肪	9.22	38.58	麦芽糖	3.95	16.53
乙醇	7.1	29.71	葡萄糖、果糖	3.75	15.69
淀粉	4.2	17.57			

表2-29 蛋白质的能值

名称	物理燃烧值		名称	物理燃烧值	
	kcal	kJ		kcal	kJ
血清蛋白	5.92	24.77	丙氨酸	4.35	18.2
酪蛋白	5.78	24.18	天冬氨酸	2.9	12.13
纤维蛋白	5.58	23.35	尿酸	2.74	11.4
胶原蛋白	5.35	22.38	尿素	2.53	10.59
亮氨酸	5.07	21.28			

生理能值即机体可利用的能值，在体内，碳水化合物和脂肪氧化的最终产物与体外燃烧时相同，因考虑到机体对它们的消化、吸收情况（如纤维素不能被人类消化），故二者的生理能值与体外燃烧时可稍有不同。

蛋白质在体内的氧化并不完全，氨基酸等中的氮并未氧化成氨的氧化物或硝酸（这些物质对机体有害），而尚有部分能量的有机物如尿素、尿酸、肌酐等由尿排出。这些含氮有机物的能量均可在体外燃烧时测得。此外，再考虑到消化率的影响，便可得到机体由蛋白质氧化而来的可利用的能值。现将几种主要产能营养素的食物能值与生理能值列于表2-30。不同食品中碳水化合物、脂肪和蛋白质的含量各异，若需了解某种食品所含能值，可利用食物成分表或仔细分析其样品的组成进行计算。

表2-30 几种营养素的食物能值和生理能值

名称	食物能值		尿中损失		吸收率/%	生理能值		生理系数
	kcal/g	kJ/g	kcal/g	kJ/g		kcal/g	kJ/g	
蛋白质	5.65	23.6	1.25	5.2	92	4	17	4
脂肪	9.45	9.45	—		95	9	38	9
碳水化合物	4.1	17.2	—		98	4	17	4
乙醇	7.1	29.7	微量		100	7.1	30	7

（二）人体能量消耗的测定

人体能量的消耗实际上就是指人体对能量的需要。

1. 直接测定法

这是直接收集并测量人体所放散的全部热能的方法。为此，让受试者进入一个特殊装备的小室。该室四周被水管包围并与外界隔热。机体所散发的热量可被水吸收，并通过液体和金属的传导进行测定，此法可对受试者在小室内进行不同强度的各种类型的活动所产生和放散的热能予以测定。此法原理简单，类似于氧弹热量计，但实际建造，投资很大，且不适于复杂的现场测定，现已基本不用。

2. 间接测定法

此法广泛应用于人体能量的消耗，主要根据其耗氧量的多少来推算所消耗的能量。关于人体耗氧量的测定可通过收集所呼出的气量（如用Douglas袋等），来分析其中氧和二氧化碳的容积百分比。由于空气中含氧量一定，且可测定，故将吸入空气中的含氧量减去呼出气体中的含氧量，即可计算出一定时间内机体的耗氧量。

三、影响人体能量需要的因素

对于某一个体来说，体重、劳动强度确定，并且生长速度一定，则能达到能量平衡的摄取量，即为该个体的能量需要。若摄取量高于或低于这种需要，除非耗能相应改变，否则贮能即有所改变，如耗能不变，当摄取量超过需要量时，则能量主要以脂肪组织的形式贮存；如果摄取量低于需要量时，则体内脂肪减少。事实上，任何个体都有一个可接受的健康体重范围。当然，如果这种不平衡太大，或持续的时间太长，则体重和身体组成成分的变化对身体的机能和健康会带来危害。

人体能量的消耗主要由三方面组成：① 维持基础代谢；② 对食物的代谢反应；③ 从事各种活动和劳动。它们也是能量需要的所在。

（一）基础代谢

1. 基础代谢与基础代谢率

基础代谢是维持生命最基本活动所必需的能量需要。具体说，按照FAO的方法是在机体处于空腹12~14h，睡醒静卧，室温保持在26~30℃，无任何体力活动和紧张思维活动，全身肌肉松弛，消化系统安静状态下测定的能量消耗。这实际上是机体处于维持最基本的生命活动状态下，即用于维持体温、脉搏、呼吸，各器官组织和细胞基本功能等最基本的生命活动所需的能量消耗。

一般说，成年男子每平方米体表面积每小时的基础代谢平均为167.36kJ（40kcal）。若按体重计则每千克体重每小时平均耗能1kcal，一个体重65kg的男子，24h的基础代谢为1×65×24，即1560kcal（6527.04kJ）。通常女性的基础代谢比男性约低5%，这可能是女性肌肉不发达、脂肪组织相对较多之故。儿童和青少年正处在生长、发育时期，其基础代谢比成人高10%~15%。一般情况下基础代谢可以有10%~15%的正常波动。至于基础代谢率，年龄越小，相对越高。随着年龄的增加，基础代谢率缓慢降低。

2. 基础代谢率的测定

过去一直认为基础代谢率与体表面积有关，尽管人们对此并没有很好的理论加以说明，但实际上却给出较恒定的数值。由于体表面积与身高、体重密切相关，因而可根据不同个体，按回归方程计算其体表面积，然后再由体表面积进一步查表计算基础代谢的能量。

此外，为了简化上述由身高、体重按一定公式计算体表面积和查表等。人们曾设计由身高、体重通过列线图求得体表面积，或直接由身高（cm）、体重（kg）、体表面积（m^2）和正常的标准代谢率[kJ/（m^2·h）]直接确定其基础代谢的能量。但此列线图解法不适用于婴儿和6岁以下儿童，因为他们的基础代谢率太高。

实际上，测定基础代谢率最有用的指标是体重。2001年李可基、屈宁宁曾在《中国成人基础代谢率的交叉效度研究和重新评价》中指出，根据对11000名不同性别、年龄以及不同体形和不同身高、体重的健康个体测定的结果，提出由体重估算人体基础代谢率（表2-31）。

表2-31 不同年龄和性别的基础代谢率

年龄/岁	基础代谢/(kcal/d)	相关系数	标准差①	基础代谢/(MJ/d)	相关系数	标准差①
男 0~	60.9m②−54	0.97	53	0.225m②−0.226	0.97	0.222
3~	22.7m②+495	0.86	62	0.0949m②+2.07	0.86	0.259
10~	17.5m②+651	0.9	100	0.0732m②+2.72	0.9	0.418
18~	15.3m②+679	0.65	151	0.064m②+2.84	0.65	0.632
30~	11.6m②+879	0.6	164	0.0485m②+3.67	0.6	0.686
60~	13.5m②+487	0.79	148	0.0565m②+2.04	0.79	0.619
女0~	61m②−51	0.97	61	0.255m②−0.214	0.97	0.255
3~	22.5m②+499	0.85	63	0.0941m②+2.09	0.85	0.264
10~	12.2m②+746	0.75	117	0.051m②+3.12	0.75	0.489
18~	14.7m②+496	0.72	121	0.0615m②+2.08	0.72	0.506
30~	8.7m②+829	0.7	108	0.0364m②+3.47	0.7	0.452
60~	10.5m②+596	0.74	108	0.0439m②+2.49	0.74	0.452

注：① 为实测基础代谢率与估算值之间的标准差。
② m表示体重（kg）。

由体重按上述公式计算人体基础代谢率简单方便，且与过去习惯上由体表面积（或包括身高）的计算法无较大差别，颇为实用。但是近年的研究结果表明，上述计算公式可能高估了某些地区人群的基础代谢率，因而导致高估了他们的能量需要。例如，亚洲人的基础代谢率就可能比欧洲人约低10%。我国不同的研究报告表明，对成人和儿童实测的基础代谢率比用WHO建议的相同年龄组基础代谢率计算公式算出的结果均有一定程度的降低。中国营养学会认为，在目前还没有足够的中国人群基础代谢率数值时，建议仍采用上述WHO建议的计算公式，并按中国和亚洲实测的结果和情况，将公式计算出的结果减5%作为中国18~44岁成年人群及45~59岁人群的基础代谢率是符合实际的。

3. 影响基础代谢的因素

影响人体基础代谢的因素很多，主要有以下几种。

（1）年龄　这主要是因生长、发育和体力劳动强度随年龄增加而变化所致。儿童从出生到2岁相对生长速度最快，青少年身高、体重和活动量与日俱增，故所需能量增加。中年以后基础代谢逐渐降低、活动量也逐渐减少，需要下降，至于老年人的基础代谢较成年人低10%~15%，因其活动更少、所需能量也更少。

年龄不同，身体组成差别很大。基础代谢主要取决于身体各组织的代谢活动，每种组织在身体中的比例以及它们在整个身体能量代谢中的作用。显然，身体组成的变化将影响到能量的需要，因为身体的某些器官和组织比另一些在代谢上更为活泼。表2-32所示为新生儿的大脑约占体重的10%，而其能量代谢约占身体总量的44%。另一方面，此时肌肉代谢的能量需要很低。此外，肝脏在代谢上比肌肉更活泼、老人肌肉组织下降，相对于瘦体质所占的总体代谢率也有所改变。

（2）性别　男性和女性在青春期以前，其基本的能量消耗按体重计差别很小。成长后男性有更多的肌肉组织。由于肌肉的代谢率较低（表2-32），所以对降低基础代谢率有一些作用，但是女性的体脂含量更多，其基础代谢率比男性低约5%（2%~12%）。妇女在月经期以及怀孕、哺乳时基础代谢率均可有所增高。

表2-32　人体器官和组织的代谢速率

名称	成人				新生儿			
	质量	代谢率		占总代谢	质量	代谢率		占总代谢
	/kg	kcal/d	kJ/d	百分率/%	/kg	kcal/d	kJ/d	百分率/%
肝	1.6	482	2017	27	0.14	42	176	20
脑	1.4	338	1414	19	0.35	84	352	44
心	0.32	122	510	7	0.02	8	33	4
肾	0.29	187	782	10	0.024	15	63	7
肌肉	30	324	1356	18	0.8	9	38	5
其他				19				20
总计	70	1800	7530		3.5	197	824	

（3）营养及机能状况　在严重饥饿和长期营养不良期间、身体基础代谢的降低可多达50%。疾病和感染可提高基础代谢，体温升高时基础代谢大为增加。某些内分泌腺，如甲状腺、肾上腺和垂体的分泌对能量代谢也有影响。其中甲状腺最显著，甲状腺机能亢进即是由于甲状腺素分泌增加，致使代谢加速的结果。反之则具有低于正常代谢的特征。肾上腺素可引起基础代谢暂时增加，垂体激素可刺激甲状腺和肾上腺而影响代谢。

（4）气候　尽管有证据表明，衣服穿得少且处于低气温环境中的人，即使没有颤抖，其基础代谢率也有增加，但是，一般认为气候影响不大。因为人们可以通过增减衣服以及改善居住条件等尽量减少这种影响。但长期处于寒冷和炎热地区的人可有所不同，后者的基础代谢稍低。例如，印度人的基础代谢率比北欧人平均低约10%。

（二）对食物的代谢反应

对食物的代谢反应（metabolic response to food）也称食物“特殊动力作用”（specificdynamic action）或食物的热效应（thermic effect of food）是指人体由于摄食所引起的一种额外的热能损耗。例如，某人的基础代谢率为1600kcal（6694kJ）/d，若摄入含能量正好如此的食物，其所产热能经测定却是1700kcal（7112kJ），这额外的100kcal（418kJ）并非来自食物，而是机体为利用食物中营养素所额外支付的能量。这可以增加进食后氧的吸收，并取决于所摄取食物的营养组分和所吸收的能量。

各种营养素中蛋白质的这种反应最强，相当于其本身产能的30%，糖类则少得多，仅占其所产热能的5%~6%，脂肪更少，占4%~5%。当摄入一般的混合膳食时，因对食物的代谢反应而额外增加的热能消耗，每日约为628kJ（150kcal），约为基础代谢的10%。

关于作用机理的研究，早期曾认为可能是由消化、吸收过程所引起，但它不能解释各种营养素之间为何有所不同，而且在将氨基酸直接注入血液、不经胃肠道时仍将有此作用。现在认为这主要是由机体对食物的代谢反应所引起。因为营养素所含能量并非全可被机体利用，只有在转变为ATP或其他高能磷酸键后才能做功。葡萄糖和脂肪的含能只有38%~40%可转变为ATP，蛋白质则仅有32%~34%。不能转变为ATP的部分则将以热的形式向外散发，故进食后可见机体在安静状态下向外发散的热比进食前增加。

此外，摄入的葡萄糖和脂肪酸在体内进行合成代谢时均需要一定能量，至于由氨基酸合成蛋白质所需能量则更高。首先，激活每分子氨基酸和形成肽链的连接需要2mol的ATP和1mol的GTP（三磷酸鸟苷），每个核苷酸掺入DNA（脱氧核糖核酸），信使RNA（核糖核酸）或转移RNA也都需要1个以上的高能磷酸键，每分子氨基酸转运透过细胞膜也需要3mol ATP，故蛋白质的合成需要消耗大量的能量。而蛋白质被消化分解成氨基酸后，在肝脏脱氨并合成尿素时也需要消耗一定能量。

（三）体力活动

体力活动，特别是体力劳动是相同性别、年龄、体重和身体组成影响个体能量需要的最重要因素。显然，劳动强度越大，持续时间越长，工作越不熟练时，其所需能量越多，而这又与他所从事的职业有很大关系。1971年FAO/WHO有关专家委员会曾断言："食物的摄取和能量的需要在人群中最重要的变数是职业所需体力劳动的能量消耗。"但是，由于现代生产工具的不断革新和机械化、自动化程度的日益增长，要确切区分劳动等级也有一定困难。上述专家委员会将职业劳动强度粗略分为轻微、中等、重和极重等劳动四级。1981年FAO/WHO/UNU有关专家委员会将职业活动分成轻、中等和重体力活动三级，并在此基础上测定了青年男、女三级活动的总能需要（表2-33）。

表2-33　不同体力活动的能量消耗

级别	女①				男②			
	耗能		平均耗能×BMR		耗能		平均耗能×BMR	
	kcal/min	kJ/min	总	净	kcal/min	kJ/min	总	净
轻：75%的时间坐着或站着	1.51	6.3			1.79	7.5		
25%的时间站着活动	1.7	7.1			2.51	10.5		
平均	1.56	6.5	1.7	0.7	1.99	8.3	1.7	0.7
中等：25%的时间坐着或站着	1.51	6.3			1.79	7.5		
75%的时间从事特定职业活动	2.2	9.2			3.61	15.1		
平均	2.03	8.5	2.2	1.2	3.16	13.2	2.7	1.7
重：40%的时间坐着或站着	1.51	6.3			1.79	7.5		
60%的时间从事特定职业活动	3.21	13.4			6.22	26		
平均	2.54	10.6	2.8	1.8	4.45	18.6	3.8	2.8

注：① 女：18~30岁，体重55kg。基础代谢率3.8kJ/min（0.9 kcal/min）。
② 男：18~30岁，体重65kg。基础代谢率4.9kJ/min（1.16 kcal/min）。

显然，这需要精确地描述其不同的活动和从事这种活动的时间。至于特定的职业活动如种地、开矿、造船或伐木等所需能量可能变化很大，这取决于机械化程度。关于某些特定活动的能量消耗如表2-34所示。其能量消耗为估计值，并以基础代谢率（BMR）乘以代谢常数表示。如睡眠的能量消耗为1.0即表示BMR×1.0。若某人的BMR是4.51kJ/min（1.08kcal/min），进行某一活动的能量消耗为13.55kJ/min（3.24kcal/min）。则其代谢常数是3.24÷1.08= 3.0（或13.55÷4.51=3.0）。

表 2-34　不同运动的能量消耗

项目	能量消耗		项目	能量消耗	
	男	女		男	女
睡眠	1	1	农　业：饲养动物	3.6	0
躺着或静坐	1.2	1.2	挖水渠	5.5	0
站立	1.4	1.5	砍甘蔗	6.5	0
散步	2.8	3	锯　木：电锯	4.2	0
洗衣服	2.2	3	手锯	7.5	0
办公室工作	1.3~1.6	1.7	用斧子伐木	7.5	0
实验室工作	2	—	娱　乐：坐着活动（打牌）	2.2	2.1
轻工业：化学工业	3.5	2.9	轻（台球、板球、高尔夫球、航行等）	2.2~4.4	2.1~4.2
电工	3.1	2			
机械工具业	3.1	2.7	中（跳舞、游泳、网球等）	4.4~6.6	4.2~6.3
农　业：摘水果	—	3.4			
挖地种植	—	4.3	重（足球、田径运动、赛艇等）	6.6+*	6.3+
打谷（脱粒）	—	5			
烹饪	1.8	1.8			
开拖拉机	2.1	—			

注：* +表示能量消耗大于该数值。

我国曾将体力劳动分为五级，即极轻、轻、中等、重和极重（女性没有极重，仅四级）。进入21世纪以后，由于国民经济迅速发展，人民生活水平提高、劳动条件和劳保福利等得以改善，过去被定义为极重体力劳动已转移为重体力劳动。而过去被定义为极轻体力劳动（如办公室工作）也因参加一定的体育、娱乐活动而向轻体力劳动转移。因此，中国营养学会建议，我国人民的活动强度可由五级调为三级（不排除少数例外），并估算成人能量的消耗如表2-35所示。

表2-35　我国人民的劳动强度及成人能量消耗

级别	职业工作时间分配	工作内容举例	能量消耗*	
			男	女
轻	75%的时间坐着或站着 25%的时间站着活动	办公室、电器修理、售货员、酒店服务员、化学实验演示、讲课等	1.55	1.56
中等	25%的时间坐着或站着 75%的时间从事特定职业活动	学生日常活动、汽车驾驶员、电工安装、车床操作、金属切削等	1.78	1.64
重	40%的时间坐着或站着 60%的时间从事特定职业活动	非机械化农业劳动、炼钢、舞蹈、体育运动、装卸、采矿等	2.1	1.82

注：* 以24h的基础代谢率倍数表示。

四、能量在烹饪加工中的变化

能量密度

能量密度是指每克食物所含的能量，这与食品的水分和脂肪含量密切有关。食品的水分含量高则能量密度低、脂肪含量高则能量密度高。

有关能量密度的另一特性是食品的稠度。它与食品的适口程度和是否满足能量需要有关。例如，玉米粥易呈黏稠状，若加水变稀则能量密度自然降低，如添加少量植物油，可明显降低其黏度，同时也可增加其能量密度。但是，在添加脂肪和糖以增加食品的能量密度和可口性时，必须注意保证蛋白质和其他营养素的浓度，使之不至于降低到不适宜的水平。

能量既不能创造也不能消灭，它只能由一种形式转变成另一种形式。但是，食物所含能量则有可消化、利用，与不可消化、利用之分。植物的纤维素、木质素不能被人体消化、利用。动物的毛发、骨骼等虽含有一定能量，但却不可食用。食品加工通常应尽量剔除不可食用的部分，以增加可食性比例和提高其可利用的食物能量。各类的碾磨加工，由于去除不能食用的颗粒外壳，使其可利用的能量提高。此外，为了满足某些人群对高能量的需要，在食品加工时还可增加食品配方中油脂的比例以制成高能量食品等。

五、能量的供给与食物来源

1. 能量的供给

能量的消耗量是确定能量需要量的基础。能量的供给也应依据能量的消耗而定，不同人群的需要和供给量并不相同。最近中国营养学会根据新近资料，结合以往的营养调查数据，考虑消化吸收率等因素，提出中国居民膳食能量推荐摄入量如表2-36所示。

表2-36

年龄/岁	RNI/（MJ/d）		RNI/（kcal/d）		年龄/岁	RNI/（MJ/d）		RNI/（kcal/d）	
	男	女	男	女		男	女	男	女
0~	0.4MJ	/（kg.d）①	9.5kcal	/（kg.d）①	中体力活动	11.3	9.62	2700	2300
0.5~	0.4MJ	/（kg.d）①	9.5kcal	/（kg.d）①	重体力活动	13.38	11.3	3200	2700
1~	4.6	4.4	1100	1050	孕妇（4~6个月）		+0.84		+200
2~	5.02	4.81	1200	1150	孕妇（7~9个月）		+0.84		+200
3~	5.64	5.43	1350	1300	乳母		+2.09		+500
4~	6.06	5.85	1450	1400	50~				
5~	6.7	6.27	1600	1500	轻体力活动	9.62	7.94	2300	1900
6~	7.1	6.7	1700	1600	中体力活动	10.87	8.36	2600	2000
7~	7.53	7.1	1800	1700	重体力活动	13	9.2	3100	2200

续表

年龄/岁	RNI/（MJ/d）		RNI/（kcal/d）		年龄/岁	RNI/（MJ/d）		RNI/（kcal/d）	
	男	女	男	女		男	女	男	女
8~	7.94	7.53	1900	1800	60~				
9~	8.36	7.94	2000	1900	轻体力活动	7.94	7.53	1900	1800
10~	8.8	8.36	2100	2000	中体力活动	9.2	8.36	2200	2000
11~	10.04	9.2	2400	2200	70~				
14~	12.13	10.04	2900	2400	轻体力活动	7.94	7.1	1900	1700
18~					中体力活动	8.8	7.94	2100	1900
轻体力活动	10.04	8.8	2400	2100	80~	7.94	7.1	1900	1700

注：① 为适宜摄入量（AI），非母乳喂养应增加20%。
引自：中国营养学会.《中国居民膳食营养素参考摄入量》，2000。

碳水化合物、脂肪和蛋白质三大产能营养素在体内各有其独特的生理作用且与身体健康密切相关，但它们又相互影响，尤其是碳水化合物与脂肪在很大程度上可以相互转化，并具有对蛋白质的节约作用。三大产能营养素在总能的供给中应有一个大致适宜的比例。过去西方国家的高脂肪、高蛋白膳食结构给当地居民的身体健康带来许多不良影响。世界各地营养调查表明，每人每日膳食总能摄入量中碳水化合物占40%~80%不等，大于80%和小于40%是对健康不利的两个极端，大多控制在50%~65%，最好不应低于55%。脂肪在各国膳食中的供能比例曾为15%~40%不等，尤其是西方国家食用动物脂肪量多，随着对脂肪与心血管疾病和癌症发病关系的深入认识，现大都控制在30%以下，而以15%~25%为好。蛋白质则以15%~20%较好。

2. 能量的食物来源

碳水化合物、脂肪和蛋白质三种产能营养素普遍存在于各种食物中。但是动物性食物一般比植物性食物含有较多的脂肪和蛋白质，至于植物性食物中，粮食以碳水化合物和蛋白质为主；油料作物则含有丰富的脂肪、其中大豆更含有大量油脂与优质蛋白质。至于水果、蔬菜类植物一般含能较少，但硬果类例外，如花生、核桃等可含有大量油脂，从而具有很高的热能。

工业食品中含能的多少是其营养学方面的一项重要指标，为了满足人们的不同需要，在许许多多的食品中尚有所谓“低热能食品”与“高能食品”之不同。前者主要由含能量低的食物原料（包括人类不能消化、吸收的膳食纤维等）所制成，用以满足肥胖症、糖尿病等患者的需要。后者则是由含能量高的食物，特别是含脂肪量高而含水量少的原料制成，如奶油、干酪、巧克力制品及其他含有高比例的脂肪和糖所制成的食品。它们的能量密度高，可以满足热能消耗大、持续时间长特别是对处于高寒地区工作和从事考察、探险、运动时的需要。但是，不管是哪种食品，都应有一定的营养密度。而且从总的情况来看，在人体所需热能和各种营养素之间应保持一定的平衡关系。

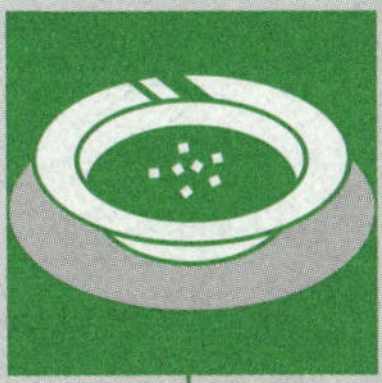

思考训练

1. 简述蛋白质对人体的生理功能。
2. 如何理解蛋白质营养不良。
3. 如何评价食物蛋白质的营养价值。
4. 如何改善食物的营养价值。
5. 简述脂类的生理功能。
6. 简述碳水化合物的生理功能。
7. 如何理解淀粉的老化。
8. 简述维生素C的生理功能。
9. 简述维生素A的生理功能。
10. 简述矿物质的生理功能。
11. 如何理解食物的酸碱性。
12. 简述钙的摄入量与食物来源。
13. 简述铁的摄入量与食物来源。
14. 简述膳食纤维的生理功能。
15. 简述营养学相互影响的作用方式。
16. 简述影响基础代谢的因素。

要点提示

1. 能量单位的换算
2. 基础代谢及其影响因素
3. 能量在烹饪中的变化和供能食物

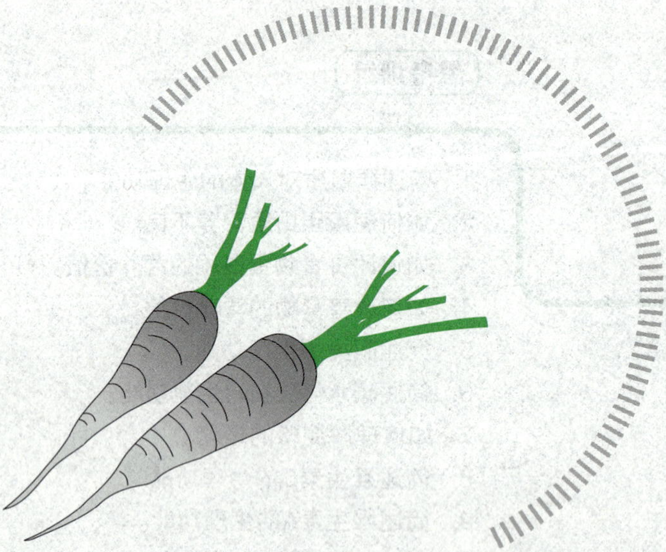

项目三

食物消化与吸收生理

主要内容　通过对本项目内容的学习，使学生了解掌握食物消化、吸收及排泄的概念，掌握消化系统结构与功能的关系，掌握食物在消化系统内的消化和吸收的生理过程，使学生明确食物中的营养物质要通过消化系统吸收才能被人体利用，同时引导学生关注消化系统的卫生保健。本项目重点是相关消化吸收系统中的胃内消化和小肠内消化的机理及过程。项目结束后布置适量课外作业。

学习目标
模块1　食物消化与吸收的意义
模块2　食物的消化
模块3　食物的吸收

能力培养
任务1　让学生掌握有关食物消化吸收的基本概念
任务2　让学生掌握食物消化系统的功能与结构的关系
任务3　让学生掌握食物消化吸收的机理及过程

知识拓展
展点　通过了解食物消化吸收的概念和机理等内容，关注消化系统的卫生保健

模块1 食物消化与吸收的意义

一个人的寿命按70岁计算，一生中摄取的食物（包括动植物类食物、饮水等）约70t，约为人体体重的1000倍。而将食物消化，吸收其中的各种营养素，并将不能被消化吸收的残渣排出体外的工作，是由消化系统来完成。人体内的众多系统，只有消化系统是和外界相通的。消化道就像一座综合性的原料加工厂，对食物原料进行加工处理后，把它们转变成可被人体细胞直接利用的能源物质和各种“最基本的营养成分组件”。

食物中所含有的人体必需的营养素中，只有水、无机盐和某些维生素能被人体直接利用，而糖类、脂类、蛋白质等结构复杂的大分子物质，不能直接被人体吸收和利用。它们必须通过消化系统分解成为简单、易于吸收的形式，才能被人体吸收和利用，其余无营养价值的残渣和未被吸收的部分与肠道分泌物及一些肠道微生物一起构成粪便排出体外。我们把食品在消化道分解成为可以吸收的小分子物质的过程称为消化（Digestion）。消化后的营养成分通过消化道黏膜进入血液或淋巴液的过程称为吸收（Absorption）。食物在人体中消化和吸收是两个紧密联系的生理过程，对人体的新陈代谢、生长发育均有重要意义。

人和动物将摄入的食物分解为可吸收利用的营养物质的过程。人体必需的营养物质中，只有水、无机盐和某些维生素能被消化管壁黏膜直接吸收入血，其他物质如蛋白质、脂肪和糖类都必须经过消化作用变成小分子物质后才能被吸收利用。消化过程包括对食物的磨碎、拌和及推送等机械作用（机械性消化）和各种酶对各种食物成分的化学分解作用（化学性消化）两个密切相关的过程。各段消化管的作用各有侧重，也和食物的性状相适应。食物初入口腔多为粗糙形式，有些营养物质还被构成植物性食物细胞壁的纤维素所包绕，故口腔消化以机械性消化为主。胃的主要作用是容纳食物，胃的蠕动使食物进一步粉碎和搅拌，并和胃液充分混合成食糜，胃液可对蛋白质进行初步消化。小肠是完成消化作用的重要部位，尤其是化学性消化，主要在小肠内完成。注入小肠的消化液有胰液、胆汁和小肠液，含有消化营养物质的多种消化酶，能把营养物质分解为可吸收和利用的形式。

消化系统的功能是在神经和体液因素调节下协调地进行的。注意消化器官的卫生，增强消化机能，可促进人体健康。食无定时、暴饮暴食、不注意饮食规律，易引起胃肠疾病；饭后大量饮水或进行剧烈运动，影响胃的消化功能。不注意饮食卫生，易导致病菌、寄生虫卵或有毒物质随食物吃进胃内，会引起消化道传染病或食物中毒。

吸收是消化管内的物质透过消化管黏膜上皮细胞进入血液和淋巴的过程。因消化管各部位黏膜的组织结构、食物的消化情况和停留时间不同，消化管对食物的吸收能力也不同。食物在口腔和食管内不被吸收，胃只能吸收少量水分、酒精和无机盐，大肠主要吸收少量水分、无机盐和部分维生素，小肠是营养物质吸收的主要场所，葡萄糖、氨基酸、甘油、脂肪酸以及大部分水、无机盐、维生素等都由小肠吸收。从肠壁吸收的营养物质转动的途径有两条：一是水、无机盐、葡萄糖、氨基酸、可溶于水的短、中链的脂肪酸与甘油等经肠绒毛内毛细血管汇集入小静脉，经门静脉入肝，然后运至全身；二是脂肪乳糜微粒和多数长链脂肪酸由肠绒毛的毛细淋巴管吸收，经淋巴循环进入血液。脂溶性维生素随脂肪酸一起被吸收。消化道吸收机能的认识，对日常生活和临床实践都有重要意义。根据各种物质被吸收所需条件来选择、搭配和调制食物，无疑会提高人体对食物的利用价值。消化道的吸收作用不限于食物，也能吸收药物。故医学上常以消化道作为药物治疗的重要给药途径。如将冠心病急救药——硝酸甘油片含于患者舌下，即可被口腔黏膜所吸收。又如医学上常利用消化道对盐类的选择吸收作用，将难以吸收的硫酸镁作为便秘患者的泻药。

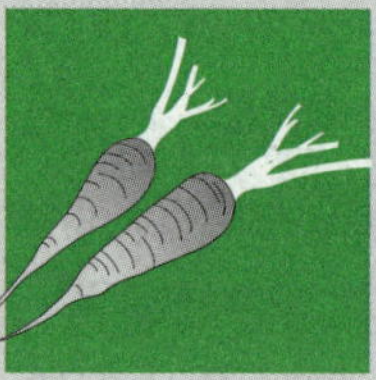

要点提示

1. 了解食物消化的基本概念
2. 了解食物吸收的基本概念
3. 掌握食物消化吸收的意义
4. 了解食物消化吸收的功能影响

模块2 食物的消化

消化系统（digestive system）由消化管和消化腺两大部分组成。消化管是一条自口腔延至肛门（长8~10 m）的肌性管道，包括口腔、咽、食管、胃、小肠（十二指肠、空肠、回肠）和大肠（盲肠、结肠、直肠）等部分。消化腺有小消化腺和大消化腺两种。小消化腺散在于消化管各部的管壁内，大消化腺有三对唾液腺（腮腺、颌下腺、舌下腺）、肝和胰，它们均借助导管，将分泌物排入消化管内（图 3-1）。消化器官的主要生理功能是对食物进行消化和吸收，从而为机体新陈代谢提供了必不可少的物质和能量来源。消化是食物在消化道内被分解为小分子的过程。消化的方式有两种：一种是通过消化道肌肉的舒缩活动，使食物与消化液充分混合以及将食物不断地向消化道的远端推送，这种方式称机械性消化；另一种消化方式是通过消化腺分泌的消化液完成的，消化液中含有各种消化酶，能分别分解蛋白质、脂肪和糖类等物质，使之成为小分子物质（图3-1），这种消化方式称化学性消化。正常情况下，这两种方式的消化作用是同时进行，互相配合的。吸收是指食物经过消化后，通过消化道黏膜的上皮细胞进入血液和淋巴循环的过程。消化和吸收是两个相辅相成、紧密联系的过程。不能被消化和吸收的食物残渣，最后以粪便的形式排出体外。消化系统疾病在临床上十分常见，每个人一生中都会患某种消化系统疾病，尤其在中年更为多发，在我国胃癌和肝癌分别是引起恶性肿瘤病人死因的第二位和第三位。

（一）消化系统的结构与功能特点

食管

食管是长约 25 cm的肌性管，它的上端与咽部相连，下端穿过膈肌后与胃贲门相接。食团进入咽和食管，由肌肉由上向下依次收缩推动食团下行，最后通过贲门入胃。整个吞咽过程包括两个阶段：第一阶段是舌、腭肌肉有意识地收缩压挤食团经咽峡入咽腔；第二阶段是食团由咽经食管入胃，完全是反射性活动。食管壁由黏膜、黏膜下层与肌层组成，缺乏浆膜层，因此食管病变容易扩散波及纵隔。食管有三个生理狭窄部，第一个狭窄位于食管和咽的连接处；第二个狭窄位

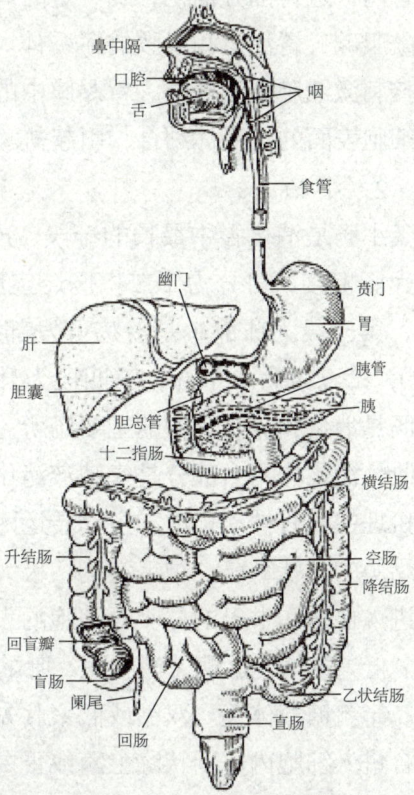

图3-1 人体消化道结构图

于食管与左支气管交叉处；第三个狭窄为穿经膈肌处，这些狭窄处异物容易滞留，也是肿瘤好发部位。

（二）胃肠道

1. 胃

胃是消化管的最膨大部分，大部分位于腹上部的左季肋区，上端与食管相续的入口叫贲门，下端连接十二指肠的出口叫幽门。胃分为胃底、胃体、胃窦三部分。胃体与胃窦在小弯的分界部称角状切迹，这是在内镜检查中作定位的重要标记，它相当于胃小弯垂直与水平段相交处，是溃疡、胃癌好发部位（图3-2）。胃壁由黏膜、黏膜下层、肌层和浆膜四层构成。黏膜上皮为柱状上皮，上皮向黏膜深部下陷构成大量腺体（胃底腺、贲门腺、幽门腺），它们的分泌物混合形成胃液。由食管送来的食团暂时贮存于胃内，进行部分消化，到一定时间后再送入十二指肠。胃壁细胞和主细胞的表面存在乙酰胆碱、胃泌素和组胺的H_2受体。当迷走神经兴奋时，其神经末梢释放的乙酰胆碱能直接刺激细胞分泌盐酸。胃黏膜中的肥大细胞受刺激（例如炎症）后释放的组胺也能与壁细胞表面的H_2受体结合，引起盐酸分泌。

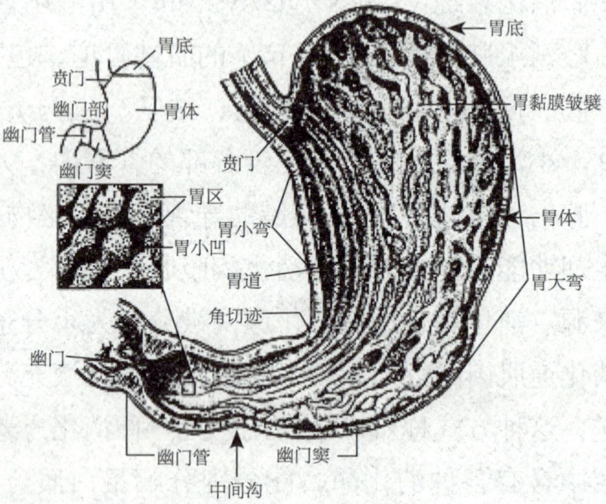

图3-2 人胃剖面图

2. 小肠

小肠是消化管中最长的一段，成人全长5~7m。上端从胃幽门起始，下端在右髂窝与大肠相接，可分为十二指肠、空肠和回肠三部分。小肠的起始部为十二指肠，分四段，第一段为球部（是溃疡好发部位），第二段为降部（胆、胰管开口于降部内侧壁上），第三段为水平部，第四段为升部，升部与空肠连接，连接处为屈氏韧带所固定。小肠是消化和吸收食物的主要场所。食物成分必先消化分解为小分子物质，才能被肠壁吸收，消化作用大部分是靠胰液消化酶完成的，肠液消化酶仅起补充作用。小肠黏膜吸收机理主要有被动扩散和主动转运两种，食物成分的吸收都是通过主动转运完成的。小肠黏膜的环状皱襞、绒毛结构，极大地增强了吸收功能。营养成分是经黏膜的吸收细胞而进入血液和淋巴的。吸收细胞的表面有刷状缘，刷状缘含有多种酶如双糖酶、海藻糖酶、低聚糖酶、肽酶、磷脂酶、叶酸结合酶以及内因子—维生素B_{12}受体和葡萄糖、氨基酸、半乳糖载体等。双糖或低聚肽先经过这些酶水解为单糖或氨基酸，再与特异载体相结合进入细胞内，刷状缘上酶或蛋白质的缺损，可造成各种病症。小肠黏膜对水和电解质的转运是双向的，小肠分泌时，水分和电解质由黏膜下层向肠腔转移，吸收时则呈相反方向转移。正常情况下，吸收大于分泌，因此仅少量水和电解质进入结肠。水的吸收是被动的，小肠对钠的吸收效率很高，一部分是被动的，另一部分是主动的，小肠对钾的吸收是被动的，其速率比钠慢得多，腹泻时有大量钠、钾、水的丢失。氯化物的吸收大部分是被动的，但回肠可以通过分泌重碳酸盐而主动吸收氯离子。正常小肠每天分泌1~3L肠液进入肠腔，绝大部分在远端小肠重吸收。小肠液的分泌受小肠内分泌细胞分泌的各种激素所调节，这类激素作用于小肠腺分泌细胞，刺激腺苷环化酶，形成CAMP，使腺细胞分泌增加。霍乱弧菌、大肠杆菌及痢疾杆菌等的肠毒素可使肠腺细胞水分和电解质分泌亢进，造成分泌性水泻、脱水和电解质紊乱。

3. 大肠

大肠是消化管最后的一段，长约 1.5 m，起自右髂窝，终于肛门，可分为盲肠、结肠（包括升结肠、横结肠、降结肠、乙状结肠）和直肠三段（图 3-3）。盲肠是大肠的开始部（图 3-3），位于右髂窝内，与回肠相接，上通升结肠。在盲肠的后内壁伸出一条细长的阑尾，其末端游离，一般长 6~8 cm，内腔与盲肠相通，它是盲肠末端在进化过程中退化形成的。大肠的主要生理功能在于吸收水分，形成和排出粪便。大肠黏膜腺体能分泌微碱性的浓稠黏液，有保护肠黏膜和滑润粪便作用。

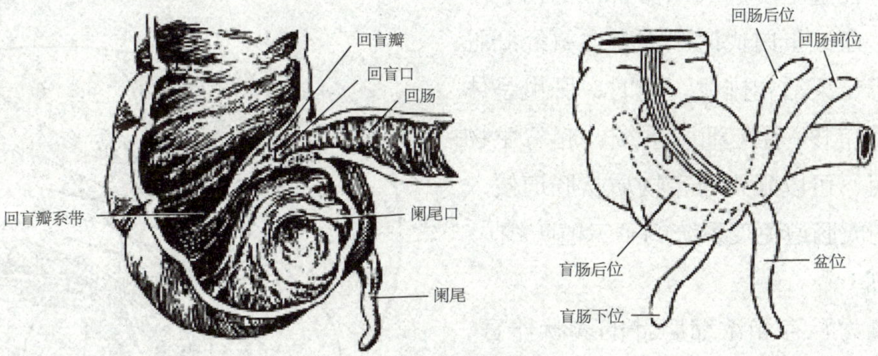

图3-3　盲肠内腔及阑尾

4. 胃肠道激素

胃肠道激素是指来源于胃肠道内分泌细胞和神经细胞的小分子活性物质和多肽。它们对于维持消化道正常生理功能是不可缺少的，要完成某一胃肠生理功能需要几种激素协同作用。胃肠激素相互之间、胃肠激素与胃肠各种细胞、组织、器官之间相互协调才能维持生理功能，一旦这种平衡打破，就可能引起疾病。

5. 胃肠道免疫功能

大多数病原微生物和有害物质入侵机体要经过胃肠道黏膜表面，黏膜表面的生理结构和广泛分布在黏膜内的免疫细胞共同构成黏膜屏障，在抵御病原微生物入侵和维持机体正常防御功能上起着重要作用。胃肠道相关性淋巴样组织由胃肠道的免疫细胞构成，如将这些免疫细胞集中在一起，可成为体内最大的免疫器官，它形成了胃肠道免疫系统的第一道防线。在肠道黏膜的固有层存在B淋巴细胞、浆细胞、T淋巴细胞、巨噬细胞、肥大细胞等免疫细胞。由浆细胞分泌的IgA发挥其特异性免疫应答作用，分泌型IgA附着于胃肠道黏膜表面，可阻止病菌和抗原的侵入。

（三）肝脏与胆囊

1. 肝脏

肝脏是人体最大的腺体和新陈代谢的重要器官，位于右季肋部和腹上部。肝分左、右两叶，左叶小而薄，右叶大而厚。肝由50~100万个肝小叶构成，肝小叶呈六角柱状，肝小叶的中央有一中央静脉，中央静脉的周围有大致呈放射状排列的肝细胞板（肝板），肝板之间为肝血窦，相邻肝细胞之间有微细的胆小管，胆小管汇集成稍大的管道，再逐级汇集成更大的管道，最后形成左、右肝管经肝门出肝。肝细胞分泌的胆汁进入胆小管，经各级胆管和肝管流出。胆汁从肝管出肝后并不立即直接流入十二指肠，而是首先贮存于胆囊内，间断性地排放入十二指肠。胆汁流入十二指肠前在肝外流经的管道总称为肝外胆道系统，包括肝管、肝总管、胆囊管、胆囊和胆总管。门静脉和肝动脉入肝后反复分支，最终与肝血窦相连接。肝是体内糖、蛋白质、脂质、维生素合成代谢的重要器官，又是主要的解毒器官，药物、多种激素、血红蛋白代谢产物和血氨经肝脏分解去毒、灭活和排泄。同时，肝也是体内最大的单核-吞噬细胞系统，起着生物过滤作用，可以阻止有害物质从肠道侵入全身，构成肠道免疫系统的第二道防线。

2. 胆囊

胆囊为贮存和浓缩胆汁的囊状器官，呈长梨形，长8~12cm，宽3~5cm，容量为40~60mL，位于肝脏脏面的胆囊窝内（图3-4）。

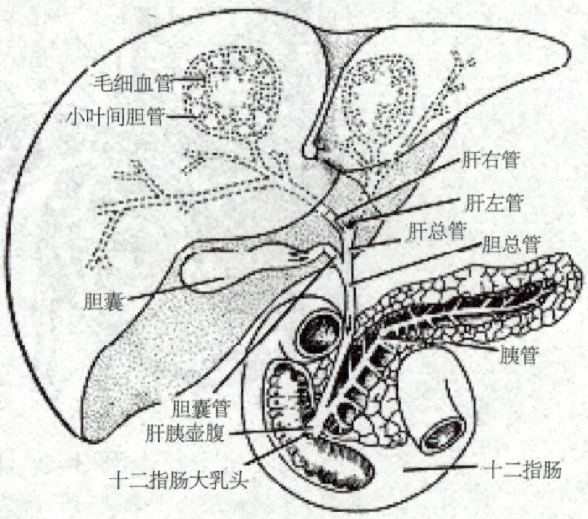

图3-4 肝、胆囊、胰腺和十二指肠关系模式图

（四）胰腺

胰是人体的第二大腺，横跨在第1、2腰椎的前面，可分为头、体、尾三部，由外分泌部和内分泌部两部分组成。外分泌部的腺细胞分泌胰液，经各级导管，流入胰腺管，胰腺管与胆总管共同开口于十二指肠（图3-4）。胰液是人体最重要的消化液，含有淀粉酶、脂肪酶、胰蛋白酶、糜蛋白酶、弹性蛋白酶、核糖核酸酶、脱氧核糖核酸酶等多种消化酶，对消化食物起重要作用。内分泌部是指散在于外分泌部之间的细胞团——胰岛，它分泌的激素直接进入血液和淋巴，主要参与糖代谢的调节。

（五）消化系统的生理特点

1. 消化道平滑肌的生理特性

在整个消化道中，除口、咽、食管上端和肛门外括约肌是骨骼肌外，其余部分都是由平滑肌组成的。消化道通过这些肌肉的舒缩活动，完成对食物的机械性消化，并推动食物的前进；消化道的运动对于食物的化学性消化和吸收，也有促进作用。消化道平滑肌具有肌组织的共同特性，如兴奋性、自律性、传导性和收缩性，但这些特性的表现均有其自己的特点。消化道平滑肌经常保持在一种微弱的持续收缩状态，即具有一定的紧张性。消化道各部分，如胃、肠等之所以能保持一定的形状和位置，同平滑肌的紧张性有重要的关系。消化道平滑肌对电刺激较不敏感，但对于牵张、温度和化学刺激则特别敏感，轻微的刺激常可引起强烈的收缩。消化道平滑肌的这一特性是与它所处的生理环境分不开的，消化道内容物对平滑肌的牵张、温度和化学刺激是引起内容物推进或排空的自然刺激因素。

2. 消化腺的分泌功能

人每日由各种消化腺分泌的消化液总量达 6~8L，消化液主要由有机物、离子和水组成。消化液的主要功能为：① 稀释食物，使之与血浆的渗透压相等，以利于吸收；② 改变消化腔内的 pH，使之适应于消化酶活性的需要；③ 水解复杂的食物成分，使之便于吸收；④ 通过分泌黏液、抗体和大量液体，保护消化道黏膜，防止物理性和化学性的损伤。

3. 胃肠的神经支配及其作用

神经系统对胃肠功能的调节较为复杂，它通过植物性神经和胃肠的内在神经两个系统相互协调统一而完成的。支配胃肠的自主神经被称为外来神经，包括交感神经和副交感神经。交感神经节后纤维释放的去甲肾上腺素使胃肠平滑肌舒张；副交感神经兴奋释放乙酰胆碱使胃和小肠平滑肌收缩。

（六）消化液的性质、主要成分与作用

1. 唾液腺

人的口腔内有3对大的唾液腺：腮腺、舌下腺、颌下腺，还有无数散在的小唾液腺，唾液就是由这些唾液腺分泌的混合液。唾液为无色、无味近于中性的低渗液体。唾液中的水分约占99.5%，有机物主要为黏蛋白，还有唾液淀粉酶、溶菌酶等，无机物主要有钠、钾、钙、硫、氯等。

唾液的作用：① 唾液可湿润与溶解食物，以引起味觉；② 唾液可清洁和保护口腔，当有害物质进入口腔后，唾液可起冲洗、稀释及中和作用，其中的溶菌酶可杀灭进入口腔内的微生物；③ 唾液可使食物细胞黏成团，便于吞咽；④ 唾液中的淀粉酶可对淀粉进行简单的分解，但这一作用很弱，且唾液淀粉酶仅在口腔中起作用，当进入胃与胃液

混合后，pH下降，此酶迅速失活。食物在口腔内的消化过程是经咀嚼后与唾液合成团，在舌的帮助下送到咽后壁，经咽与食管进入胃。食物在口腔内主要进行的是机械性消化，伴随少量的化学性消化，且能反射性地引起胃、肠、胰、肝、胆囊等器官的活动，为以后的消化做准备。

2. 胃液

胃液为透明、淡黄色的酸性液体，pH为0.9~1.5。胃液主要由以下成分组成：

（1）胃酸　胃酸由盐酸构成，由胃黏膜的壁细胞分泌。胃酸主要有以下功能：① 激活胃蛋白酶原，使之转变为有活性的胃蛋白酶；② 维持胃内的酸性环境，为胃内的消化酶提供最合适的pH，并使钙、铁等矿物质元素处于游离状态，利于吸收；③ 杀死随食物进入胃内的微生物；④ 造成蛋白质变性，使其更容易被消化酶所分解。

（2）胃蛋白酶是由胃黏膜的主细胞以不具活性的胃蛋白酶原的形式所分泌的，胃蛋白酶原在胃酸的作用下转变为具有活性的胃蛋白酶。胃蛋白酶可对食物中的蛋白质进行简单分解，主要作用于含苯丙氨酸或酪氨酸的肽键，形成脲和胨，但很少形成游离氨基酸，当食糜被送入小肠后，随pH升高，此酶迅速失活。

（3）主要成分为糖蛋白　它覆盖在胃细胞膜的表面，形成一个厚约500μm的凝胶层，具有润滑作用，使食物易于通过；黏液还保护胃黏膜不受食物中粗糙成分的机械损伤；黏液为中性或偏碱性，可降低HCL胃酸酸度，减弱胃蛋白酶活性，从而防止酸和胃蛋白酶对胃细胞膜的消化作用。

（4）细胞分泌，可以和维生素B_{12}结合成复合体，有促进回肠上皮细胞吸收维生素B_{12}的作用。

3. 小肠

（1）胰液　小肠是食物消化的主要器官。在小肠，食物受胰液、胆汁及小肠液的化学性消化，是由胰腺的外分泌腺部分分泌，所分泌的胰液进入胰管，流经胰管与胆管合并而成的总胆骺位于十二指肠处的总胆管开口进入小肠。胰液为无色、无嗅的弱碱性液体，pH为7.8~8.4，含水量类似于唾液；无机物主要为碳酸氢盐，其作用是中和进入十二指肠的胃酸，使肠细胞膜免受强酸的侵蚀，同时也提供了小肠内多种消化酶活动的最适pH；有机物则为由多种酶组成的蛋白质。① 胰淀粉酶为α淀粉酶；② 胰脂肪酶类：胰液中消化脂类的酶有胰脂肪酶、磷脂酶A_2、胆固醇酯酶和辅脂酶；③ 胰蛋白酶类：胰液中的蛋白酶基本上分为两类，即内肽酶和外肽酶。胰蛋白酶、糜蛋白酶和弹性蛋白酶属于内肽酶；外肽酶主要有羧基肽酶A和羧基肽酶B。胰腺细胞最初分泌的各种蛋白酶都是以无活性的酶原形式存在的，进入十二指肠后被肠致活酶所激活。除上述三类主要的酶外，胰液中还含有核糖核酸酶和脱氧核糖核酸酶。胰液中的所有酶类的最适pH为7.0左右。

（2）胆汁　胆汁是由肝细胞合成的，储存于胆囊，经浓缩后由胆囊排出至十二指肠。胆汁是一种金黄色或橘棕色有苦味的浓稠液体，其中除含有水分和钠、钾、钙、碳酸氢盐等无机成分外，还含有胆盐、胆色素、脂肪酸、磷脂、胆固醇和细胞蛋白等有机成分。胆盐是由肝脏利用胆固醇合成的胆汁酸与甘氨酸或牛磺酸结合形成的钠盐或钾盐，是胆汁参与消化与吸收的主要成分。一般认为胆汁中不含消化酶。胆汁的作用是：① 胆盐可激活胰脂肪酶，使后者催化脂肪分解的作用加速；② 胆汁中的胆盐、胆固醇和卵磷脂等都可作为乳化剂，使脂肪乳化呈细小的微粒，增加胰脂肪酶的作用面积，使其对脂肪的分解作用大大加速；③ 胆盐与脂肪的分解产物如游离脂肪酸、甘油一酯等结合成水溶性复合物，促进了脂肪的吸收；④ 通过促进脂肪的吸收，间接帮助了脂溶性维生素的吸收。此外，胆汁还是体内胆固醇和胆色素代谢产物排出体外的主要途径。

（3）肠液　小肠液是由十二指肠腺细胞和肠腺细胞分泌的一种弱碱性液体，pH 约为7.6。小肠液中的消化酶包括氨基肽酶、α-糊精酶、麦芽糖酶、乳糖酶、蔗糖酶、磷酸酶等；主要的无机物为碳酸氢盐；小肠液中还含有肠激活酶，可激活胰蛋白酶原。

4. 大肠内的细菌活动

大肠中的细菌来自于空气和食物，它们依靠食物残渣而生存，同时分解未被消化吸收的蛋白质、脂肪和碳水化合物。蛋白质首先被分解为氨基酸，氨基酸或是再经脱羧产生胺类，或是再经脱氨基形成氨，这些可进一步分解产生苯酚、吲哚、甲基吲哚和硫化氢等，是粪便臭味的主要来源；碳水化合物可被分解产生乳酸、醋酸等低级酸以及CO_2、沼气等；脂肪则被分解产生脂肪酸、甘油、醛、酮等，这些成分大部分对人体有害，有的可以引起人类结肠癌。可溶性膳食纤维，可加速这些有害物质的排泄，缩短它们与结肠的接触时间，有预防结肠癌的作用。

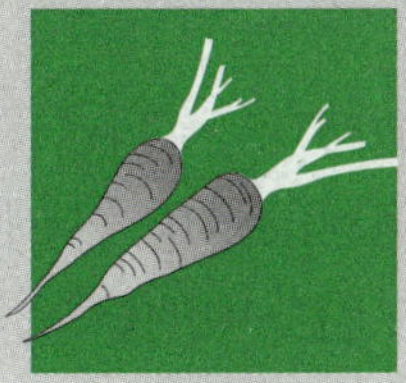

要点提示

1. 了解食物消化系统的组成
2. 了解食物消化系统的结构组成
3. 掌握食物消化液的成分及功能

模块3 食物的吸收

吸收（absorption）是指食物成分在消化道（主要）上皮细胞吸收，进入血液或淋巴从而进入肝脏的过程。

一、吸收部位

食物吸收的主要部位是小肠上段的十二指肠和空肠。回肠主要是吸收功能的储备，用于代偿时的需要，而大肠主要是吸收水分和盐类。在小肠内壁上布满了环状皱褶、绒毛和微绒毛。经过这些环状皱褶、绒毛和微绒毛的放大作用，使小肠的吸收面积可达200m^2；且小肠的这种结构使其内径变细，增大了食糜流动时的摩擦力，延长了食物在小肠内的停留时间，为食物在小肠内的吸收创造了有利条件。

二、吸收形式

小肠细胞膜的吸收作用主要依靠被动转运与主动转运来完成。

（一）被动转运

被动转运过程主要包括被动扩散、易化扩散、滤过、渗透等作用。

1. 被动扩散

通常物质透过细胞膜，总是和它在细胞膜内外的浓度有关。不借助载体，不消耗能量，物质从浓度高的一侧向浓度低的一侧透过称被动扩散。由于细胞膜的基质是类脂双分子层，脂溶性物质更易进入细胞。物质进入细胞的速度决定于它在脂质中的溶解度和分子大小，溶解度越大，透过越快；如果在脂质中的溶解度相等，则较小的分子透过较快。

2. 易化扩散

这是指非脂溶性物质或亲水物质如钠、钾、葡萄糖和氨基酸等，不能透过细胞膜的双层脂类，而需在细胞膜蛋白质的帮助下，由膜的高浓度一侧向低浓度一侧扩散或转运的过程，与易化扩散有关的膜内转运系统和它们所转运的物质之间，具有高度的结构特异性，即每一种蛋白质只能转运具有某种特定化学结构的物质；易化扩散的另一个特点是所谓的饱和现象，即扩散通量一般与浓度梯度的大小成正比，当浓度梯度增加到一定限度时，扩散通量就不再增加。

3. 滤过

消化道上皮细胞可以看做是滤过器，如果胃肠腔内的压力超过毛细血管时，水分和其他物质就可以滤入血液。

4. 渗透

渗透可看做是特殊情况下的扩散。当膜两侧产生不相等的渗透压时，渗透压较高的一侧将从另一侧吸引一部分水过来，以求达到渗透压的平衡。

（二）主动转运

在许多情况下，某种营养成分必须要逆着浓度梯度（化学的或电荷的）的方向穿过细胞膜，这个过程称主动转运。营养物质的主动转运需要由细胞上载体的协助。所谓载体，是一种运输营养物质进出细胞膜的脂蛋白。营养物质转运时，先在细胞膜同载体结合成复合物，复合物通过细胞膜转运入上皮细胞时，营养物质与载体分离而释放入细胞中，而载体又转回到细胞膜的外表面。主动转运的特点是：载体在转运营养物质时，需有酶的催化和提供能量，能量来自三磷酸腺苷的分解；这一转运系统可以饱和，且最大转运量可被抑制；载体系统有特异性，即细胞膜上存在着几种不同的载体系统，每一系统只运载某些特定的营养物质。

三、营养素的吸收

食物经过消化，将大分子物质变成低分子物质，其中多糖分解成单糖，蛋白质分解成氨基酸，脂肪分解成脂肪酸、甘油等，维生素与矿物质则在消化过程中从食物的细胞中释放出来，通过消化道管壁进入血液循环，这就是吸收的过程。吸收的方式取决于营养素的化学性质，食物进入胃之前没有吸收，胃只能吸收少量的水分和酒精等，大肠主要吸收在小肠内没被完全吸收的水分和无机盐，而营养物质的吸收主要是在小肠进行。当营养成分被消化吸收后，立即被运输到需要或储藏它们的组织。淋巴和血液是营养物的主要运输介质，在肠道的膜内有淋巴毛细管网状组织，胆固醇、水、长链脂肪和某些蛋白质被淋巴系统最终传送到静脉系统，大部分低分子营养物质被吸收进入血液循环后，与血液中蛋白质分子结合，再运输到各组织细胞。

1. 蛋白质的吸收

蛋白质在消化道内被分解为氨基酸后，在小肠黏膜被吸收，吸收后经小肠绒毛内的毛细血管而进入血液循环，为主动转运过程，天然蛋白质被蛋白酶水解后，其水解产物大约1/3为氨基酸，2/3为寡肽，这些产物在肠壁的吸收远比单纯混合氨基酸快，而且吸收后大部分以氨基酸形式进入门静脉。

2. 脂肪的吸收

脂肪经消化道被分解为甘油和脂肪酸，甘油易溶于水，可被直接吸收进入血液中；脂肪酸在消化道需与胆盐结合成水溶性复合物才被吸收。脂肪酸被吸收后，一小部分进入小肠绒毛的毛细血管，由门静脉入肝，一大部分进入毛细淋巴管，经大淋巴管进入血液循环。脂溶性维生素也随脂肪酸一起被吸收。

3. 碳水化合物的吸收

碳水化合物经消化分解为单糖（主要为葡萄糖及少量的果糖和半乳糖）后，以主动转运方式吸收。然后通过门静脉入肝，一部分合成糖原在肝中储存，另一部分由肝静脉进入人体循环，供全身组织利用。

4. 水、水溶性维生素及无机盐的吸收

水、水溶性维生素及无机盐这一类物质，可以不经消化，在小肠被直接吸收。水在肠道是靠渗透压的原理被吸收；水溶性维生素是由扩散的方式吸收。在无机盐中，钠盐是靠钠泵吸收，氯离子、碳酸氢根等负离子是靠电位差进行吸收。

四、生物转化

肝脏是进行生物转化的主要器官，在人体内、营养与非营养物质在肝脏等组织中的化学转变过程称为生物转化。体内物质代谢产生的小分子活性物质或毒物以及进入体内的各种异物如药物、毒物、食品添加剂等在体内通过生物转化可以改变其结构和性质，然后通过肝脏或肾脏等途径排出体外。很多因素会影响到生物转化反应的进行。个体差异因素及种族因素、营养不良（蛋白质、磷脂、维生素A、维生素C、维生素E等不足）会影响生物转化的进行；新生儿的生物转化能力较差，老年人的转化能力也趋于衰退；体内雄性激素、胰岛腺素可促进机体内的生物转化作用；严重的肝脏病会影响转化的进行。

五、排泄

摄入的食物经过各段消化道反复吸收之后，最后进入直肠的为食物中不能被消化吸收的残渣、盐类和少量剩余营养物质。当含有大量肠道微生物、胃肠道脱落细胞及食物残渣所组成的粪便进入直肠后，刺激肠壁，则引起排便反应。

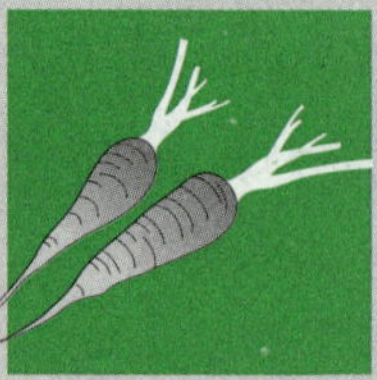

要点提示

1. 了解吸收的定义和部位
2. 掌握主动转运吸收和被动转运吸收的形式
3. 掌握各种营养素吸收的过程

思考训练

一、名词解释

1. 食物消化

2. 食物吸收

3. 消化系统

4. 被动扩散

5. 生物转化

二、填空题

1. 消化可分为 ______________ 和 ______________ 两种形式。

2. 糖类在小肠被吸收的主要分子形式是________，蛋白质主要是以 ________ 形式被吸收，它们的吸收均与 ________ 的吸收相关联。

3. 胃蛋白酶原在 ________ 的作用下，被激活为胃蛋白酶。

4. 胃液的主要成分有 ________、________、________和__________。

5. ______ 的主要作用是促进脂肪的消化吸收，同时也促进脂溶性维生素的吸收。

三、选择题

1. 人体内最大的消化腺是（　　）

A. 唾液腺　B. 胰腺　C. 胃腺　D. 肝脏

2. 下列营养物质中，可以不经过消化，在消化道内直接被吸收的是（　　）

A. 无机盐和维生素　B. 蛋白质和糖类

C. 脂肪和糖类　D. 脂肪和蛋白质

3. 被胆汁促进消化的物质是（　　）

A. 淀粉　B. 脂肪　C. 蛋白质　D. 维生素

4. 饭后不能立即从事剧烈的体育运动，是因为（　　）

A. 对消化有抑制作用　B. 会使平滑肌疲劳

C. 影响小肠的吸收　D. 会患肝炎

5. 食物中的蛋白质经消化转变成（　　）

A. 脂肪酸　B. 氨基酸

C. 葡萄糖　　D. 甘油

6. 小肠绒毛不能直接吸收的营养物质是（　　）

A. 氨基酸　　B. 麦芽糖　　C. 维生素　　D. 脂肪酸

7. 人体消化食物和吸收营养物质的主要场所是（　　）

A. 小肠　　B. 大肠　　C. 胃　　D. 口腔

8. 人体最重要的供能物质是（　　）

A. 蛋白质　　B. 糖类　　C. 脂肪　　D. 维生素

9. 下列中哪项不是物理性消化（　　）

A. 牙齿咀嚼　　B. 舌的搅拌

C. 胃肠蠕动　　D. 唾液淀粉酶对淀粉的消化

10. 蛋白质消化的最终产物是（　　）

A. 尿素　　B. 葡萄糖　　C. 脂肪酸　　D. 氨基酸

11. 试管内有一些植物油，加入配制的消化液，充分振荡后，置入37℃的温水中，过一段时间后植物油不见了，配制的消化液最合理的一组是（　　）

A. 唾液、胃液、肠液　　B. 胃液、胆汁

C. 胰液、肠液、胆汁　　D. 肠液、胰液

12. 下列哪项不是小肠结构与消化机能相适应的特点（　　）

A. 小肠长5~6m　　B. 黏膜表面有许多皱襞和小肠绒毛

C. 小肠绒毛中有毛细血管和毛细淋巴管　　D. 小肠壁内有肠腺

13. 由消化道壁吸收的营养物质，首先进入的是（　　）

A. 循环系统　　B. 消化系统　　C. 呼吸系统　　D. 运动系统

14. 下列哪种消化液对蛋白质食物的消化不起作用（　　）

A. 唾液　　B. 胃液　　C. 胰液　　D. 肠液

15. 酶的化学成分是（　　）

A. 糖类　　B. 蛋白质　　C. 脂类　　D. 核酸

16. 下列消化系统的器官中，不与食物直接接触的是（　　）

A. 食道　　B. 胃　　C. 肝脏　　D. 咽

17. 下列消化腺分泌的消化液流入小肠的是（　　）

A. 肠腺　　B. 胰腺　　C. 肝脏　　D. 以上都是

18. 人的唾液中除含有唾液淀粉酶外，还含有（　　）

A．凝乳酶　　B．蛋白水解酶　　C．麦芽糖酶

D．溶菌酶　　E．肽酶

19. 胃酸的生理作用不包括（　　）

A．激活胃蛋白酶原，并为胃蛋白酶提供一个酸性作用环境

B．杀死进入胃内的细菌　　C．促进胰液和胆汁的分泌

D．促进维生素B_{12}的吸收　　　　E．促进钙和铁的吸收

20．关于头期胃液分泌的叙述，正确的是（　　）

A．只有食物直接刺激口腔才能引起　　B．是纯神经调节

C．传出神经是迷走神经　　D．不包括条件反射

E．酸度高、胃蛋白酶含量很少

四、问答题

1．口腔中的牙在消化食物时有什么作用？如果把米饭在口腔中慢慢地咀嚼，你会觉得有甜味吗？

2．简述胰液的主要成分及作用。

3．为什么说小肠是营养物质吸收的主要场所？

4．胃液的主要成分有哪些？各有何生理作用。

5．吸收原理大致分几种？简述三种营养物质的吸收形式、途径和原理。

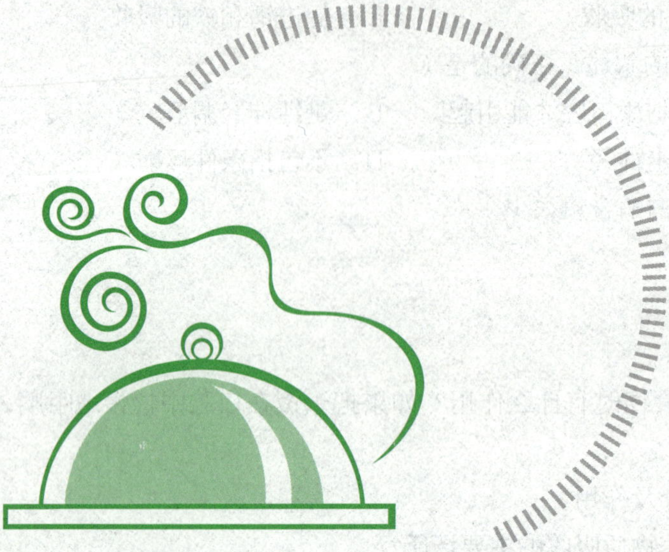

项目四

食物的营养价值与保健作用

主要内容 通过对本项目内容的学习，使学生了解掌握食物营养价值相关知识、烹饪原料营养价值的意义以及具有食疗保健功能的常见食物和药物的名称和特点等。进一步诠释合理营养的重要性，研究食物烹调加工过程中营养成分的改变、基础代谢的机理和具有食疗价值的食物和药物的最合理使用途径等。了解国内外相关内容研究的进展。知道合理营养在国民经济中的重要作用关系。本项目重点是相关食物营养价值、基础代谢、具有食疗价值的食物、药物等内容。项目结束后布置适量课外作业。

学习目标

模块1　食物的营养价值概述

模块2　食物保健作用概述

模块3　食疗保健的食物和药物

能力培养

任务1　会计算食物的INQ值

任务2　掌握食物保健的原则

任务3　掌握具有食疗价值的食物和药物的功能、特点和使用方法

知识拓展

展点1　利用食物的INQ值，结合2002年版《食物成分表》学会识别食物的营养价值，为今后的食物合理搭配打好基础

展点2　多阅读食疗、药膳方面书籍，进一步了解食、药两用食物的物性、特点等

模块1 食物的营养价值概述

烹饪原料的营养价值是指某种原料中所含的热能和营养素能满足人体需要的程度。各种食物由于所含的营养素和热能满足人体营养需要的程度不同，营养价值有高低之分。理想的高营养价值原料除含有人体必需的热能和营养素外，还要求各种营养素的种类、数量、组成比例都符合人体的需要，并且易被消化、吸收。

（一）烹饪原料营养价值的评定

烹饪原料营养价值的评定，主要从营养素的种类和含量以及营养素的质量两个方面着手进行评价。

1. 营养素的种类和含量

烹饪原料中营养素的种类和含量是评价其营养价值的前提。对每一种烹饪原料的营养素种类和含量进行分析和测定，是一项巨大的基础性科研工作。几十年来，我国的科学工作者为此做了大量的工作，出版了不同版本的食物成分表。为配膳工作提供了可靠实用的工具书。

2. 营养素的质量

决定烹饪原料营养价值的因素，不仅有烹饪原料中营养素的种类和数量，还应考虑其营养素的质量。影响烹饪原料营养素质量的因素很多，大致分为以下三个方面：

（1）营养素的消化率　如在评价钙的营养价值时，不仅应考虑其含量，还应考虑食物中草酸、膳食纤维等一些影响其消化吸收的因素。

（2）营养素的利用率　如评价烹饪原料中蛋白质的营养价值时，除需要考虑含量外，还要考虑必须氨基酸的组成比例等影响其利用的因素。

（3）营养素在加工储存中的变化　烹饪原料在加工储存过程中会产生一些变化，有些变化可以改善原料的品质和口感，如香蕉在储存过程中，部分淀粉由于酶的作用，转化为单糖或双糖，使香蕉的口感更好，也有利于人体的消化吸收；有些原料中的营养素特别是维生素由于化学性质不稳定，会造成其氧化分解，造成营养素的丢失。这些均会给食物的营养价值带来相当大的影响。

目前，营养学上常以营养质量指数INQ为指标，来评定原料的营养价值。所谓INQ，即是指营养密度与热能密度相适应的程度。营养密度是指满足机体某种营养素需要的程度，热能密度是只满足机体热能需要的程度，上述两者的比值即INQ。INQ大于等于1为营养价值比较高，INQ小于1为营养价值比较低。

$$\text{INQ}=\text{某营养素密度}/\text{热能密度}=\frac{\text{某营养素含量}/\text{该营养素供给量标准}}{\text{所产生的热能}/\text{热能的供给量标准}}$$

现以100g鸡蛋为例，根据食物成分表中鸡蛋的营养素含量，并按成年男性轻体力劳动者营养素供给量标准，计算出100g鸡蛋中主要营养素的INQ值，见表4-1。

表4-1　100g鸡蛋中主要营养素的INQ值

项 目	热能/KJ	视黄醇含量/mg	核黄素含量/mg	蛋白质含量/mg	铁含量/mg	硫胺素含量/mg	钙含量/mg	烟酸含量/mg	抗坏血酸含量/mg
含量	710.6	432	0.31	14.7	2.7	0.16	55	0.1	—
供给量	10868	800	1.30	80.0	15.0	1.3	800	13	60
标准/%	6.54	54.0	23.85	18.4	18.0	12.3	6.88	0.77	0
INQ	8.26	3.65	2.81	2.75	1.88	1.05	0.12	0	—

从表中可见，鸡蛋的几种主要营养素，除烟酸、钙和抗坏血酸以外，INQ均大于1，说明鸡蛋是一种高营养价值的食物。

INQ的主要优点是可以对原料营养价值的优劣一目了然，是一种评价膳食营养价值、指导消费、科学配膳和评价食品强化是否合理的简明实用指标。

（二）评价烹饪原料营养价值的意义

评价烹饪原料营养价值的意义在于以下几方面：

（1）全面了解烹饪原料中营养素的组成与含量的特点，以便于最大限度地利用食物资源，开发利用新的食物资源。

（2）了解烹饪原料在收获、加工、储存等过程中可能存在的影响原料营养价值的因素，以便于在烹饪过程中对食物进行质量控制，提高食物的营养价值。

（3）了解烹饪原料中非营养物质的种类和特点，以便趋利避害，有的放矢，充分发挥其潜能。

（4）指导科学配膳，使烹饪原料的选择与搭配更加合理。

要点提示

1. INQ值的意义和计算方法
2. 如何结合食物的INQ值评价食物的营养价值

模块2 食物保健作用概述

以食物为基础的食疗保健是我国中医体系中的一个重要组成部分。几千年来，我国人民在与疾病的不断斗争过程中，不仅创立了独特的中医学体系，而且还积累了丰富的食疗保健经验，并逐步将其融汇到中医药学和日常生活中。今天，随着社会的进步，人民生活水平的提高，人们对自身健康的维护和疾病的防治有了更高的要求，很多人都希望能获得一种既安全，又有效的保健强身措施，这就对中医食疗保健提出了更高的要求。

目前，中医食疗保健作为一种比较理想而有效的医疗保健方法，越来越多的受到我国医药学和营养学界的重视，并已成为现代人体医疗保健综合措施中的一个重要组成部分。

（一）食物的性能

食物的性能概念来自长期的生活与临床实践，它是中医对食物的保健和医疗作用的经验总结，连同对药物应用认识，逐渐上升为理论。古代医家把食物多种多样的特性和作用加以概括，建立了食物的性能概念，并在此基础上建立了中医食疗理论，这一理论是与阴阳、五行、脏腑、经络、病因、病机、治则、治法等中医基础理论紧密的结合在一起的。

食物的性能，古代简称为“食性”、“食气”、“食味”等，和药物性能一致，也包括气（性）、味、升浮沉降，补泻等内容。

1. 食物的“气”或“性”

食物的“气”或“性”与药性“四气”或“四性”说相一致，古人按寒、热、(平)温、凉基本上把食物分为三类气质和性质，即寒凉一类，平一类，温热一类。以常见三百多种食物统计数字来看，平性食物居多，温热性次之，寒凉性更次之。从生活与临床应用食物经验讲，寒凉性食物多有滋阴、清热、泻火、凉血、解毒作用；温热性食物有温经、助阳、活血、通络、散寒等作用。

2. 食物的“味”

食物的“味”，即是指食物的具体口感味觉，又是性质的抽象概念，仍概括为“五味”，即：酸（涩）、苦、甘（淡）、辛、咸。五味的作用与药物“味”的作用相一致，为酸收、苦降、甘补、辛散、咸软等。以常见三百多种食物统计数字来看，甘味食物最多，咸味与酸味次之，辛味更次之，苦味较少。从生活经验来看，食物不同与药物“味”的作用方面，辛味食物（如胡椒）；苦味食物（如苦瓜），尚有健胃作用；咸味食物（如鱼、虾），尚有补肾，养血作用。

（二）食物保健的配伍方法与应用

在生活和临床中单独应用一种食物来保持营养或进补或治疗的情况是很少的，人们为了增强食物的效用和可食性，常常把不同的食物搭配起来应用。另外，在中医疗效食品中，还存在着食物与天然营养品，食物与药物等配伍的情况。这种搭配关系，称为食物的配伍，或者食药配伍。根据食药同理、同用的原理，食物配伍，基本依照药物配伍的“七情”理论。

食物的配伍，基本分为协同配伍和拮抗两个方面。食物的协同配伍方面包括“相须”和“相使”，拮抗方面包括“相畏”、“相杀”、“相恶”和“相反”。

1. 相须配伍

同类食物相互配伍食用，起到相互加强的功效。如百合炖秋梨，具有清肺热，养肺阴之功效。

2. 相使配伍

一类食物为主，另一类食物为辅，使主要食物功能得以加强。如姜糖饮，温中和胃的红糖，增强了温中散寒生姜的功效。

3. 相杀配伍

一种食物能减弱或消除另一种食物的不良作用。如某些鱼类的不良作用。如引起腹泻、过敏等，能被生姜减轻或消除。

4. 相恶配伍

一种食物能削减另一种食物的功效。如萝卜能减弱补气类食物（如鹌鹑、燕窝、山药、山鸡等）的功效。

5. 相反配伍

两种食物合用，可能产生不良的作用，形成了食物的配伍禁忌。据前人经验，食物的配伍禁忌比药物的配伍禁忌（十八反、十九畏）还要多。如柿子忌茶、白薯忌鸡蛋、葱忌蜂蜜等。但对食物禁忌的经验，目前尚缺少科学实验的结论，有待今后加以重视和研究。

（三）食物保健的原则

1. 因症保健

辨证论治是祖国医学特点之一，是以症为基础的普遍应用的一种诊治方法，保健食品在治疗、补益方面，以中医理论作依据，根据不同人的体质、症状、健康等情况的不同，对保健食品的应用也应有所区别。

2. 因时保健

四季气候变化，对人的生理、病理变化均产生一定影响，在组方施膳时必须注意，如长夏阳热下降，水气上腾，湿气充斥，为一年之中湿气最盛的季节，故在此季节中，被湿邪侵害者较多。湿为阴邪，其性趋下，重浊症滞，容易阻隔气机，损伤阳气，在这个季节使用的保健食品以解暑汤为最佳。冬季气温较低，由于气温骤降，人们不注意防寒保暖，就易受到寒邪侵扰，损伤阳气。

3. 因地保健

不同的地区，由于气候条件及生活习惯不同，人的生理活动和病变特点也不尽相同，所以用药也有差异。例如：同是温里回阳药膳，在东北严寒地区，药量易重，而在东南温热地区，药量宜轻。

4. 因人保健

由于人的体质有强弱之分，男女老少之异，故在组方施膳时，也就不尽相同，如妇女有经期、怀孕、产后等情况，常用八珍汤、妇科保健汤等；老年人血衰气少，生理机能减退，多患虚症，宜平补，多用“复原汤”等；小儿生机旺盛，但气血未充，生活不能自理，多饥饱不均，寒温失调，以调养后天为主，用药“八仙糕”等。

要点提示

1. 食物的四气五味及其应用
2. 食物的配伍

模块3 食疗保健的食物和药物

食疗保健中的常用食物和药物，是指具有营养保健和防病治病双重作用的可食性材料。其特点是具有药、食两重性。

在古代，人们在寻找食物的过程中，发现某些食物不仅能充饥，还有很好的保健治疗作用，可药食两用。《素问·脏器法时论》记载："五谷为养，五果为助，五畜为益，五菜为充，气味合而服之，以补精益气。"药王孙思邈《千金方》中记载："凡欲治疗，先以食疗，既食疗不愈，后乃用药尔。"可见保健养生之道，药补不如食补。

（一）食疗保健中的食物

1. 谷物类

（1）粳米

【异　　名】大米、硬米、嘉蔬。

【来　　源】为禾本科植物稻（粳稻）的种仁。

【化学成分】含淀粉75%、蛋白质8%左右、脂肪0.5%~1%及少量维生素B等。

【性味归经】甘，平。入脾、胃经。

【功效主治】补中益气，健脾和胃，除烦渴，止泻痢。

【用　　法】蒸食，煮粥，或配制药膳、药粥等。内寒者少食。

【附】籼米、糯米：籼米、糯米与粳米来源于同种植物。籼米米粒较细长，黏性较小，胀性大；糯米米粒有的同籼米，也有的同粳米形较圆短，唯含糊精量大，黏性最强，胀性小。籼米、糯米与粳米功效主治基本相同，但性温，多食生热，易致大便干燥。

（2）粟米

【异　　名】谷子、粟谷、小米、粱米、白粱粟、籼米、硬粟、寒粟、黄粟、稞子、籼粟。

【来　　源】为禾本科植物粟和种仁。

【化学成分】含淀粉63.27%、脂肪1.41%、还原糖2.03%、总氮2.48%、蛋白氮2.41%。蛋白质为谷蛋白、醇溶蛋白、球蛋白等，含多量谷氨酸、脯氨酸、丙氨酸和蛋氨酸。并且含固体和液体脂肪酸等。米粒的外层薄膜上含有较多的B族维生素和矿物质（钙、磷、铁）。

【性味归经】甘、咸，凉。陈粟米苦，寒。入肾、脾、胃经。

【功效主治】和中，益肾，除热，解毒。主治脾胃虚热，反胃呕吐，消渴，泄泻。陈粟米能止痢，解烦渴。小米适于治疗脾、胃、肾湿热导致的小便淋沥不尽。

【用　　法】煎汤或煮粥。素体虚寒、小便清长者少食。淘米时不要用手搓，忌长时间浸泡或用热水淘米。

（3）小麦

【异　　名】白麦。

【来　　源】为禾本科植物小麦的种子或其面粉。

【化学成分】含淀粉53%~70%、蛋白质约11%、糖类2%~7%、糊精2%~10%、脂肪约1.6%、粗纤维约2%。脂肪油主要为油酸、亚油酸、棕榈酸、硬脂酸的甘油酯。尚含少量谷甾醇、卵磷脂、尿囊素、精氨酸、淀粉、麦芽糖及微量B族维生素等。

【性味归经】甘、凉。入心、脾、肾经。

【功效主治】养心，益肾，除热，止渴。主治脏燥，烦热，消渴，泄痢，痈肿，外伤出血及烫伤等。

【用　　法】煎汤，煮粥，或制成面食常服；也可炮制研末外敷，治痈肿、外伤及烫伤。病湿热者忌食面条。

【附】浮小麦：功能敛汗，用于虚汗过多。

（4）荞麦

【异　　名】乌麦、花荞、甜荞、荞子。

【来　　源】为蓼科植物荞麦的种子。

【化学成分】瘦果中含水杨胺、4-羟基苯甲胺。

【性味归经】甘，凉。入脾、胃、大肠经。

【功效主治】开胃宽肠，下气消积，解湿热毒。主治绞肠痧，肠胃积滞，慢性泄泻，痢疾，赤游丹毒，痈疽发背，瘰疬，汤火灼伤（被热汤烫伤或被火烧伤）。

【用　　法】磨面煮汤，或制丸、散内服。也可研末外用。本品不宜久服，脾胃虚寒者忌用。

（5）高粱

【异　　名】蜀黍、蜀秫、木稷、芦粟、番黍、荻粱。

【来　　源】为禾本科植物蜀黍的种仁。

【化学成分】含P-羟基扁桃、葡萄糖、水解产生P-羟基苯甲醛。

【性味归经】甘、温。入脾、胃经。

【功效主治】温中健脾，渗湿止痢。主治脾虚湿困，消化不良及湿热下痢、小便不利等症。

【用　　法】熬汤，或碾粉熟食、煮粥等。

（6）黄大豆

【异　　名】黄豆。

【来　　源】为豆科植物大豆黄色种皮的种子。

【化学成分】含较丰富的蛋白质、脂肪、碳水化合物、胡萝卜素和维生素B_1、维生素B_2、烟酸以及异黄酮类等。尚含胆碱、叶酸、亚叶酸、泛酸、唾液酸、生物素、维生素B_{12}等。

【性味归经】 甘、平。入脾、大肠经。

【功效主治】 健脾宽中，润燥消水。主治疳积泻痢，腹胀羸瘦，妊娠中毒，疮痈肿毒，外伤出血等。黄豆能抗菌消炎，对咽炎、结膜炎、口腔炎、菌痢、肠炎有效。

【用　　法】 做成熟食、豆浆服用，或研末外敷。本品生用疏利，熟食补益。

【附】黑大豆：与黄大豆同种，种皮黑色。有活血、利水、祛风、解毒之功效，治水肿胀满、风毒脚气、黄疸浮肿、风痹痉挛、产后风痉、痈肿疮毒诸疾，并解药毒。本品炒食易壅热伤脾，虚人及小儿不可食。煮食虽益人，但不宜多食。

（7）绿豆

【异　　名】 青小豆。

【来　　源】 为豆类植物绿豆的种子。

【化学成分】 每100克含蛋白质22.1g、脂肪0.8g、碳水化合物59g、钙49mg、核黄素0.12mg、烟酸1.8mg。蛋白质主要为球蛋白类，其组成中蛋氨酸、色氨酸和酪氨酸较少。

【性味归经】 甘，凉。入心、胃经。

【功效主治】 清热解毒，消暑，利水。主治暑热烦渴，水肿，泻痢，丹毒，痈肿；解药毒。

【用　　法】 煎汤，煮粥，或研末外敷。

（8）黑芝麻

【异　　名】 胡麻、巨胜、狗虱、乌麻、乌麻子、油麻、交麻、巨胜子、小胡麻。

【来　　源】 为胡麻科植物脂麻的黑色种子。

【化学成分】 含脂肪油约60%、叶酸18.45mg、烟酸0.48mg、蔗糖0.64%、卵磷脂0.65%及戊聚糖、蛋白质、钙等。脂肪油中含油酸、亚油酸、棕榈酸、花生酸、廿四酸、廿二酸等的甘油酯，固醇、芝麻素、芝麻林素、芝麻酚、维生素E等。

【性味归经】 甘，平。入肝、肾经。

【功效主治】 补肝肾，润五脏。主治肝肾不足，虚风眩晕，风痹，瘫痪，大便燥结，病后虚羸，须发早白，妇人乳少。

【用　　法】 煎汤，或与粳米煮粥，或入丸、散内服。也可煎水外浴或捣敷。脾弱便溏者忌用。

2. 水果类

（1）苹果

【异　　名】 柰、柰子、频婆、平波、超丸子、天然子。

【来　　源】 为蔷薇科植物苹果的果实。

【化学成分】 主要含碳水化合物，其中大部分是糖，含量随品种而异，蔗糖约4%，还原糖6%~9%。含酸约0.5%，主要为苹果酸，尚含奎宁酸、柠檬酸、酒石酸。芳香成分中醇类占92%，羰基类化合物6%以及酯、酸等。

【性味归经】甘，凉。

【功效主治】生津，润肺，除烦，解暑，开胃，醒酒。

【用　　法】生食，捣汁，熬果酱。

（2）香蕉

【异　　名】蕉子、蕉果。

【来　　源】为芭蕉科植物甘蕉的果实。

【化学成分】含淀粉0.5%，蛋白质1.3%，脂肪0.6%，糖11%，维生素A、B族维生素B、维生素C、维生素E等。并含少量5-羟色胺、去甲肾上腺素和二羟基苯乙胺等。

【性味归经】甘，寒。入肺、大肠经。

【功效主治】清热，润肠，解毒。主治热病烦渴，便秘，痔血。

【用　　法】剥皮生食。治痔疮便血连皮炖食。不宜过食。脾胃虚寒、便溏者不宜食。

（3）梨

【异　　名】快果、果宗、玉乳、蜜父。

【来　　源】主要为蔷薇科植物白梨、沙梨、秋子梨等栽培种的果实。

【化学成分】糖类（果糖、蔗糖、葡萄糖），柠檬酸，苹果酸，维生素B_1、维生素B_2，维生素A，钙，磷，铁及微量蛋白质和脂肪。

【性味归经】甘、微酸，凉。入肺、胃经。

【功效主治】生津，润燥，清热，化痰。主治热病津伤烦渴，消渴，热咳，痰热惊狂，噎嗝，便秘。

【用　　法】生食，去皮核捣汁，熬膏，或水煎服。脾虚便溏及寒嗽者忌服。

（4）桃子

【异　　名】桃实。

【来　　源】为蔷薇科植物桃或山桃的成熟果实。

【化学成分】果实可食部分每100克含蛋白质0.8g、脂肪0.1g、碳水化合物7g、钙8mg、磷20mg、铁1.0mg、胡萝卜素0.01mg、硫胺素0.01mg、核黄素0.02mg、烟酸0.7mg、抗坏血酸6mg，尚含挥发油、苹果酸、柠檬酸等有机酸。糖分中有葡萄糖、果糖、蔗糖、木糖。

【性味归经】甘、酸，温。入肠、胃经。

【功效主治】生津，润肠，活血，消积。

【用　　法】鲜食，作脯食，或煎汁饮汤食肉。多食令人生热。

（5）西瓜

【异　　名】寒瓜、天生白虎汤、夏瓜、水瓜。

【来　　源】为葫芦科植物西瓜的果瓤。

【化学成分】西瓜汁含瓜氨酸、ALPHA-氨基-BETA-丙酸、丙氨酸、ALPHA-

氨基丁酸、谷氨酸、精氨酸、磷酸、苹果酸、乙二醇、甜菜碱、腺嘌呤、果糖、葡萄糖、蔗糖、盐类（主要为钾盐）、维生素C、BETA-胡萝卜素、GAMA-胡萝卜素、番茄红素、六氢番茄红素等。尚含乙醛、丁醛、异戊醛、已醛等少量挥发性成分。

【性味归经】甘，寒。入心、胃、膀胱经。

【功效主治】清热解暑，除烦止渴，利小便。主治暑热烦渴，热盛津伤，小便不利，口疮，喉痹。

【用　　法】生食，绞汁饮，煎汤或熬膏服。脾胃虚寒、湿盛便溏者不宜食用。

（6）葡萄

【异　　名】草龙珠、山葫芦、蒲桃。

【来　　源】为葡萄科植物葡萄的果实。

【化学成分】含葡萄糖、果糖、少量蔗糖、木糖、酒石酸、草酸、柠檬酸、苹果酸、各种花色素的单葡萄糖和双葡萄糖。每100g含蛋白质0.2g、钙4mg、磷15mg、铁0.6mg、胡萝卜素0.04mg、硫胺素0.04mg、核黄素0.01mg、烟酸0.1mg、维生素C 4mg。

【性味归经】甘、酸，平。入肺、脾、肾经。

【功效主治】补气血，强筋骨，利小便。主治气血虚弱，肺虚咳嗽，心悸盗汗，风湿痹痛，淋症，浮肿。

【用　　法】生食，浸酒，煎汤，或绞汁饮。多食易生内热，或生腹泻。

（7）橘

【异　　名】橘实，黄橘。

【来　　源】为芸香科植物福橘或朱橘等多种橘类的成熟果实。

【化学成分】含苹果酸、柠檬酸、葡萄糖、果糖、蔗糖、维生素C、维生素B_1、胡萝卜素等。

【性味归经】甘、酸，凉。入肺、胃经。

【功效主治】开胃理气，止渴润肺。主治胸膈结气，呕逆少食，胃阴不足，口中干渴，肺热咳嗽及饮酒过度。

【用　　法】剥皮生食，或绞汁取液饮。风寒咳嗽及痰饮咳嗽不宜食用。

（8）山楂

【异　　名】鼠楂、赤瓜实、赤枣子、山里红、红果、海红、酸梅子、山梨、酸楂。

【来　　源】为蔷薇科植物山楂或野山楂的果实。

【化学成分】含酒石酸、柠檬酸、山楂酸、苹果酸、齐墩果酸、枸橼酸、黄酮类、内酯、糖类、胡萝卜素、维生素C、维生素B_2、烟酸、蛋白质、鞣质、钙、铁等。

【性味归经】酸、甘、微温。入脾、胃、肝经。

【功效主治】消食健胃，活血化淤，驱虫。主治肉食积滞，痰饮，痞满，泻痢，肠风，腰痛，疝气，产后儿枕痛，恶露不尽，小儿乳食停滞。

【用　　法】生食，煎汤，熬膏，或作丸、散内服；也可煎水外洗或捣敷患部。脾胃虚弱者慎用。

3．干果类

（1）胡桃仁

【异　　名】核桃、羌桃、虾蟆、胡桃肉、万岁子。

【来　　源】为胡桃科植物胡桃的种仁。

【化学成分】含脂肪油40%~50%（主要为亚油酸甘油酯、少量亚麻油及油酸甘油酯）、蛋白质15.4%、碳水化合物10%、钙0.119%、磷0.362%、铁0.035%、胡萝卜素0.17mg、核黄素0.11mg及维生素B_1、烟酸等。

【性味归经】甘、温。入肾、肺经。

【功效主治】补肾固精，温肺定喘，润肠通便。主治肾虚喘嗽，腰痛脚弱，阳痿遗精，小便频数，石淋，大便燥结。

【用　　法】生食，熟食或作药膳粥，煎汤，入丸、散等。多食易致腹泻。痰火喘咳、阴虚火旺、便溏腹泻者不宜食用。

（2）甜杏仁

【异　　名】杏核

【来　　源】为蔷薇科植物杏或山杏的部分栽培品种味甜的干燥种子。

【性味归经】甘、平。入肺、大肠经。

【功效主治】润肺，平喘，通便。主治虚劳咳喘，肠燥便秘。

【用　　法】生食，煎汤饮，或入丸、散。本品有轻泻作用，便溏者慎食。

（3）栗子

【异　　名】板栗、大栗、栗果。

【来　　源】为壳斗科植物栗的种仁。

【化学成分】含蛋白质5.7%、脂肪2.0%、碳水化合物62%、灰分1.3%、淀粉25%及维生素B、脂肪等。

【性味归经】甘、温。入脾、胃、肾经。

【功效主治】养胃健脾，补肾强筋，活血止血。主治脾胃虚弱，反胃，泄泻，体虚腰酸腿软，吐血，衄血，便血，金疮、折伤肿痛，疮口肿毒。

【用　　法】生食，煮食，炒食，或与肉类炖食。本品生食止血，熟食补益。但不可多食。

（4）榧子

【异　　名】榧实、罴子、赤果、玉杉果。

【来　　源】为红豆杉物植物榧的种子。

【化学成分】含脂肪油、草酸、葡萄糖、多糖、挥发油、鞣质等。脂肪油中有棕榈酸、硬脂酸、油酸、亚油酸的甘油酯等。

【性味归经】甘、平。入肺、胃、大肠经。

【功效主治】 杀虫，消积，润燥。主治虫积腹痛，小儿疳积，燥咳，便秘，痔疮。

【用　　法】 炒食，煎汤服，或入丸、散。炒香常食，可强筋明目轻身。本品有缓泻作用，脾胃、虚弱、便溏者不可多食。

（5）松子

【异　　名】 海松子、新罗松子、松子仁。

【来　　源】 为松科植物红松的种子。

【化学成分】 含脂肪油74%（主要为油酸酯、亚油酸酯）、蛋白质、挥发油等。

【性味归经】 甘，温。入肝、肺、大肠经。

【功效主治】 养液，熄风，润肺，滑肠。主治风痹，头眩，燥咳，吐血，便秘。

【用　　法】 炒香熟食，煎汤，或入药剂。便溏、滑精或有痰湿者忌用。

（6）落花生

【异　　名】 花生、落花参、番豆、长生果、落地松、地果、番果、地豆等。

【来　　源】 为豆科植物落花生的种子。

【化学成分】 含脂肪油40%~50%、含氮物质20%~30%（包括蛋白质、氨基酸、生物碱等）、淀粉8%~21%、纤维素2%~5%、维生素等。

【性味归经】 甘，平。入脾、肺经。

【功效主治】 润肺，和胃，止血。主治燥咳，反胃，脚气，乳少等。现用治内脏出血性疾病及血友病等。

【用　　法】 生食，炒食，煮食，或煎汤服。寒湿停滞及肠滑便泄者不宜食。

（7）榛子

【异　　名】 槌子、平榛、山反栗。

【来　　源】 为桦木科植物榛的种仁。

【化学成分】 含碳水化合物16.5%、蛋白质16.2%~18%、脂肪50.6%~77%等。

【性味归经】 甘，平。入胃、脾经。

【功效主治】 调中，开胃，明目。主治饮食减少，体倦乏力，易疲劳，眼花，消瘦等。

【用　　法】 炒食，研末服，或入药煎汤。

（8）向日葵子

【异　　名】 天葵子、葵花子、葵子。

【来　　源】 为菊科植物向日葵的种子。

【化学成分】 含脂肪油约50%（主要为亚油酸、磷脂、BETA-谷固醇等），可溶性单糖、双糖、三糖，柠檬酸、酒食酸、绿原酸、奎宁酸、咖啡酸等有机酸及BETA-胡萝卜素，植酸钙镁，3，4-苯并芘（在种壳中含量最高）等。

【性味归经】 甘，平。

【功效主治】 补脾润肠，止痢消痈。主治肠燥便秘，下痢脓血，痈肿未溃等。

【用　　法】 炒食，熟食，煎汤内服；或捣碎外敷，或榨油涂于患部。生品透脓作用较强，故宜熟食。

4. 蔬菜类

（1）冬瓜

【异　　名】白瓜、水芝、地芝、枕瓜、濮瓜、白冬瓜、东瓜。

【来　　源】为葫芦科植物冬瓜的果实。

【化学成分】每0.5kg含蛋白1.5g、糖8g、粗纤维15g、钙72mg、磷45mg、铁1.1mg、胡萝卜素0.04mg、硫胺素0.04mg、核黄素0.08mg、烟酸1.1mg、维生素C 61mg。

【性味归经】甘、淡，凉。入肺、大肠、小肠、膀胱经。

【功效主治】利水，消痰，清热，解毒。主治水肿胀满，脚气，淋症，咳喘痰鸣，暑热烦闷，消渴，泻痢，痈肿，痔漏。解鱼毒、酒毒。

【用　　法】煎汤，煨食，做药膳，捣汁饮；或生冬瓜外敷。本品性凉，不宜生食，脾胃虚弱、肾脏虚寒、久病滑泄者忌食。

（2）南瓜

【异　　名】麦瓜、番瓜、倭瓜、金冬瓜、伏瓜、饭瓜等。

【来　　源】为葫芦科植物南瓜的果实。

【化学成分】果肉含瓜氨酸20.9mg和精氨酸、天门冬素、胡芦巴碱、腺嘌呤、胡萝卜素、维生素B、抗坏血酸、脂肪、葡萄糖、蔗糖、戊聚糖及甘露醇等。

【性味归经】甘，温。入脾、胃经。

【功效主治】补中益气，消炎止痛，解毒杀虫。

【用　　法】蒸，煮食，或煎汤服；外用捣敷。本品熟食补益、利水；生用驱蛔、解毒。

（3）丝瓜

【异　　名】天丝瓜、天罗、蛮瓜、布瓜、天吊瓜、纯阳瓜、倒阳菜、水瓜、絮瓜、缣瓜。

【来　　源】为葫芦科植物丝瓜或粤丝瓜的鲜嫩果实。

【化学成分】含皂苷、丝瓜苦味质、黏液、瓜氨酸、本聚糖、脂肪、维生素C、维生素B等。

【性味归经】甘，凉。入肝、胃经。

【功效主治】清热化痰，凉血，解毒。主治热病身热烦渴，痰喘咳嗽，肠风痔疮，崩带，血淋，疔疮，乳汁不通，痈肿。

【用　　法】烹食，煎汤服；或捣汁涂敷患处。体虚内寒者不宜多食。

（4）芹菜

【异　　名】旱芹、和兰鸭儿芹、香芹、蒲芹等。

【来　　源】为伞形科植物旱芹的栽培品全草。

【化学成分】含佛手柑内酯、挥发油、有机酸、胡萝卜素、维生素C、糖类等。

【性味归经】甘、苦，凉。入胃、肝经。

【功效主治】 平肝清热，祛风利湿。主治高血压，眩晕头痛，面红目赤，血痢，痈肿。

【用　　法】 炒食，煎汤饮；捣汁或捣烂外敷。

（5）菠菜

【异　　名】 菠棱菜、赤根菜、波斯草、鹦鹉菜、鼠根菜、角菜。

【来　　源】 为藜科植物菠菜的带根全草。

【化学成分】 可食部分每100g含蛋白质2g、脂肪0.2g、碳水化合物2g、钙70mg、磷34mg、铁2.5mg、胡萝卜素2.96mg、硫胺素0.04mg、核黄素0.13mg、烟酸0.6mg、抗坏血酸31mg、草酸0.1g、氟1.1mg、多量ALPHA-生育酚、6-羟甲基蝶啶二酮；叶含锌56~68mg/kg（干重）、叶酸1.22μg/g、氨基酸、叶黄素、BETA-胡萝卜素、新-BETA-胡萝卜素B、新- BETA-胡萝卜素U、ALPHA-菠菜固醇、豆固烯-7-醇、胆固醇、固醇酯、固醇、万寿菊素、菠叶素等。

【性味归经】 甘，凉。入大肠、胃经。

【功效主治】 养血，止血，敛阴，润燥。主治衄血，便血，坏血病，消渴引饮，大便涩滞。近来用以治贫血。

【用　　法】 微炒或煮熟食，沸水氽后食，煎汤服。体虚便溏者不宜食用。

（6）芫荽

【异　　名】 胡荽、香菜、胡菜、香荽、满天星、园荽。

【来　　源】 为伞形科芫荽的带根全草。

【化学成分】 含维生素C 92%~98%以及下癸醛、壬醛和芳樟醇等。

【性味归经】 辛，温。入肺、脾经。

【功效主治】 发汗透疹，消食下气。主治麻疹透发不畅，食物积滞。

【用　　法】 沸水氽后食，炒食，煎汤内服或外洗。麻疹已透，或虽未透出而热毒壅滞，非风寒外束者忌食。

（7）大蒜

【异　　名】 胡蒜、葫、独蒜、独头蒜。

【来　　源】 为百合科植物大蒜的鳞茎。

【化学成分】 新鲜大蒜每100g中含蛋白质4.4g、脂肪0.2g、碳水化合物23g、钙5mg、磷44mg、铁0.4mg、硫胺素0.24mg、核黄素0.03mg、烟酸0.9mg、抗坏血酸3mg。大蒜含挥发油约0.2%，内含蒜素或大蒜辣素及多种烯丙基、丙基和甲基组成的硫醚化合物。尚含柠檬醛、牛儿醇、芳樟醇、ALPHA - 水芹烯、BETA - 水芹烯、丙醛、戊醛等。

【性味归经】 辛，温。入脾、胃、肺经。

【功效主治】 行滞气，暖脾胃，消积，解毒，杀虫。主治饮食积滞，脘腹冷痛，水肿胀满，泄泻，痢疾，疟疾，百日咳，痈疽肿毒，白秃癣疮，蛇虫咬伤。

【用　　法】 生食，捣泥食，煨食，煎汤饮；或捣汁外敷，切片灸穴位。本品辛温，多食生热，且对局部有刺激，阴虚火旺、目口舌有疾者忌食。

（8）山药

【异　　名】 薯蓣、山芋、诸薯、延草、薯药、淮山药。

【来　　源】 为薯蓣科植物薯蓣的块茎。

【化学成分】 含黏液质、胆碱、淀粉（16%）、糖蛋白、自由氨基酸、止杈素、多酚氧化、维生素C、3，4-羟基苯乙胺，其黏液质中含甘露聚糖与植酸。

【性味归经】 甘，平。入肺、脾、肾经。

【功效主治】 健脾，补肺，固肾，益精。主治脾虚泄泻，久痢，虚劳咳嗽，消渴，遗精，带下，小便频数。

【用　　法】 去皮鲜炒，或晒干煎汤、煮粥。

（9）萝卜

【异　　名】 莱菔、芥根、罗服、萝白、紫菘、秦菘。

【来　　源】 为十字花科植物莱菔的新鲜根。

【化学成分】 含葡萄糖、蔗糖、果糖、多种氨基酸、香豆酸、咖啡酸、阿魏酸、苯丙酮酸、龙胆酸、羟基苯甲酸、维生素C、甲硫醇等。

【性味归经】 辛、甘、凉。入肺、胃经。

【功效主治】 消积滞，化痰热，下气，宽中，解毒。主治食积胀满，痰嗽失音，吐血，衄血，消渴，痢疾，偏正头痛。

【用　　法】 生食，炒食，做药膳，煮食，或煎汤、捣汁饮，或外敷患处。脾胃虚寒者勿食。

（10）胡萝卜

【异　　名】 红萝卜，胡芦菔、黄萝卜、金笋、丁香萝卜、红芦菔。

【来　　源】 为伞形科植物胡萝卜的根。

【化学成分】 含ALPHA-、BETA-、GAMA-、和EPSILON-胡萝卜素，番茄红素、六氢番茄红素等多种胡萝卜素，维生素B_1，维生素B_2和花色素。含糖3%~15%、脂肪油0.1%~0.7%、挥发油0.014%、伞形花内酯及咖啡酸、绿原酸、没食子酸、对羟基苯甲酸等。

【性味归经】 甘，平。入肺、脾经。

【功效主治】 健脾，化滞。主治消化不良，久痢，咳嗽。

【用　　法】 生、熟食均可 能安五脏，增食欲，滋肾阴，壮元阳。

（11）藕

【异　　名】 莲藕、莲根。

【来　　源】 为睡莲科植物莲的肥大根茎。

【化学成分】 含淀粉、蛋白质、天门冬素、维生素C、焦性儿茶酚、D-没食子儿茶精、新绿原酸、无色矢车菊素、无色飞燕草素以及过氧化物。

【性味归经】 甘，寒。入心、脾、胃经。

【功效主治】 生者能清热、凉血、散淤，治热病烦渴，吐血，衄血，热淋。熟者能健脾、开胃、益血、生肌、止泻。

【用　　法】 生食，烹食，捣汁饮，或晒干磨粉煮粥。

【附】藕节：煎汤内服顺气宽中；炒炭可止血散淤，用于各种出血症。

（12）毛笋

【异　　名】 笋、茅竹笋、猫竹笋。

【来　　源】 为禾本科植物毛竹的苗。

【化学成分】 每100g可食部分含蛋白质2.6g、脂肪0.2g、碳水化合物7.0g、磷76mg、钙10mg、铁0.5mg以及多糖类成分。

【性味归经】 甘，寒。入大肠、肺、胃经。

【功效主治】 清热化痰，和中润肠。主治痰热壅盛，食胀，大便不畅，麻疹不发。

【用　　法】 煎汤，煮食，炒食。小儿脾虚者不宜多食。

（13）蘑菇

【异　　名】 口蘑、白蘑、肉蕈、鸡足蘑菇。

【化学成分】 干蘑菇每100g含蛋白质35.6g、脂肪1.4g（主要含脂肪酸、亚油酸）、碳水化合物14g、钙100mg、磷162mg、铁32mg、维生素$B_1$0.02mg、维生素$B_2$53mg、烟酸55.1mg以及多种游离氨基酸，维生素A、B族维生素、维生素D、维生素E、维生素K、泛酸，生物素和叶酸。

【性味归经】 甘，凉。入肠、胃、肺经。

【功效主治】 开胃，理气，化痰，悦神，解毒，透疹，止吐，止泻。主治热病中后期，体倦气弱，口干不食，咳嗽有痰，胸膈闷满，呕吐泄泻，小儿麻疹透发不畅等。又可用作传染性肝炎、白细胞减少症的辅助疗法。

5. 调料类

（1）酒

【异　　名】 烧酒、白酒、黄酒、葡萄酒。

【来　　源】 为米、麦黍、高粱等和曲酿成的一种饮料。

【化学成分】 因原料、酿造、加工、贮藏等条件不同，酒的名色甚多，其成分差异变化很大。在制法上，酒可分为蒸馏酒（如高粱酒）和非蒸馏酒（如绍兴酒）两大类。凡酒类都含乙醇。蒸馏酒除乙醇的含量高于非蒸馏酒外，尚含高级醇类、脂肪酸类、酯类、醛类、少量挥发酸和不挥发酸，或含少量糖类。非蒸馏酒的成分为水、乙醇、麦芽糖、葡萄糖、糊精、甘油、酸类、含氮物质、酯类、醛类、矿物质等，酸类中主要含乙酸、乳酸、氨基酸、琥珀酸等。

【性味归经】 苦、甘、辛，温，有毒。入心、肝、肺、胃经。

【功效主治】 通血脉，御寒气，醒脾温中，行药势。主治风寒痹痛，筋挛急，胸痹，心腹冷痛。

【用　　法】佐餐温饮，和药同煎或浸药服。外用淋洗、漱口或摩擦。阴虚、失血及温热甚者忌服。

（2）食盐

【异　　名】盐。

【来　　源】为海水或盐井、盐池、盐泉中的盐水经煎晒而成的结晶。

【化学成分】主要为氯化钠，夹杂的杂质有氯化镁、硫酸镁、硫酸钠、硫酸钙及不溶物质等。

【性味归经】咸，寒。入胃、肾、大肠、小肠经。

【功效主治】涌吐消痰，凉血清火，解毒。主治食停上脘，心腹胀痛，胸中痰癖，二便不通，齿龈出血，喉痛，牙痛，目翳，疮疡，毒虫蜇伤。

【用　　法】沸汤溶化服，或为烹菜调料；或炒热熨敷，水化点眼，洗疮。水肿患者忌服。

（3）醋

【异　　名】苦酒、淳酢、醯、米醋。

【来　　源】以米、麦、高粱或酒、酒糟等酿成的含有乙酸的液体。

【化学成分】醋一般含有浸膏质、灰分、挥发酸、不挥发酸、还原糖，具体物质有高级醇类、3-羟基丁酮、二羟基丙酮、酪醇、乙醛、甲醛、乙酸（含量3%~5%）、琥珀酸、草酸及山梨糖等。

【性味归经】酸、苦，温。入肝、胃经。

【功效主治】散淤，止血，解毒，杀虫。主治产后血晕，癖瘕，黄疸，黄汗，吐血，衄血，大便下血，阴部瘙痒，痈疽疮肿。又可解鱼肉菜毒。

【用　　法】烹调菜肴，佐餐；入汤剂或拌制药物服用；或烧热熏嗅，含漱，和药调敷。脾胃湿盛、痿痹、筋脉拘挛及外感初起者忌服。

（4）酱

【异　　名】醢。

【来　　源】系用面粉或豆类，经蒸罨发酵，加盐、水制成的糊状物。分豆瓣酱和甜面酱两类。

【化学成分】每100g豆瓣酱中含水分39g、蛋白质20.9g、脂肪11.2g、碳水化合物2g、灰分24.9g、钙245mg、磷174mg、铁16.1mg、硫胺素0.05mg、核黄素0.78mg、烟酸2.1mg；100g甜面酱中含水分47g、蛋白质5.8g、脂肪1.2g、碳水化合物37g、灰分6.3g、钙32mg、磷104mg、铁5.7mg。

【性味归经】咸，寒。入胃、脾、肾经。

【功效主治】除热，解毒。主治蜂蜇虫伤，烫火伤，热病烦满。

【用　　法】作菜肴调料。多食易生痰动气。

（5）落花生油

【异　　名】果油、花生油。

【来　　源】为豆科植物落花生的种子榨出之脂肪油。

【化学成分】含多种脂肪酸的甘油酯。脂肪酸中含油酸39.2%~65.2%、亚油酸16.8%~38.2%、棕榈酸7.3%~12.9%、硬脂酸2.6%~5.6%以及花生酸、廿四烷酸、肉豆蔻酸、蜡酸、顺-廿碳烯-9-酸、廿-碳烯-11-酸、落花生油酸、月桂酸等。

【性味归经】甘，平。入脾、肺、大肠经。

【功效主治】补脾润肺，润肠下虫。花生油熟食，有润肠逐虫之功效，可治疗蛔虫性肠梗阻。

【用　　法】烹菜食，或灌肠。

（6）胡椒

【异　　名】浮椒、昧履支、玉椒。

【来　　源】为胡椒科植物胡椒的果实。

【化学成分】含胡椒碱、胡椒脂碱、胡椒新碱、胡椒醛、二氢葛缕醇、氧化石竹烯、隐吕酮、醇类化合物等。

【性味归经】辛，热。入胃、大肠经。

【功效主治】温中下气，消痰解毒。主治寒痰食积，脘腹冷痛，反胃，呕吐清水，泄泻，冷痢；外敷治疮肿，毒蛇咬伤，犬咬伤。又可解食物毒。

【用　　法】煎汤内服，或入丸散，或为作料，或研末外敷。阴虚火旺者忌服。

（7）肉桂

【异　　名】桂皮、牡桂、紫桂、玉桂、辣桂。

【来　　源】为樟科植物肉桂的干皮及枝皮。

【化学成分】含桂皮油1%~2%，其中桂皮醛75%~90%以及少量乙酸桂皮酯，乙酸苯丙酯等。

【性味归经】辛、甘，热。入肾、脾、膀胱经。

【功效主治】补元阳，暖脾胃，除积冷，通血脉。主治命门火衰，肢冷脉微，亡阳虚脱，腹痛泄泻，寒疝奔豚，腰膝冷痛，阴疽流注，虚阳浮越之上热下寒。

【用　　法】煎汤服，烹菜食，入方药；或研末外敷，浸酒涂擦。阴虚火旺者及孕妇慎用。

（8）蜂蜜

【异　　名】石蜜、石饴、食蜜、蜜、白蜜、白沙蜜、蜜糖、蜂糖。

【来　　源】为蜜蜂科昆虫中华蜜蜂等所酿的蜜糖。

【化学成分】含果糖、葡萄糖约70%，尚含少量的蔗糖、麦芽糖、糊精、树胶、含氮化合物、有机酸、挥发油、色素、蜡、植物残片、酵母、及无机盐等。

【性味归经】 甘，平。入肺、脾、大肠经。

【功效主治】 补中润燥，缓急解毒。主治肺燥咳嗽，肠燥便秘，胃脘疼痛，鼻渊，口疮，汤火烫伤。解乌头毒。

【用　　法】 冲服，或入丸、膏剂。外涂可治热油烫伤。痰湿内蕴、中满痞胀及肠滑泄泻者忌服。

（9）冰糖

【来　　源】 为白砂糖煎炼而成的冰块状结晶。

【化学成分】 其主要成分为蔗糖，可分解为葡萄糖和果糖。

【性味归经】 甘，平。入肺、脾经。

【功效主治】 补中益气，和胃润肺。用于肺燥、肺虚、风寒、劳累所致的咳喘，小儿疟疾，噤口痢，口疮，风火牙痛。

【用　　法】 煎汤内服，佐餐，或入丸、膏剂。

（10）葱白

【异　　名】 葱茎白，葱白头。

【来　　源】 为百合科植物葱的鳞茎。

【化学成分】 含挥发油（主要为蒜素、二烯丙基硫醚）、维生素C 97mg（湿重计）、维生素B_1、维生素B_2、烟酸、少量的维生素A、脂肪油和黏液质。

【性味归经】 辛，温。入肺、胃二经。

【功效主治】 发表，通阳，解毒。主治伤寒寒热头痛，阴寒腹痛，虫积内阻，小便不通，痢疾，痈肿。

【用　　法】 煎汤或煮酒内服。外用可捣敷，炒熨，煎水洗患处，或塞耳、塞鼻。表虚自汗者忌服。

（11）姜

【异　　名】 生姜、干姜、均姜、白姜。

【来　　源】 为姜科植物姜的干燥根茎或鲜根茎。

【化学成分】 含姜烯、水芹烯、姜烯酮、姜辣素、姜酮、龙脑、姜醇、柠檬醛等挥发油类成分以及树脂、淀粉等。

【性味归经】 生姜：辛，微温；干姜：辛，热。入脾、胃、肺经。

【功效主治】 生姜：解表散寒，止呕化痰。主治风寒感冒，呕吐痰咳。干姜：温中逐寒，回阳通脉。主治心腹冷痛，吐泻，肢冷脉微，寒饮喘咳，风寒湿痹，阳虚吐衄、下血。

【用　　法】 煎汤内服，佐料，入菜炒食，或切片灸穴位。阴虚内热，血热妄行者忌服。

6. 禽兽类

（1）猪肉

【异　　名】豚肉、彘肉。

【来　　源】为猪科动物猪的肉。

【化学成分】瘦肉每100g含蛋白质16.7%、脂肪28.8%、碳水化合物1.1%、钙11mg、磷177mg、铁2.4mg；肥肉含蛋白质2.2%、脂肪90.8%、碳水化合物0.8%、钙1mg、磷26mg、铁0.4mg。

【性味归经】甘、咸，平。入脾、胃、肾经。

【功效主治】补肾养血，滋阴润燥。主治热病伤津，消渴羸瘦，肾虚体弱，产后血虚，燥咳，便秘。

【用　　法】炒，煮，烤或做药膳食，熬汤饮。湿热痰滞内蕴者慎服。

【附】猪肝：补肝，养血，明目。

猪肚：即猪胃，补虚损，健脾胃。

猪肾：俗称猪腰子，治肾虚腰痛，身面水肿，遗精盗汗，老人耳聋。

猪脑：治头风，眩晕，冻疮，皲裂。

猪蹄：补血，通乳，托疮。治妇人乳少，痈疽，疮毒。

（2）羊肉

【异　　名】羖肉、羝肉、羯肉。

【来　　源】为牛科动物山羊和绵羊的肉。

【化学成分】瘦肉每100g含蛋白质17.3%、脂肪13.6%、碳水化合物0.5%、钙15mg、磷168mg、铁3mg、硫胺素0.07mg、核黄素0.13mg、烟酸4.9mg、胆固醇70mg。所含成分因羊的类别、年龄、营养状况、躯体部位的不同而有差异。

【性味归经】甘，温。入脾、肾经。

【功效主治】益气补虚，温中暖下。主治虚劳羸瘦，腰膝酸软，产后虚冷，腹痛，寒疝，中虚反胃。

【用　　法】熬汤，煮，炒食用。外感时邪或内有宿热者忌服。

【附】羊肾：即羊腰子，补肾气，益精髓。治肾虚遗精、腰脊酸痛、耳聋耳鸣等。

羊乳：含蛋白质、脂肪、碳水化合物、钙、磷、铁及维生素B_1、维生素B_2、维生素C、维生素A等成分，能温润补虚。治虚劳羸弱、消渴、反胃等。

羊肝：益血，补肝，明目。治血虚萎黄羸瘦，肝虚目暗昏花雀目，翳障。

（3）狗肉

【异　　名】犬肉、地羊肉。

【来　　源】为犬科动物狗的肉。

【化学成分】与其他兽肉类似，尚含嘌呤类0.027%、肌酸、钾、钠、氯等。

【性味归经】咸，温。入脾、胃、肾经。

【功效主治】补中益气，温肾助阳。主治脾胃气虚，胸腹胀满，浮肿，腰膝软弱，败疮久不收敛。

【用　　法】煮食，熬汤饮。其性温热，内热者慎用。

【附】狗肾、狗阴茎：补虚强肾。治肾虚阳痿，妇人产后肾劳如疟者。

（4）乌骨鸡

【异　　名】乌鸡、药鸡、武山鸡、羊毛鸡、绒毛鸡、松毛鸡、黑脚鸡、丛冠鸡、穿裤鸡、竹丝鸡。

【来　　源】为雉科动物家鸡中乌骨鸡除去内脏的全体。

【化学成分】含蛋白质、脂肪、钙、磷、铁、烟酸及维生素B_1、维生素B_2等。

【性味归经】甘，平。入肝、肾经。

【功效主治】补益肝肾，养阴退热。主治虚劳骨蒸羸瘦，消渴，脾虚滑泄，下痢口噤，崩中，带下。

【用　　法】煮食，炒食，或入方药。补益药膳常用。

（5）鹌鹑肉

【异　　名】鹑鸟、宛鹑、赤喉鹑。

【来　　源】为雉科动物鹌鹑的肉或去内脏及毛的全体。

【性味归经】甘，平。入脾、胃、大肠经。

【功效主治】补五脏，清湿热，止泻痢。用于身体虚弱，泻痢，疳积，湿痹等。

【用　　法】煮食，炒，炸，煎汤，或做补益药膳主料。

（6）雁肉

【异　　名】大雁肉、白额雁肉、鸿雁肉。

【来　　源】为鸭科动物白额雁、鸿雁等的肉。

【性味归经】甘，平。入肺、肝、肾经。

【功效主治】祛风，壮筋骨。主治顽麻风痹。

【用　　法】煮，炒，或煎汤饮。

（7）雀肉

【异　　名】家雀肉、瓦雀肉、宾雀肉、麻雀肉。

【来　　源】为文鸟科动物麻雀的肉或去内脏及毛的全体。

【性味归经】甘，温。入肾、膀胱经。

【功效主治】壮阳益清，暖腰膝，缩小便。主治阳虚羸瘦，阳痿，腰膝酸痛，崩漏，带下，小便频数，疝气等。

【用　　法】炒，炸，煮，煨，或熬膏食。

（8）燕窝

【异　　名】燕菜、燕根、燕蔬菜。

【来　　源】为雨燕科动物金丝燕及多种同属燕类用唾液或唾液与绒羽等混合凝结所筑成的巢窝。

【化学成分】 含腐黑物氮、精氨酸氮、胱氨酸氮、组氨酸氮、非氨氮等含氮物质57.4%，另含微量脂肪、磷、硫、钙、钾、氨基已糖及类黏蛋白物质。

【性味归经】 甘，平。入肺、脾、肾经。

【功效主治】 养阴润燥，益气补中。主治虚损，痨瘵，咳嗽痰喘，咯血，吐血，久痢，久疟，噎嗝，反胃。

【用　　法】 炖汤，或做菜肴、药膳。食前以温水浸泡，去净羽毛、血液及杂质。

7. 水产类

（1）鲤鱼

【异　　名】 赤鲤鱼。

【来　　源】 为鲤科动物鲤鱼的肉或全体。

【化学成分】 因产地、季节、环境，年龄、营养状况等而有差异。含蛋白质、脂肪、钙、磷、铁、多种氨基酸（以谷氨酸、甘氨酸、组氨酸为多）、肌酸、磷酸肌酸、烟酸、蛋白质以及维生素A、维生素B_1、维生素B_2、维生素C等。

【性味归经】 甘，平。入脾、肾经。

【功效主治】 利水，消肿，下气，通乳。主治水肿胀满，脚气，黄疸，咳嗽气逆，乳汁不通。

【用　　法】 清汤煮、清蒸、糖醋、醇酒煮或煨均可。

（2）鲫鱼

【异　　名】 鲋。

【来　　源】 为鲤科动物鲫鱼的肉或全体。

【化学成分】 可食部分每100g含蛋白质13g、脂肪1.1g、碳水化合物0.1g、钙54mg、磷203mg、铁2.5mg、硫胺素0.06mg、核黄素0.07mg、烟酸2.4mg。

【性味归经】 甘，平。入脾、胃大肠经。

【功效主治】 健脾利湿。主治脾胃虚弱，纳少无力，痢疾，便血，水肿，淋症，痈肿，溃疡。

【用　　法】 清汤煮，清蒸，煎，或做药膳，入丸散。外用捣敷。

（3）鳝鱼

【异　　名】 海蛇，黄鳝。

【来　　源】 为鳝科动物黄鳝的肉或全体。

【化学成分】 可食部分每100g含蛋白质18.8g、脂肪0.9g、钙38mg、磷150mg、铁1.6mg。

【性味归经】 甘，温。入肝、脾、肾经。

【功效主治】 补虚损，除风湿，强筋骨。主治痨伤，风寒湿痹，产后淋沥，下痢脓血，痔疮。

【用　　法】 清汤煮，清蒸，做药膳。外用捣敷或剖片敷贴。

（4）鳖肉

【异　　名】甲鱼、团鱼。

【来　　源】为鳖科动物中华鳖的肉。

【化学成分】可食部分每100g含蛋白质16.5g、脂肪1.0g、碳水化合物1.6g、钙107mg、磷135mg、铁1.4mg、硫胺素0.62mg、核黄素0.37mg、烟酸3.7mg、维生素A 13IU。

【性味归经】甘，平。入肝经。

【功效主治】滋阴凉血，补虚疗损。主治骨蒸劳热，久疟，久痢，崩漏，带下，病后虚羸，年老体弱。

【用　　法】熬汤，清蒸，或做药膳。脾胃阳虚及孕妇忌食。

【附】鳖甲：为中华鳖的背甲，含动物胶、角蛋白、碘质、维生素D等成分。有养阴清热、平肝息风、软坚散结之功效。主治劳热骨蒸，阴虚风动，疟疾，经闭崩漏等。

（5）蟹

【异　　名】郭素、螃蟹、毛蟹、稻蟹。

【来　　源】为方蟹科动物中华绒螯蟹的肉和内脏。

【化学成分】可食部分每100g含蛋白质14g、脂肪2.6g、碳水化合物0.7g、钙141mg、磷191mg、铁0.8mg、维生素A 230IU、硫胺素0.01mg、核黄素0.51mg、烟酸2.1mg及微量胆固醇丁肉含10余种游离氨基酸，其中谷氨酸、甘氨酸、脯氨酸、组氨酸、精氨酸含量较多。

【性味归经】咸，寒。入肝、胃经。

【功效主治】清热，散血，接骨续损。主治筋骨损伤，疥癣，膝疮，烫伤。

【用　　法】煮、蒸食，或烧炭研末服，或作丸服。外用捣敷或焙干研末调敷。外邪未清、脾胃虚寒及素患风疾者慎服。蟹易变质，应新鲜食用。

（6）海参

【异　　名】刺参、沙参，海鼠。

【来　　源】为刺参科动物刺参或其他种海参的全体。

【化学成分】食用干海参含粗蛋白质55.51%、粗脂肪1.85%、碳水化合物、钙、磷、铁、固醇、参醇及碘等。

【性味归经】咸，温。入心、肾经。

【功效主治】补肾益精，养血润燥。主治精血亏虚，虚弱劳怯，阳痿，遗精，小便频数，肠燥便秘以及年老体弱。

【用　　法】水发煮汤或炒食。脾虚腹泻、痰多者忌食。

（7）田鸡

【异　　名】青蛙、蛙鱼、青鸡、坐鱼、长股、蛤鱼。

【来　　源】为蛙科动物黑斑蛙或金线蛙的肉。

【化学成分】含蛋白质、脂肪、碳水化合物、钙、磷、铁、硫胺素、核黄素、烟酸、维生素A及维生素A原、磷肌酸、肌酸、氨基酸、糖原及维生素C、维生素B_{12}等。

【性味归经】甘，凉。入膀胱、肠、胃经。

【功效主治】清热解毒，补虚，利水消肿。主治痨热，浮肿，疳积，水肿，噎嗝，痢疾，小儿热疮。

【用　　法】煎汤，煮食，炒食，或入丸散，或捣烂外敷。

（8）海带

【异　　名】海马蔺、海草、大叶藻。

【来　　源】为大叶藻科植物大叶藻的全草。

【化学成分】干海带含氮0.78%、蛋白质4.81%、脂肪1.2%、戊聚糖8.82%及大叶藻素、半乳糖醛酸、半乳糖、阿拉伯糖、木糖、ALPHA-甲基木糖和鞣质、维生素B_2、多量碘等。

【性　　味】咸，寒。

【功效主治】软坚化痰，利水泻热。主治瘿瘤结核，水肿，脚气。现多用治单纯性甲状腺肿。

【用　　法】煎汤，煮、蒸食，或入方药。

8. 其他

（1）荠菜

【异　　名】护生草、净肠草、地米菜、香菜。

【来　　源】为十字花科植物荠菜的全草。

【化学成分】含草酸、酒石酸、苹果酸、丙酮酸、对氨基苯磺酸、延胡素酸等有机酸，精氨酸、天冬氨酸、脯氨酸、蛋氨酸、亮氨酸、谷氨酸、甘氨酸、丙氨酸、胱氨酸、半胱氨酸等氨基酸，蔗糖、山梨糖、乳糖、氨基葡萄糖、山梨糖醇、甘露糖醇、侧金盏花醇等糖分，钾、钙、钠、铁、氯、磷、锰等无机物，以及胆碱、乙酰胆碱、马钱子碱、黄酮类等多种成分。每100g含蛋白质5.3g、脂肪0.4g、碳水化合物6g、钙420mg、磷73mg、铁6.3mg、胡萝卜素3.2mg、硫胺素0.14mg、核黄素0.19mg、烟酸0.7mg、维生素C 55mg。

【性味归经】甘，平。入肝、心、肺、脾经。

【功效主治】和脾，利水，止血，明目。主治痢疾，水肿，淋症，乳糜尿，吐血，衄血，便血，月经过多，崩漏，目赤肿痛等。

【用　　法】煎汤、炒菜、做饺子食，或入丸散，捣烂外敷。

（2）马齿苋

【异　　名】马齿草、马苋、长命菜、马齿龙芽、酱瓣豆草、瓜子菜。

【来　　源】为马齿苋科植物马齿苋的全草。

【化学成分】含大量去甲肾上腺素、钾盐、二羟在苯乙胺、二羟基苯丙氨酸、苹果酸、柠檬酸、谷氨酸、天冬氨酸、丙氨酸及蔗糖、葡萄糖、果糖等。每100g可食部分含蛋白质2.3g、脂肪0.5g、糖3g、钙85mg、磷56mg、铁1.5mg、胡萝卜素2.23mg、硫胺素0.03mg、核黄素0.11mg、烟酸0.7mg、维生素C 23mg。

【性味归经】 酸，寒。入大肠、肝、脾经。

【功效主治】 清热解毒，散血消肿。主治热痢脓血，热淋，血淋，带下，痈肿恶疮。

【用　　法】 煎汤服或沸水汆后蒜调食，或炒食，捣汁饮或外敷。

（3）豆腐

【来　　源】 为豆科植物大豆种子的加工制成品。

【化学成分】 每100g豆腐含蛋白质8.1g，碳水化合物4.2g，脂肪3.7g。

【性味归经】 甘，凉。入脾、胃、大肠经。

【功效主治】 益气和中，生津润燥，清热解毒。主治赤眼，消渴。另可解硫黄、烧酒毒。

【用　　法】 煮、煎、凉拌均可。

（4）鹌鹑蛋

【异　　名】 鹑鸟蛋、鹌鹑卵。

【来　　源】 为雉科动物鹌鹑的卵。

【化学成分】 含有蛋白质、胆碱、芸香、抗过敏蛋白、维生素等。

【性　　味】 甘，平。

【功效主治】 补气益血，强筋壮骨。主治久病或老弱体衰，心悸失眠，胆怯健忘，头晕目眩，体倦食少。也可作为风湿性心脏病、关节炎及老人腰痛腿软等患者的辅助食疗。

【用　　法】 煮，炒，或作汤食。本品素有“动物人参”之称，滋补食疗宜常食。

（5）牛奶

【异　　名】 牛乳。

【来　　源】 为牛科动物黄牛或水牛的乳汁。

【化学成分】 含蛋白质（主要为酪蛋白、白蛋白及球蛋白）、脂肪、碳水化合物、钙、磷、铁、镁、钾、钠以及维生素A、维生素B_1、维生素B_2、维生素B_6、维生素C和烟酸、泛酸、吡哆醇、生物素、叶酸、肌醇、乳清酸等。

【性味归经】 甘，平。入心、肺、胃经。

【功效主治】 补虚损，益肺胃，生津润肠。主治虚弱劳损，反胃噎嗝，消渴，便秘。

【用　　法】 煮沸或灭菌后饮用。脾胃虚寒作泻，痰湿积饮者慎服。

（6）茶叶

【异　　名】 苦茶、茗、腊茶、芽茶、茶芽、酪奴、细茶。

【来　　源】 为山茶科植物茶的芽叶。

【化学成分】含嘌呤类生物碱（以咖啡碱为主）、微量可可豆碱、茶碱和黄嘌呤。尚含鞣质、挥发油（绿茶主要成分是BETA，GAMA-庚烯醇；红茶主要成分是ALPHA-及BETA-紫罗兰酮和它的衍生物）、维生素C、胡萝卜素、二氢麦角固醇、黄酮类槲皮素及山奈酚等和黄酮醇与没食子酸所形成的一些酯。

【性味归经】苦、甘，凉。入心、肺、胃经。

【功效主治】清头目，除烦渴，化痰，消食，利尿，解毒。主治头痛，目昏，多睡，思维不清，心烦口渴，食积痰滞，痢疾，小便不利等。

【用　　法】煎汤，泡茶，或入方药。失眠及胃溃疡者忌服。

（二）食疗保健中的药物

（1）西洋参

【来　　源】为五加科草本植物西洋参的根。

【化学成分】含人参皂素、树脂、挥发油等。

【性　　味】甘，苦，凉。

【功效主治】有强壮和镇静作用，具有益气生津，润肺清热功效，适用于阴虚所致少气，口干口渴，乏力等。

【用　　法】参茶，参汤，煮粥等。每次用量2~4g。

（2）太子参

【来　　源】为石竹科植物异叶假繁缕的块根。

【化学成分】含果糖、淀粉、皂素等。

【性　　味】甘，苦，微温。

【功效主治】补肺，健脾，补气，生津的功效。

【用　　法】太子参炖鸡，太子乌梅饮。每次用量9~30g。

（3）五味子

【来　　源】为木蓝科木质藤本植物北五味子和南五味子的成熟果实。

【化学成分】五味子素、苹果酸、柠檬酸、酒石酸、维生素C、挥发油、糖类、树脂、鞣质等。

【性　　味】甘、酸，温。

【功效主治】益气生津，补肾养心，收敛固涩的功效。适用于肺虚喘咳，津亏口渴，自汗、盗汗，慢性腹泻及神经衰弱等。

【用　　法】五味子糖粉、五味子蜜糖、五味子酒、五味子红枣炖冰糖。每次用量3~9g。

（4）白术

【来　　源】为白术科植物白术的根茎。

【化学成分】挥发油、维生素A。

【性　　味】甘、苦，温。

【功效主治】具有健脾益气，燥湿利水，益气止汗的功效。适用于脾胃虚弱，不思饮食，少气，水肿，自汗，胎气不安，小便不利等症。

【用　　法】白术饼、白术糖水、白术膏。每次用量3~12g。

（5）阿胶

【来　　源】为马科动物驴的皮，去毛漂洗后，熬制而成的胶块。

【化学成分】含有胶原蛋白，钙、硫等成分。

【性　　味】甘，平。

【功效主治】具有补血止血，滋阴润肺的功效。适用于贫血、心悸、咳血、产后血虚、腰痿乏力等症。

【用　　法】阿胶鸡蛋汤、阿胶炖肉每次6~15g，汤剂。

（6）龙眼肉

【来　　源】为无患子科植物龙眼的假种皮。

【化学成分】葡萄糖、蛋白质、脂肪酸、腺嘌呤和胆碱等。

【性　　味】甘，温。

【功效主治】益心脾，补气血，养血安神的功效。

【用　　法】龙眼莲子粥、龙眼花生、龙眼大枣、龙眼酒、龙眼整白糖。每次用量6~12g。

（7）百合

【来　　源】为百合科植物百合细叶百合和射香百合，及其同属多种植物鳞茎的茎叶。

【化学成分】生物碱、淀粉、蛋白质、脂肪。

【性　　味】甘，微苦，微寒。

【功效主治】具有润肺止咳，清心安神的功效。用于阴虚久咳，痰中带血，虚烦惊悸等。

【用　　法】百合粥、百合鸡子黄汤、蜜蒸百合。每次用量9~30g。

（8）哈士蟆油

【来　　源】为蛙科动物中国林蛙雌蛙输卵管的干制品。

【化学成分】蛋白质，脂肪，矿物质。

【性　　味】辛，寒。

【功效主治】补肾益精，润肺养阴的功效。适用于产后虚弱，肺痨咳血，盗汗等症。

【用　　法】冰糖哈士蟆油、哈士蟆油银耳羹、哈士蟆油蒸土燕窝。每次用量6~9g。

（9）燕窝

【来　　源】为雨燕科动物金丝燕及多种同属燕类有唾液及小鱼虾等混合凝结的

巢窝。

【化学成分】蛋白质、糖类、纤维素、钙、磷、钾、硫等成分。

【性　　味】甘、平。

【功效主治】具有滋阴润燥，补益肝胃的功效，适用于虚损、痰喘、咳血、吐血、久痢、反胃等症。

【用　　法】燕窝银耳羹、燕窝炖西洋参、燕窝牛奶。每次用量3~6g。

（10）杜仲

【来　　源】为杜仲科乔水科植物杜仲的树皮。

【化学成分】树脂、有机酸等。

【性　　味】甘、温。

【功效主治】补肝肾、强筋骨，安胎等功效。适用于肾虚腰痛，腰膝无力，先兆流产，胎动不安，高血压等。

【用　　法】杜仲酒、杜仲羊肾酒、杜仲炖猪肚、杜仲腰花。每次用量10~15g。

（11）海马

【来　　源】海马科动物克氏海马、大海马、三斑海马、日本海马等取出内脏的干制品。

【化学成分】雄性激素及部分矿物质。

【性　　味】甘、温。

【功效主治】具有温肾壮阳，调气活血的功效。适用于阳痿，腹部肿块，淋巴结核，跌打损伤等症。

【用　　法】海马酒、龙马童子鸡、海马粥等。

（12）藿香

【来　　源】为唇形科草本植物广藿香和藿香的茎叶。

【化学成分】含挥发油等成分。

【性　　味】辛，微温。

【功效主治】适用于暑热感冒，胸闷食少，恶心呕吐，腹胀腹泻等症。

【用　　法】藿香黄磷、藿香炒嫩豆、藿香姜糖水。每次用量3~10g。广藿香剂量应低于一般藿香。

（13）砂仁

【来　　源】为姜科草本植物阳春砂和缩砂的成熟种仁。

【化学成分】龙脑、乙酸、龙脑酯、芳樟醇、橙花三烯等成分。

【性　　味】辛，温。

【功效主治】具有消食开胃，行气化湿，温脾止泻，温胃止呕，安胎的功效。适用于腹部胀痛，食欲不振，恶心呕吐，胎动不安等症。

【用　　法】砂仁猪腰、砂仁肘子等。

（14）草果

【来　　源】为姜科草本植物草果的成熟种子。

【化学成分】含有挥发油等。

【性　　味】辛，温。

【功效主治】具有温中燥温，开胃消食的功效。适用于冷痛、腹胀、反胃、呕吐、食积、痰饮等症。以及增香调味。

【用　　法】草果酒、草果猪肾粥、草果羊骨汤。每次用量3~9g。

（15）陈皮

【来　　源】为芸香科亚乔水植物橘柑的果皮干制品。

【化学成分】挥发油、维生素C、B族维生素。

【性　　味】苦、辛，温。

【功效主治】具有行气健脾，燥湿化痰，降逆止呕的功效。适用于腹胀，吸气，呕吐，多痰等症。

【用　　法】陈皮姜糖水、陈皮酒、陈皮瘦肉粥。每次用量5~10g。

（16）肉桂

【来　　源】为樟科乔木植物肉桂的树皮。

【化学成分】挥发油、鞣质、树脂等成分。

【性　　味】辛、甘，大热。

【功效主治】具有温中补阳，散寒止痛的功效。适用于肢冷脉微，腰膝冷痛，虚汗腹泻，痛经，经闭低血压等症。

【用　　法】桂蜜水、肉桂鸡肝、肉桂姜糖水。每次用量2~5g。

（17）丁香

【来　　源】为桃金娘科乔木植物丁香的花蕾。

【化学成分】挥发油（丁香油）、丁香素、鞣质等成分。

【性　　味】辛，温。

【功效主治】具有温中止呕，暖肾助阳的功效。适用于脾胃虚寒，呕吐，腹泻，冷痛，肾虚阳痿，遗精等症。

【用　　法】丁香肉桂红糖煎、丁香蜜米饮。每次用量3~5g。

（18）芡实

【来　　源】为睡莲科水生草本植物芡实的成熟种仁。

【化学成分】蛋白质、脂肪、糖类、钙、磷、铁、核黄素、维生素C等成分。

【性　　味】甘、涩，平。

【功效主治】具有补肾固精，健脾止泻，去湿止带的功效。适用于遗精，白带，遗尿，尿频等症。

【用　　法】芡实粥、芡实八珍糕、芡实茯苓粥等。每次用量10~15g。

（19）红花

【来　　源】为菊科草本植物红花的管状花。

【化学成分】红花红色素、红花黄色素、红花油。

【性　　味】辛，温。

【功效主治】具有活血散淤，通经活络的功效。适用于闭经、痛经，恶露不行，腹部肿块，跌打损伤等症。

【用　　法】红花酒、红花糖水等。每次用量3~10g。

（20）胖大海

【来　　源】为梧桐科植物胖大海的种子。

【化学成分】西黄芪胶黏素、半乳糖等。

【性　　味】甘、凉。

【功效主治】具有清热，润肺，利咽，解毒的功效。适用于干咳无痰，喉痛音哑，目赤等症。

【用　　法】胖大海茶、冰糖胖大海、蜂蜜胖大海等。

（21）荷叶

【来　　源】为睡莲科植物的叶。

【化学成分】含有荷叶碱、原荷叶碱、亚美罂粟碱等多种生物碱。

【性　　味】苦、涩，平。

【功效主治】具有清暑利湿，生发清阳，止血的功效。适用于眩晕，水气浮肿，吐血，崩漏，便血，产后血晕等症。

【用　　法】荷叶粥、荷叶糖水、荷叶红糖煎等。

（22）菊花

【来　　源】为菊科植物菊的头状花絮。

【化学成分】挥发油、胆碱、腺嘌呤、氨基酸、黄酮类及微量的维生素B_1等。

【性　　味】甘、苦，凉。

【功效主治】具有疏风，清热、明目，解毒的功效。适用于头痛，眩晕，目赤，心胸烦热等症。

【用　　法】菊花酒、菊花绿茶饮、菊花肉片、菊花鱼片等。

（23）人参

【来　　源】为五加科植物人参的干燥根。

【化学成分】含有人参皂素、葡萄糖、鼠李唐、阿拉伯糖、挥发油、人参醇、人参酸、植物甾醇、胆碱、氨基酸、肽类、果糖、麦芽糖、蔗糖、人参三糖、果胶等糖类、维生素B_1、维生素B_2、烟酸、泛酸等。

【性　　味】甘、微苦，平。

【功效主治】具有大补元气，固脱生津，安神。适用于劳伤虚损，食少，倦怠，反胃吐食，虚咳喘促，阴虚盗汗，眩晕头痛，妇女崩漏，产后暴脱，久虚不复。

【用　　法】人参汤圆、人参粥、人参鸡、人参枸杞酒、人参酒等，每次3~10g，大剂量可用30g。

（24）当归

【来　　源】为伞形科植物当归的根。

【化学成分】棕榈酸、硬脂酸、肉豆蔻酸、不饱和油酸、亚油酸等。

【性　　味】甘，辛，温。

【功效主治】适用于月经不调，经闭腹痛，崩漏，血虚头痛，眩晕，肠燥便秘，跌打损伤。具有补血和血，调经止痛，润燥滑肠的作用。

【用　　法】当归炖鸡、当归粥、当芪鸡等。每次用量5~15g。

（25）天麻

【来　　源】为兰科多年寄生草本植物天麻的块茎。

【化学成分】含有香荚兰醇、香荚兰醛、维生素A、生物碱、黏液质等成分。

【性　　味】甘，平。

【功效主治】具有息风定精的功效。适用于头风头痛，肢体麻木，半身不遂，小儿惊痫动风等症。

【用　　法】天麻鲤鱼、天麻粥、天麻酒。每次用量5~15g。

（26）甘草

【来　　源】为豆科植物甘草的根和茎。

【化学成分】含有甘草酸、还原糖、淀粉、胶质等成分。

【性　　味】甘，平。

【功效主治】润肺，解读，调和诸药的功效。炙用，适用于脾胃虚弱，食少，腹痛便溏，劳倦发热，心悸，惊痫等。

【用　　法】甘草饮、甘草粥、甘草粥等。每次用量3~15g。

（27）何首乌

【来　　源】为蓼科植物何首乌的块根。

【化学成分】蒽醌类、大黄素甲醚、大黄酚蒽酮、淀粉、粗脂肪、卵磷脂等成分。

【性　　味】甘、苦、涩，微温。

【功效主治】具有补肝，益肾，益血，却风的功效，适应于肝肾阴亏，须发早白，血虚头晕，腰膝软弱，遗精，崩漏，久痢，慢性肝炎，痈肿，肠风等症。

【用　　法】何首乌炖肉、何首乌粥、何首乌汤等。每次用量15~25g。

（28）枸杞

【来　　源】为茄科植物枸杞和宁夏枸杞的成熟果实。

【化学成分】胡萝卜素、硫胺素、核黄素、烟酸、抗坏血酸、β-谷甾醇、亚油酸等成分。

【性　　味】甘，平。

【功效主治】具有滋肾，润肺，补肝，明目的功效。适应于肝肾阴亏，腰膝酸软，头晕，目眩，目晕多泪，虚劳咳痰，消渴，遗精等症。

【用　　法】枸杞肉丝、枸杞酒、枸杞蒸鸡、枸杞粥等。每次用量10~20g。

（29）茯苓

【来　　源】为多孔菌科植物茯苓的菌核。

【化学成分】β-茯苓酸、β-茯苓聚糖分解酶、树脂、甲壳质、蛋白质、脂肪、甾醇、卵磷脂、葡萄糖、胆碱、脂肪酶、蛋白酶等。

【性　　味】甘，平。

【功效主治】具有渗湿利水，益脾和胃，宁心安神的功效。适应于小便不利，水肿涨满，痰饮可逆，呕吐，泄泻，遗精，淋浊，惊悸，健忘等症。

【用　　法】茯苓饼、茯苓糕、茯苓粥等。

（30）冬虫夏草

【来　　源】为麦角菌科真菌冬虫夏草寄生在蝙蝠蛾科昆虫幼虫上的子座及幼虫尸体的复合体。

【化学成分】脂肪、粗蛋白、纤维素、糖类、虫草酸、冬虫夏草素、维生素B_{12}等成分。

【性　　味】甘，温。

【功效主治】具有补虚损，益精气，止咳化痰的功效，适用于痰饮，虚喘，咳血，自汗，盗汗，阳痿，遗精，腰膝酸痛，病后久虚不复等症。

【用　　法】冬虫夏草炖老鸭、虫草蒸鸭、虫草鸡、虫草炖猪肘等。每次用量5~15g。

思考训练

1. 营养素的质量评价包括哪几个方面？
2. 评价烹饪原料营养价值的意义。
3. 简述食物保健的配伍方法与应用。
4. 简述食物保健的原则。

要点提示

了解具有食疗保健价值的药物的“功能主治”，并建议深入发掘，掌握各种常用药物的功效、用法。

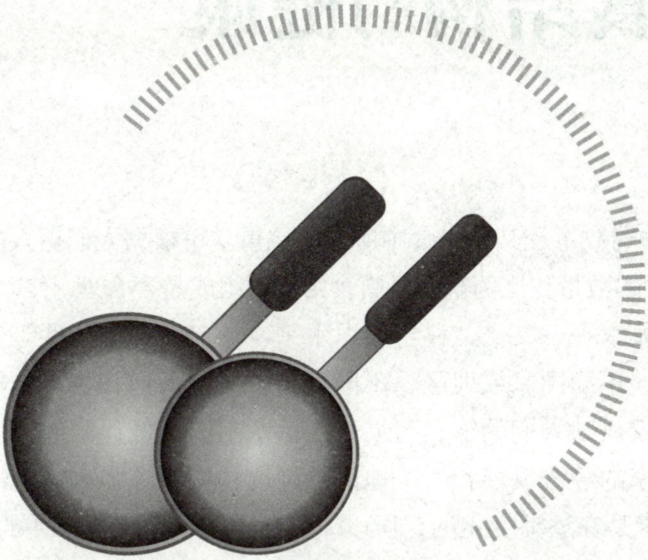

项目五

营养膳食与健康

主要内容

通过对本项目内容的学习，使学生了解掌握营养膳食与健康的关系、主要研究合理的膳食结构、我国传统膳食结构的特点、中国居民营养状况调查与检测、我国现阶段对强化食品的相关规定、营养教育和不同人群的营养需要。了解国内外有关强化食品的现状和最新进展，知道营养教育和合理的膳食结构在国民经济中的重要作用关系。本项目重点是相关营养膳食、营养与健康和不同人群的营养需求。项目结束后布置适量课外作业。

学习目标

模块1　膳食结构与健康
模块2　居民营养状况调查与社会营养监测
模块3　不同人群的营养需求

能力培养

任务1　如何打造一套适合中国居民的膳食结构
任务2　如何进行居民营养状况调查
任务3　了解各类特殊人群的营养需求

知识拓展

展点1　打造适合我国居民的膳食结构，应如何具体实践
展点2　孕妇和老年人的营养需要

模块1 膳食结构与健康

（一）膳食结构的基本概念

膳食结构是指膳食中各类食物的数量及其在膳食中所占的比重。可根据人们摄入的各类食物所提供能量及各种营养素的数量和比例来衡量膳食结构的组成是否合理。

膳食结构的形成与生产力发展水平、文化、科学知识水平以及自然环境条件等多方面的因素有关。不同历史时期、不同国家或地区、不同社会阶层的人们，膳食结构往往有很大的差异。膳食结构不仅反映人们的饮食习惯和生活水平的高低，同时也反映一个民族的传统文化、一个国家的经济发展和一个地区的环境和资源等多方面的情况。由于影响膳食结构的这些因素是在逐渐变化的，所以，膳食结构不是一成不变的，通过适当的干预可以促使其向更利于健康的方向发展。但是这些因素的变化一般是比较缓慢的，所以，一个国家、民族或人群的膳食结构具有相对的稳定性，不会迅速发生重大的改变。

（二）膳食结构的演变过程

在人类漫长的历史发展进程中，膳食结构发生了三次较大的变化，可划分为三个阶段。

1. 原始社会阶段

人类最早的谋生手段是采集、狩猎和捕捞，以这种方式获得的食物只能维持最低限度的生活。旧石器时代的人是得到什么吃什么，多是草木果实和鸟兽的肉，饮用自然界的水或饮鸟兽之血，即所谓的“茹毛饮血”时代。对古人来说，获得肉食比较困难，狩猎得到的食物大约仅占当时人类食物总量的1/3。大约在农耕开始前的1.5万年左右，人类开始捕捞，捕捞是人类到江、河、湖、海中去捕捉鱼类、海兽及其他水生动植物为食物的一种生活手段。

2. 原始农业至传统农业阶段

人类在长期的生活实践中，逐步学会了栽培植物和驯养动物，由此产生了原始农业。原始农业的出现，在人类历史上具有划时代的意义。首先，它是人类只能以天然产物作为食物的时代跨入了进行食物生产的时代，从而为社会转入文明时代奠定了物质基础。原始农业的发展又为原始畜牧业的发展提供了基地和饲料，原始畜牧业的发展改善了人类的食物构成和身体素质。中国的原始农业距今有1万年左右。

大约距今3000年前，随着冶炼业的出现及铁制工具在农业中的广泛应用，原始农业转入古代传统农业阶段，社会生产力得以大幅度地提高。

3. 农业现代化阶段

20世纪60~70年代，随着大工业的发展，农业机械、农业化学制品的制造和使用以及生物学、化学、物理学等科学成果的应用，管理科学和计算机的运用。世界上的发达国家都在工业现代化的基础上，先后实现了农业的现代化。现代农业以现代农业机器、设备代替过去的人、畜动力和手工、畜力农具。实现农业的机械化、电气化，甚至自动化，用现代科学方法培育和改良农作物及畜禽品种，以提高其生产效能，成为现代农业物质生产的主要特征。在现代生态科学的指导下，建立良好的农业生态平衡，也是现代农业必不可少的内容。

旧石器时代，人们饮食中的纤维含量为当今人们饮食的5~10倍，而现代食物中钠盐及饱和脂肪酸的含量分别为旧石器时代的10~20倍和4倍以上。

（三）不同类型膳食结构的特点

关于膳食结构的划分有许多方法，但最重要的依据仍是动、植物性食物在膳食构成中的比例。根据膳食中动物性食物及植物性食物所占的比例以及能量、蛋白质、脂肪和碳水化合物的摄入量作为划分膳食结构的标准，可以将世界各国的膳食结构分为以下四种类型。

1. 以植物性食物为主的膳食结构

大多数发展中国家（如印度、巴基斯坦、孟加拉和非洲一些国家等）属此类型。其膳食构成是以植物性食物为主，动物性食物为辅。其食物摄入特点是：谷物食品消费量大，年人均200kg；动物性食品消费量小，年人均仅10~20kg，动物性蛋白质一般占蛋白质总量的10%~20%，低者不足10%；植物性食物提供的能量占总能量近90%。

此类型膳食结构的特点是：能量基本可满足人体需要，但蛋白质、脂肪摄入量均低，来自于动物性食物的营养素（如铁、钙、维生素A）摄入会不足。营养缺乏病是这些国家人群的主要营养问题，人的体质较弱、健康状况不良、劳动生产率较低；但从另一方面看，以植物性食物为主的膳食结构，膳食纤维充足，动物性脂肪较低，有利于冠心病和高脂血症的预防。

2. 以动物性食物为主的膳食结构

以动物性食物为主是多数欧美发达国家（如美国、西欧、北欧诸国）的典型膳食结构，属于营养过剩型（又称“富裕型”）的膳食。以动物性食物为主的膳食结构以提供“三高一低”（即高能量、高脂肪、高蛋白质、低纤维）的食物为主要特点，人均日摄入蛋白质100g以上，脂肪130~150g，能量高达（13807~14644kJ）（3300~3500kcal）。食物摄入特点是：粮谷类食物消费量小，人均每年60~75kg；动物性食物及食糖的消费量大，人均每年消费肉类100kg左右，奶和奶制品100~150kg，蛋类15kg，食糖40~60kg。

与植物性食物为主的膳食结构相比，营养过剩是此类膳食结构国家人群所面临的主要健康问题。心脏病、脑血管病和恶性肿瘤已成为西方人的三大死亡原因，尤其是心脏病死亡率明显高于发展中国家。为此，美国已提出调整膳食构成，主要包括：增加谷类食物的摄入量，使碳水化合物的供能比例由原来的占总能量的42%提高到55%~60%，其中食糖供能比例不超过10%；减少脂肪的摄入，使其供能比由原来的45%减少到30%，特别减少饱和脂肪酸，使其供能比不超过10%，增加不饱和脂肪酸的摄入，使其供能比不低于20%；胆固醇摄入量每日限制为300mg以下。

3. 动植物食物平衡的膳食结构

该类型以日本为代表。膳食中动物性食物与植物性食物比例比较适当。其特点是谷类的消费量约为年人均94kg；动物性食品消费量约为年人均63kg，其中海产品所占比例达到50%，动物性蛋白质占总蛋白质的42.8%；能量和脂肪的摄入量低于以动物性食物为主的欧美发达国家，每天能量摄入保持在（8368kJ）（2000kcal）左右。宏量营养素供能比例为：碳水化合物57.7%，脂肪26.3%，蛋白质16.0%。

此类型膳食结构的特点是：能量的摄入能够满足人体需要，又不致过剩；蛋白质、脂肪和碳水化合物的供能比例合理；来自于植物性食物的膳食纤维和来自于动物性食物的营养素（如铁、钙等）均比较充足，同时动物脂肪又不高，有利于避免营养缺乏病和营养过剩性疾病，有利于促进健康。此类膳食结构已经成为世界各国调整膳食结构的参考。

4. 地中海膳食结构

该膳食结构以地中海命名是因为该膳食结构是居住在地中海地区的居民所特有的，意大利、希腊为该种膳食结构的代表。膳食结构的主要特点包括：膳食富含植物性食物，包括水果、蔬菜、土豆、谷类、豆类、果仁等；食物的加工程度低，新鲜度较高，居民以食用当季、当地产的食物为主；橄榄油是主要的食用油；脂肪提供能量占膳食总能量的25%~35%，饱和脂肪所占比例较低，在7%~8%；每天食用少量、适量奶酪和酸奶；每周食用少量、适量龟、禽，蛋；新鲜水果作为典型的每日餐后食品，甜食每周只食用几次；红肉（猪、牛和羊肉及其产品）每月食用几次；大部分成年人有饮用葡萄酒的习惯。

此膳食结构的突出特点是饱和脂肪摄入量低，膳食中含大量复合碳水化合物，蔬菜、水果摄入量较高。地中海地区居民心脑血管疾病发生率很低，已引起了西方国家的注意，并纷纷参照这种膳食模式改进自己国家的膳食结构。

（四）我国居民的膳食结构

1. 我国居民传统的膳食结构特点

我国居民的传统膳食以植物性食物为主，谷类、薯类和蔬菜的摄入量较高，肉类的摄入量比较低，豆制品总量不高且因地区而不同，奶类消费在大多数地区不多。此种膳食的特点是：

（1）高碳水化合物　我国南方居民多以大米为主食，北方以小麦粉为主，谷类食物的供能比例占70%以上。

（2）高膳食纤维　谷类食物和蔬菜中所含的膳食纤维丰富，因此我国居民膳食纤维的摄入量也很高。这是我国传统膳食最具优势所在。

（3）低动物脂肪　我国居民传统的膳食中动物性食物的摄入量很少，动物脂肪的供能比例一般在10%以下。

2. 我国居民的膳食结构现状及变化趋势

（1）我国居民的膳食结构现状　当前我国城乡居民的膳食仍然以植物性食物为主，动物性食物为辅。但我国幅员辽阔，各地区、各民族以及城乡之间的膳食构成存在很大差别，富裕地区与贫困地区差别较大。而且随着社会经济发展，我国居民膳食结构正向“富裕型”膳食结构的方向转变。

（2）我国居民膳食结构的变化趋势　改革开放以来，随着我国经济的高速发展，我国居民的膳食发生了明显的变化。国家食物消费调查显示，谷类食物的消费于1985年达到高峰。食用油于1975年前一直处于较低水平，20世纪80年代迅速增长，1985年为1975年的280%。我国人均肉类和食糖的消费量也都增加了2倍以上。

20世纪90年代以来，我国城乡居民的食物消费变化总的趋势是一致的，主要特点是：粮食和薯类的消费量下降；奶类和豆制品的摄入量变化不明显；钙的摄入量只到RNI的50%左右；优质蛋白质占总蛋白质比例不到1/3；牛、羊、禽肉、水产品、水果的消费量都有所增加，蔬菜的消费量稍有下降。粮谷类食物提供的能量有所下降，全国平均谷类供给能量由原来的80%降为60%~70%；全国城市除低收入水平人群外，谷类供能比例降至60%以下；全国农村谷类平均供能比例为71.7%。动物性食物和脂肪的摄入量明显上升，多数地区动物性食物以肉类和蛋类增加最多，肉类中尤以猪肉消费量最高；动物性食物供能达20%。脂肪供能全国为22%，城市为28.4%，农村为18.6%。蛋白质的供能比例明显上升，全国城乡平均为12%，城市为12.7%，农村为11.3%。

由于经济水平和食物资源的不同，各地膳食结构还存在着较大的差距，但总的趋势是我国居民的膳食结构正在从传统膳食向高脂肪、高能量、低膳食纤维的方向改变。

（五）我国居民膳食结构存在的主要问题

我国地域广阔，人口众多，各地区生产力发展水平和经济情况极不均衡，城市与农村居民的膳食结构相比存在较大的差异，因此，存在的弊端也各不相同，需要针对各自的特点进行合理的调整与改善。

随着我国经济的快速发展，人民的膳食结构也发生了较大的变化。大多数城市脂肪供能比例已超过30%，且动物性食物来源脂肪所占的比例偏高。我国居民的疾病模式由以急性传染病和寄生虫病居首位转化为以肿瘤和心血管疾病为主，膳食结构变化是影响疾病变化的主要因素之一。研究表明，谷类食物的消费量与癌症和心血管疾病死亡率之间呈明显的负相关，而动物性食物和油脂的消费量与这些疾病的死亡率呈明显的正相关，因此，城市居民主要是调整消费比例，减少动物性食物和油脂过量消费，主要应减少猪肉的消费量，脂肪供热比控制在20%~25%为宜。全国农村谷类平均供能比例为71.7%，脂肪的供能比例为18.6%，蛋白质的供能比例为11.3%，从宏量营养素供能比例来看，农村居民的膳食结构已渐渐趋向合理，但动物性食物、蔬菜、水果、油脂的消费量还偏低，应鼓励多吃一些上述食物。从蛋白质的来源看，优质蛋白质的比例偏低，除大城市和少数经济发达省份外，优质蛋白质所占比例均不及1/3，尤其是西北的一些省份，城乡豆类和动物性食物来源的蛋白质只占总蛋白质摄入量的8.2%。农村则更低，低于6%的地区大量存在，如甘肃农村只占3.9%。有的少数民族地区动物性食物摄入量虽高，但豆类为空白。奶类食物的摄入量都偏低，奶类一般在大城市尚能摄入一定量，农村的奶类消费甚微。有的地区盛产奶和大豆，但其摄入量反而低于其他地区，对此现象应正确引导，改变饮食习惯，充分利用当地资源，使其膳食结构合理化。维生素A和维生素B_2普遍摄入不足，农村人群摄入量均在标准量的50%左右。维生素A和维生素B_2在有色蔬菜和动物内脏中含量丰富，多吃有色蔬菜和一定量的动物内脏能提高维生素A和B族维生素的摄入量。动物性铁的摄入比例也很低，全国平均仅达膳食铁总量的0.8%。这些微量营养素的摄入不足是我国当前膳食的主要缺陷，需要重点改善。

综上所述，我国城乡居民的膳食状况近年来已有了明显改善，儿童、青少年平均身高有所增加，营养不良患病率则有所下降。但在贫困农村，仍存在着营养不足的问题。同时，我国居民膳食结构及生活方式也发生了重要变化，与之相关的慢性非传染性疾病，如肥胖、高血压、糖尿病、血脂异常等患病率增加，已成为威胁国民健康的突出问题。

膳食结构指的是膳食中各类营养素的数量及其在食品中所占的比例。人类膳食中的营养素主要有蛋白质、脂肪、碳水化合物、维生素、矿物质（包括微量元素）、水和膳食纤维七大类。任何一种单一食物都不能提供人体所需的全部营养素，因此，人类的膳食必须由多种食物组成，且各种食物组成比例合适，才能达到营养平衡、促进健康的目的。

中国有着几千年的悠久历史，膳食结构从古至今也发生了巨大的变化。由于膳食结构与农产品加工业之间存在密切联系，因此，我国农产品加工业也要积极应对国民膳食结构的逐步“西化”。

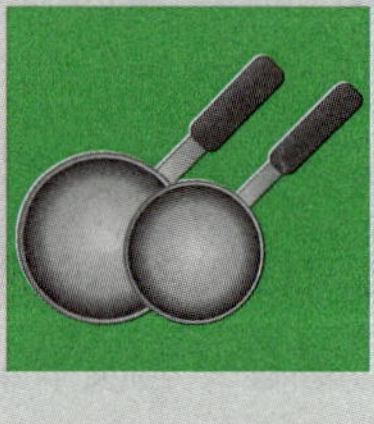

要点提示

1. 熟知我国居民传统的膳食结构特点
2. 掌握我国居民膳食结构的问题
3. 熟知不同类型膳食结构的特点

模块2 居民营养状况调查与社会营养监测

（一）居民营养状况调查与监测

居民营养状况调查与监测是指确切了解掌握社会各人群某一时间段的营养状况及其连续的动态变化。居民营养状况调查简称营养调查。

1. 营养调查的目的、内容和组织

营养调查的目的是了解居民膳食摄取情况及其与营养供给量之间的对比情况；了解与营养状况有密切关系的居民体质与健康状态，发现营养不平衡的人群，为进一步营养监测和研究营养政策提供基础情况；做某些综合性或专题性的科学研究，如某些地方病、营养相关疾病与营养的关系，研究某些生理常数、营养水平判定指标，复核营养推荐供给量等。

营养调查的工作内容包括：① 膳食调查；② 人体营养水平的生化检验；③ 营养不足或缺乏的临床检验；④ 人体测量资料分析，并在此基础上对被调查者个体进行营养状况的综合判定和对人群营养条件、问题、改进措施进行研究分析。营养调查既可用于人群社会实践，也可用于营养学的科学研究。

2. 膳食调查

膳食调查的目的是了解在一定时间内调查对象通过膳食所摄取的热能和各种营养素的数量和质量，借此来评定正常营养需要能得到满足的程度。膳食调查是营养调查工作中的一个基本组成部分，它本身又是相对独立的内容。单独膳食调查结果就可以成为对所调查的单位或人群改善营养和进行咨询、指导的主要工作依据。膳食调查通常采用下列几种方法：① 称量法（或称重法）；② 查账法；③ 24小时回顾法；④ 化学分析法。

3. 人体营养水平鉴定

人体营养水平鉴定指的是借助生化、生理实验手段，发现人体临床营养不足症、营养储备水平低下或营养过剩，以便较早掌握营养失调征兆和变化动态，及时采取必要的预防措施。有时为研究某些有关因素对人体营养状态的影响，也对营养水平进行研究测定。

4. 营养不足和缺乏的临床检查

本项检查的目的是根据症状和体征检查营养不足和缺乏症，是一种营养失调的临床检查。

5. 人体测量资料分析

从身体形态和人体测量资料中可以较好地反映营养状况，但不同年龄组选用的指标

不同。常用的有：身高、体重，上臂围与皮褶厚度，上臂围是一般量取肩峰至鹰嘴连线中点的臂围长。皮褶厚度主要表示皮下脂肪厚度，深入调查时还可以选用胸围、头围、骨盆径、小腿围、背高、坐高、肩峰距等。

6. 营养调查结果的分析评价

营养调查结果可分析评价下列问题：

（1）居民膳食营养摄取量、食物组成结构与来源、食物资源生产加工、供应分配、就餐方式习惯。

（2）居民营养状况与发育状况，营养缺乏与营养过剩的种类、发病率、原因、发展趋势和控制措施等。

（3）营养方面一些值得重视的问题，如动物性食品过多所致的营养过剩、肥胖症、心血管系统疾病，长期摄食精白米面所致的B族维生素不足，方便食品和快餐食品及滥用强化或其他不良食品的影响等。

（4）第二代发育趋势及原因分析。

（5）各种人群中有倾向的营养失调趋势。

（6）全国或地区特有的营养问题解决程度，经验和问题。如优质蛋白、维生素B_2、维生素A不足问题；个别人群贫血问题；个别地区烟酸缺乏与维生素C不足问题；地方病、原因不明疾病与营养问题等。

（二）社会营养监测

1. 社会营养监测工作的特点

社会营养监测工作与传统概念中的营养调查有几点不同之处：① 以生活在社会中的人群，特别是需要重点保护的人群为对象，向分析社会因素和探讨能采取的社会性措施扩展视野。② 营养状况向营养政策上反馈。在分析营养状况与影响关系因素之后，直接研究、制订、修订和执行营养政策，研究营养政策是它的主要任务。③ 它以一个国家或一个地区全局作为研究对象，以有限的人力、物力分析掌握全局的常年动态，因而它在工作方式上向微观方面深入的可能性服从于完成宏观分析的必要性。④ 它比传统的营养调查多了一个重要方面，即与营养有关的社会经济和农业资料方面的分析。⑤ 它在材料的取得上，为保证广度，而提倡尽可能搜集现成资料。

2. 社会营养监测的分类

（1）长期营养监测　对社会人群现状及制约因素如自然条件、经济条件、文化科技条件等进行动态观察、分析和预测，用于制订社会人群营养发展的各项政策和规划。

（2）规划效果评价性监测　对已制定的政策和规划，监测人群营养指标的变化。

（3）及时报警和干预监测　本项监测的目的在于发现、预防和减轻重点人群的短期恶化。例如控制和缓解区域性、季节性和易发人群性某种营养失调的出现等。

3. 资料的来源与监测指标

包括监测地区社会经济、医疗保健与人群营养三个方面的资料和指标。

（三）保证居民营养的政策与措施

1. 中国营养改善行动计划

尽快改善我国居民的营养状况，特制定了“中国营养改善行动计划”，国务院批准于1997年12月5日，由国务院办公厅印发。该计划的总目标是通过保障食物供给，落实适宜的干预措施，减少饥饿和食物不足，降低热能-蛋白质营养不良的发生率，预防、控制和消除微量营养素缺乏症；通过正确引导食物消费，优化膳食模式，促进健康的生活方式，全面改善居民的营养状况，预防与营养有关的慢性病。并同时规定了具体目标和实现目标的具体策略和措施。

2. 我国居民膳食指南及平衡膳食宝塔

（1）中国居民膳食指南　中国营养学会与中国预防医学科学院营养与食品卫生研究所组成了《中国居民膳食指南》专家委员会，对中国营养学会1989年建议的《我国的膳食指南》进行了修改，制定了《中国居民膳食指南》及其说明，并于2007年由中国营养学会常务理事会通过，正式公布。这一指南是以科学研究的成果为根据，针对我国居民的营养需要及膳食中存在的主要缺陷而制定的，具有普遍的指导意义。专家委员会鉴于特定人群对膳食营养的特殊需要，又提出了《特定人群膳食指南》作为《中国居民膳食指南》的补充。

（2）中国居民平衡膳食宝塔　平衡膳食宝塔提出了一个营养上比较理想的膳食模式。它所建议的食物量，特别是奶类和豆类食物的量可能与大多数当前的实际膳食还有一定距离，对某些贫困地区来讲可能距离还很远，但为了改善中国居民的膳食营养状况，这是不可缺少的。应把它看做是一个奋斗目标，努力争取，逐步达到。

在应用平衡膳食宝塔时要注意几个要点：① 确定你自己的食物需要；② 同类互换，调配丰富多彩的膳食；③ 要合理分配三餐食量；④ 要因地制宜地充分利用当地资源；⑤ 要养成习惯，长期坚持。

3. 食品强化与食物新资源的开发

（1）食品强化　食品强化是人类在饮食生活上摆脱靠天吃饭，积极干预自然的一种社会进步，也是文明社会发展到一定阶段的历史必然，是食物资源开发利用的一个重要方面。通常强化的目的有四个：① 弥补某些食品天然营养成分的缺陷，如向粮食制品强化必需氨基酸；② 补充加工损失的营养素，如向精白米面中添加B族维生素；③ 使某种食品达到特定目的的营养需要，如母乳化奶粉；④ 强调维生素强化，如寒冷地区人群应该如何增加维生素C的摄取等。

（2）我国对食品强化的现行规定　我国GB14880—1994（2003年修订版）规定，在我国可以使用的强化剂可分为含氮化合物、维生素类、矿物质与微量元素等三大类，

35个品种，并要求加强对食品强化的监督管理。

（3）食品新资源与新食品的开发　新食品包括各种用新原料、新配方、新工艺生产出来的，不同于市场已有的任何食品及其半成品。具有新食品开发和生产经营潜力的方向有：

① 运用现代科学技术调整食用农产品生产布局和开发新品种。

② 利废性质的开发。

③ 野生植物、野菜、野果的开发。

④ 有特殊生物学效应的物质，如魔芋、蜂花粉、蜂王浆、麦饭石等。

⑤ 食用油源，如核桃油、松籽油、葡萄籽油等。

⑥ 优质微量元素食物来源，如通过饲料和动物体生产的高锌奶、高锌蛋等。

（4）营养教育

① 有计划地对从事农业、商业、粮食、轻工、计划等部门的有关人员进行营养知识培训。

② 将营养知识纳入中小学的教育内容。

③ 将营养工作内容纳入初级卫生保健服务中，提高初级卫生保健人员的营养知识水平，并通过他们指导居民因地制宜，合理利用当地食物资源改善营养状况。

④ 利用各种宣传媒介，广泛开展群众性营养宣传教育活动，推荐合理的膳食模式和健康的生活方式，纠正不良的饮食习惯。

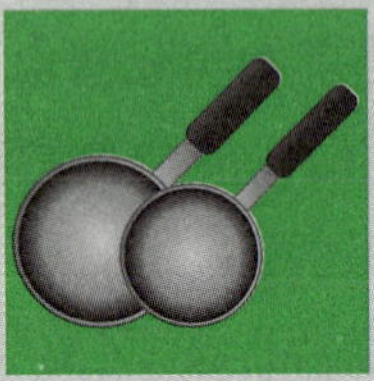

要点提示

1. 学会绘制中国居民膳食宝塔
2. 如何进行膳食调查

模块3 不同人群的营养需求

一、孕妇营养需求

（一）孕期营养生理特点

1. 代谢改变

孕期合成代谢增加、基础代谢升高，对碳水化合物、脂肪和蛋白质的利用也有改变。

2. 消化系统功能改变

消化液分泌减少，胃肠蠕动减慢，常出现胃肠胀气及便秘，孕早期常有恶心、呕吐，对某些营养素如钙、铁、维生素B_{12}和叶酸的吸收能力增强。

3. 肾功能改变

肾脏负担加重。

4. 血容量及血液动力学变化

孕期血容量增加幅度大于红细胞的幅度，使血液相对稀释，可出现生理性贫血。孕早期既有血清总蛋白的降低，孕期除血脂及维生素E以外，几乎血浆中所有营养素均降低，血浆营养素水平的降低可能与有利于将营养素转运至胎儿有关，其中胎盘起着生化阀的作用，有利于胎儿生长。

5. 体重增长

健康妇女若不限制饮食，孕期一般增加体重10~12.5kg。孕早期（1~3个月）增重较少，而孕中期（4~6个月）和孕后期（7~9个月）则每周稳定地增加350~400g。

（二）孕期的营养需要

1. 热能

总热能需要量增加。孕期的额外能量需要量包括胎儿体内各区室中的蛋白质和脂肪的能量需要量，加上母儿增加这些组织需要增加的能量消耗量。我国的RNI为在平衡膳食的基础上每天增加0.84MJ。

2. 蛋白质

孕期对蛋白质的需要量增加，以满足母体、胎盘和胎儿生长的需要。推荐增加量在孕早期为5g/d，孕中期为15g/d，孕后期为20g/d。

3. 矿物质

由于孕期的生理变化、血浆容量和肾小球滤过率的增加，使得血浆中矿物质的含量随妊娠的进展逐步降低。孕期膳食中可能缺乏的主要是钙、铁、锌、碘。

（1）钙　妊娠期间钙的吸收率增加，以保证胎儿对钙的需求，而不需动员母体的钙。

推荐量在孕早期为800mg/d，孕中期为1000mg/d，孕后期为1200mg/d。

（2）铁　推荐量在孕早期为15mg/d，孕中期为25mg/d，孕后期为35mg/d。

（3）锌　推荐量在孕早期为11.5mg/d，孕中期和孕后期为16.5mg/d。

（4）碘　孕妇碘缺乏可致胎儿甲状腺功能低下，从而引起以严重智力发育迟缓和生长发育迟缓为主要表现的呆小症。推荐量整个孕期为200μg/d。

4. 维生素

许多维生素在孕期血液中的浓度是降低的，这与孕期的正常生理调整有关，并不一定明显地增加需要量。孕期特别需考虑的维生素为维生素A、维生素D及B族维生素。

（1）维生素A　摄入足够的维生素A可维持母体健康及胎儿的正常生长，并可在肝脏中有一定量的贮存。RNI在孕早期为800μg/d，孕中期和孕后期为900μg/d。

（2）维生素D　孕期缺乏维生素D将影响胎儿的骨骼发育，也能导致新生儿的低钙血症、手足搐搦、婴儿牙釉质发育不良及母亲骨质软化症。RNI在孕早期为5μg/d，孕中期和孕后期为10μg/d。

（3）维生素B_1　由于维生素B_1参与体内碳水化合物代谢，且不能在体内长期贮存，因此足够的摄入量十分重要。RNI在整个孕期为1.5mg/d。

（4）维生素B_2　RNI在整个孕期为1.7mg/d。

（5）烟酸　RNI在整个孕期为15mg/d。

（6）维生素B_6　对核酸代谢及蛋白质合成有重要作用。RNI在整个孕期为1.9mg/d。

（7）叶酸　为满足快速生长胎儿的DNA合成，胎盘、母体组织和红细胞增加等所需的叶酸，孕妇对叶酸的需要量则大大增加。孕早期叶酸缺乏已被证实是导致胎儿神经管畸形的主要原因。孕期叶酸缺乏可引起胎盘早剥或新生儿低出生体重。其RNI为在整个孕期600μg/d。

（8）维生素B_{12}　当维生素B_{12}缺乏时，同型半胱氨酸转变成蛋氨酸障碍而在血中蓄积，形成同型半胱氨酸血症，还可致使四氢叶酸形成障碍而诱发巨幼红细胞贫血，同时可引起神经损害。其AI为2.6μg/d。

（9）维生素C　孕期母血维生素C下降50%左右，为保证胎儿的需要，会消耗母体的含量。其RNI在孕早期为100mg/d，孕中期和孕后期为130mg/d。

（三）孕期营养不良对胎儿的影响

1. 低出生体重

新生儿出生体重小于2500g。

2. 早产儿及小于胎龄儿

早产儿及小于胎龄儿分别指妊娠期小于37周，即出生的婴儿和胎儿大小小于妊娠月份，新生儿体重低于平均体重的2个标准差。

3. 围产期新生儿死亡率增高

4. 脑发育受损

胎儿脑细胞数的快速增殖期是从孕30周至出生后1年，随后脑细胞数量不再增加而体积增大、重量增加至2岁左右。因此，妊娠期间的营养状况特别是孕后期，母亲蛋白质的摄入量是否充足，关系到胎儿脑细胞的增殖数量和大脑发育，并影响到以后的智力发育。

5. 先天畸形

二、乳母喂养的营养需求

（一）泌乳生理特点

1. 内分泌因素

2. 营养对泌乳量的影响

泌乳量少是母亲营养不良的一个特征。正常情况下，产后3个月每日泌乳量为750~850mL。营养较差的乳母产后6个月每日泌乳量为500~700mL，后6个月每日为400~600mL。通常根据婴儿体重的增长率作为奶量是否足够的较好指标。

（二）乳母的营养需要

1. 热能

喂养期乳母热能需要量增加。每天需在平衡膳食的基础上增加2.09mg。

2. 蛋白质

为保证母体的需要及乳汁中蛋白质的含量，每日需额外增加蛋白质20g。

3. 脂肪

脂肪占总热能的20%~30%，不额外增加。

4. 钙

人乳中钙含量稳定，一般为34mg/100mL。当膳食摄入钙不足时不会影响乳汁的分泌量及乳汁中的钙含量，但可消耗母体的钙贮存，母体骨骼中的钙将被动用。其AI为1200mg/d。

5. 铁

铁不能通过乳腺输送到乳汁，人乳中铁含量极少。其AI为25mg/d。

6. 维生素

（1）脂溶性维生素　维生素A和维生素D的需要量增加。维生素A推荐的RNI为1200μg/d；维生素D的RNI为10μg/d。

（2）水溶性维生素　维生素C、硫胺素、叶酸的需要量明显增加。其RNI分别为130mg/d、1.8mg/d和500μg/d。

三、婴幼儿营养需要

（一）婴儿生长发育特点

婴儿期是人类生命生长发育的第一高峰期，12月龄时婴儿体重将增加至出生时的3倍。身长增加至出生时的1.5倍。婴儿期的前6个月，脑细胞数目持续增加，至6个月龄时脑重增加至出生的2倍（600~700g），后6个月脑部发育以细胞体积增大及树突增多和延长为主，神经髓鞘形成并进一步发育，至1岁时，脑重达900~1000g，接近成人脑重的2/3。婴儿消化器官幼稚，功能也不完善，不恰当的喂养易致功能紊乱和营养不良。

（二）母乳喂养

对人类而言，母乳是世界上唯一的营养最全面的食物，是婴儿的最佳食物。

1. 母乳喂养的优点

（1）母乳中营养素齐全，能满足婴儿生长发育的需要　充足的母乳喂养所提供的热能及各种营养素的种类、数量、比例优于任何代乳品，并能满足4~6月龄以内婴儿生长发育的需要。

母乳中的营养素与婴儿消化功能相适应，也不增加婴儿肾脏负担，是婴儿的最佳食物。

① 含优质蛋白质　虽蛋白质总量低于牛乳，但其中的白蛋白比例高，酪蛋白比例低，在胃内形成较稀软之凝乳，易于消化吸收。另外含有较多的牛磺酸，利于婴儿生长发育需要。

② 含丰富的必需脂肪酸　母乳中所含脂肪高于牛乳，且含有脂酶而易于婴儿消化吸收。母乳含有大量的亚油酸（1A）及α-亚麻酸（ALA），可防止婴儿湿疹的发生。母乳中还含有花生四烯酸（AA）和DHA，可满足婴儿脑部及视网膜发育的需要。

③ 含丰富的乳糖　乳糖有利于“益生菌”的生长从而有利于婴儿肠道的健康。

④ 无机盐　母乳中钙含量低于牛乳，但利于婴儿吸收并能满足其需要。牛乳中铁含量较低，但母乳中铁可有75%的吸收。母乳中钠、钾、磷、氯均低于牛乳，但足够婴儿的需要。

⑤ 维生素　乳母膳食营养充足时，婴儿前6个月内所需的维生素如硫胺素、核黄素等基本上可从母乳中得到满足。维生素D在母乳中含量较少，但若能经常晒太阳也很少发生佝偻病。每100mL母乳中含维生素C4mg，可满足婴儿的需要，而牛乳中的维生素C因加热常被破坏。

（2）母乳中丰富的免疫物质可增加母乳喂养儿的抗感染能力。

① 母乳中特异性免疫物质　母乳尤其是初乳中含多种免疫物质，其中特异性免疫物质包括细胞与抗体。

② 母乳中的非特异性免疫物质　包括吞噬细胞、乳铁蛋白、溶菌酶、乳过氧化氢酶、补体因子C_3及双歧杆菌因子等。

（3）哺乳行为可增进母子间情感的交流，促进婴儿智力发育　哺乳是一个有益于母子双方身心健康的活动。哺乳有利于婴儿智力及正常情感的发育和形成，同时有利于子宫的收缩和恢复。

2. 有关母乳喂养的几个具体问题

（1）早期开奶。

（2）按需哺乳。

（3）断奶过渡期营养及断奶食物及添加。

（三）婴儿配方奶粉

1. 婴儿配方奶粉的基本要求

（1）婴儿配方奶粉依据母乳的营养素含量及其组成模式进行调整生产。

（2）增加脱盐乳清粉。

（3）添加与母乳同型的活性顺式亚油酸，增加适量α-亚麻酸。

（4）α-乳糖与β-乳糖按4∶6比例添加。

（5）脱去牛奶中部分钙、磷、钠盐。

（6）强化维生素D、维生素A及适量其他维生素。

（7）强化牛磺酸、肉碱、核酸。

（8）对牛乳过敏的婴儿，用大豆蛋白作为蛋白质来源。

2. 婴儿配方奶使用

（1）混合喂养　对母乳不足者可作为部分替代物每日喂1~2次，最好在每次哺乳后加喂一定量。6个月前可选用蛋白质12%~18%、6个月后可选用大于18%的配方奶粉。

（2）人工喂养　对不能用母乳喂养者可完全用配方奶粉替代。6个月前选用蛋白质12%~18%、6个月后选用大于18%的配方奶粉。

（四）幼儿营养与膳食

1. 幼儿期生长发育与营养需要

1~3周岁为幼儿期，此时期生长旺盛。体重每年增加约2kg，身长第二年增长11~13cm，第三年增长8~9cm。蛋白质需要40g/d，能量需要5.02~5.43MJ/d，对矿物质和维生素的需要量高于成人，且易患缺乏症。

2. 幼儿膳食

幼儿膳食是从婴儿期以乳类为主，过渡到以奶、蛋、鱼、禽、肉及蔬菜、水果为辅的混合膳食，最后为以谷类为主的平衡膳食。其烹调方法应与成人有别，应与幼儿的消化、代谢能力相适应，故幼儿膳食以软饭、碎食为主。根据营养需要，膳食中需要增加富含钙、铁的食物及增加维生素A、维生素D、维生素C等的摄入，必要时补充强化铁食物、水果汁、鱼肝油及维生素片。2岁后，如身体健康且能得到包括蔬菜、水果在内的较好膳食，则不需额外补充维生素。膳食安排可采用三餐两点制。

四、学龄前、学龄与青少年营养

学龄前期为3~6岁，学龄期为7~12岁，青少年期为12~18岁，与成人相比，各期的营养需要有各自的特点，其共同特点是生长发育需要充足的能量及各种营养素。

（一）学龄前儿童的营养

1. 学龄前儿童的生理及营养特点

（1）身高、体重稳步增长，神经细胞分化已基本完成，但脑细胞体积的增大及神经纤维的髓鞘化仍继续进行，应提供足够的能量和营养素供给。

（2）咀嚼及消化能力有限，注意烹调方法。

（3）尚未养成良好的饮食习惯和卫生习惯，注意营养教育。

（4）该时期主要的营养问题是缺铁性贫血、维生素A、锌的缺乏及农村地区的蛋白质、能量摄入不足。

2. 学龄前儿童膳食

注意平衡膳食。每日200~300mL牛奶，一个鸡蛋，100g无骨鱼或禽、肉及适量豆制品，150g蔬菜和适量水果，谷类主食150~200g。每周进食一次猪肝或猪血，每周进食一次富含碘、锌的海产品，农村地区可每日供给大豆25~50g，膳食可采用三餐两点制。要培养良好的饮食习惯与卫生习惯。

（二）学龄儿童的营养与膳食

1. 学龄儿童的营养问题

其营养问题与学龄前相似，但特别注意学生的早餐营养问题。

2. 学龄儿童的膳食

安排好一日三餐，早餐和中餐的营养素供给应占全天的30%与40%。每日供给300mL牛奶，1~2个鸡蛋及鱼、禽、肉等100~150g，谷类和豆类为30~500g。注意饮食习惯培养，少吃零食，饮用清淡饮料，控制食糖摄入。

（三）青少年营养

该时期包括青春发育期和少年期。相当于初中和高中学龄期。

1. 性格及性的发育特点

此时期儿童体格发育速度加快，尤其是青春期，身高、体重的突发性增长是其主要特征。青春发育期被称为生长发育的第二高峰期。此期生殖系统发育，第二性征逐渐明显。充足的营养是生长发育、增强体魄、获得知识的物质基础。当营养不良时可推迟青春期1~2年。

2. 营养需要

（1）能量　其能量需要与生长速度成正比。推荐的能量供给为男10.04~13MJ/d，女9.2~10.04MJ/d。

（2）蛋白质　此时期一般增重30kg，16%为蛋白质。蛋白质功能应占总热能的13%~15%，每天75~85g。

（3）矿物质及维生素　为满足生长发育的需要，钙的AI为100mg/d，铁的AI为男20mg/d、女25mg/d，锌的RNI为男19mg/d、女15.5mg/d。

3. 青少年时期的食物选择及膳食

（1）谷类是青少年膳食中的主食，每天应摄入400~500g。

（2）保证足量的动物性食物及豆类食物的供给，鱼、禽、肉、蛋每日供给200~250g，奶300mL/d。

（3）保证蔬菜水果的供给，每天蔬菜供给500g，其中绿叶蔬菜不低于300g。

（4）注意平衡膳食。

五、老年营养

（一）老年人的生理代谢特点

（1）代谢功能降低。

（2）体成分改变。

体成分改变主要表现为：细胞量下降、体水分减少、骨组织矿物质减少。

（3）器官功能改变　器官功能改变主要表现为：消化系统消化液、消化酶及胃酸分泌量的减少；心脏功能的降低及脑功能、肾功能及肝代谢能力均随年龄增高而有不同程度的下降。

（二）膳食营养因素与衰老

有关衰老的研究学说有多种，其中的自由基学说较受重视。学说认为，人体组织的氧化反应可产生自由基，自由基不稳定，可与体内生物大分子作用，生成过氧化物而对细胞膜产生损害进而影响细胞功能。

自由基损害主要表现为脂质过氧化，人体内正常情况下存在着两种抗氧化系统，即非酶防御系统如维生素C、维生素E等抗氧化营养剂等和酶防御系统如：SOD、GSH-PX等。

（三）老年期的营养需要

1. 热能

由于基础代谢下降、体力活动减少和体内脂肪组织比例增加，老年人的热能需要量相对减少。60岁以后，应较青年时期减少20%，70岁后减少30%，RNI为60岁以上轻体力劳动，男7.94MJ/d，女7.53 MJ/d。

2. 蛋白质

老年人由于分解代谢大于合成代谢，故易出现负氮平衡。因此蛋白质的摄入量应量足质优。蛋白质应占总热能的12%~14%为宜，RNI：70岁以上，男75g/d，女65g/d。

3. 脂肪

老年人对脂肪的消化能力差，故脂肪的摄入不宜过多，一般脂肪供热占总热能的20%为宜，以富含多不饱和脂肪酸的植物油为主。

4. 碳水化物

由于老年人糖耐量低，胰岛素分泌量减少且对血糖的调节能力低，易发生血糖升高。因此老年人不宜食用含蔗糖高的食品，以防止血糖升高进而血脂升高。也不宜多食用水果、蜂蜜等含果糖高的食品。应多吃蔬菜增加膳食纤维的摄入，以利于增强肠蠕动，防止便秘。

5. 矿物质

（1）钙　钙的充足对老年人十分重要。因为老年人对钙的吸收能力下降，体力活动减少又降低了骨骼钙的沉积，故老年人易发生钙的负平衡，骨质疏松较常见。钙的AI：50岁以上为1000mg/d。

（2）铁　因为老年人对铁的吸收利用能力下降，造血功能减退，HB含量减少，因此易发生缺铁性贫血。我国AI：50岁以上为15mg/d。注意选择含血红素铁高的食物。

（3）硒　硒为抗氧化剂，老年人应注意膳食补充。

此外，微量元素锌、铜、铬也同样重要。

6. 维生素

为调节体内代谢和增强抗病能力，各种维生素的摄入量都应达到我国的推荐摄入量。

维生素E为抗氧化的重要维生素，当缺乏维生素E时，体内细胞可出现一种棕色的色素颗粒，成为褐色素，是细胞某些成分被氧化分解后的沉积物，随着衰老过程在体内堆积，成为老年斑。补充维生素E可减少细胞内脂褐素的形成。老年人的AI为14mg/d。

充足的维生素C可防止老年血管硬化，使胆固醇代谢易于排出体外，增强抵抗力，因此应充分保证供应。老年人RNI为100mg/d。

此外，维生素A、维生素B_1、维生素B_2等也同样重要。

六、高温、低温环境人群营养

（一）高温环境人群营养

高温环境一般是指32℃以上的工作环境和35℃以上的生活环境而言。在这种高温条件下，人体的代谢和生理状态发生一系列变化，对于营养也有其特殊要求。

1. 高温环境下机体生理上的适应性改变

人体在高温环境下劳动和生活时，主要通过出汗和汗液蒸发使散热增加，以调节和维持正常体温。高温下出汗量大，每小时超过1.5L，最多一天可达10L以上。

（1）水及无机盐的丢失　丢失的汗液中99%以上为水分，0.3%为无机盐，而汗中无机盐以钠盐最多，约为无机盐总排出量的54%~68%。除钠外，汗中无机盐的损失还包括钾、钙、镁、铁等。

（2）水溶性维生素丢失　特别是维生素C丢失较多，其次是硫胺素和核黄素，补充这些维生素有利于增强耐热能力和体力。

（3）可溶性含氮物丢失　汗中含氮量为20%~70%，大量出汗时因机体失水和体温升高引起蛋白质的分解增加，尿氮排出量增多。

（4）消化液分泌减少。

（5）能量代谢增加。

2. 高温环境下的营养需要

（1）水和无机盐　水分的补充以能补偿出汗的失水量、保持体内水的平衡为原则，过多饮水会增加心、肾的负担。补充水分要少量多次，以防止影响食欲，并可减少水分蒸发量和排尿量，食盐需适当补充。含盐饮料的氯化钠浓度以0.1%为宜。钾的补充可通过食用富含钾的新鲜蔬菜水果和豆类，注意补充富含钙、铁的食品，补充一种含钠、钾、钙、镁、氯的混合盐片较好。

（2）维生素　维生素C的需要量增高，一般认为每日膳食供给量应为150~200mg。硫胺素应为2.5~3mg，核黄素应为2.5~3.5mg。

（3）蛋白质和热量　蛋白质要适量增加，过多会增加肾脏负担。一般每日摄入量占总热能的12%~15%，优质蛋白应占50%。热能供给以推荐量标准为基础，在环境温度30℃时，每增加1℃，应增加膳食热能供给量的0.5%。

3. 高温环境下人群的膳食

（1）合理搭配、精心烹制谷类、豆类及动物性食物，以补充优质蛋白质及B族维生素。

（2）补充含无机盐，尤其是钾盐和维生素丰富的蔬菜、水果和豆类，其中水果中的有机酸可刺激食欲并有利于食物在胃内的消化。

（3）以汤作为补充水及无机盐的重要措施。

（二）低温环境下人群的营养

低温环境一般是指气温在10℃以下的外界环境，此时人体的代谢及对营养的需要发生一定的改变。

1. 影响能量代谢的因素及宏量营养素的需要

低温环境下人体热能消耗量增加，是由于寒冷使基础代谢升高10%~15%，且低温下的寒战、笨重防寒服使身体活动受限，能量消耗增加。此外低温下体内一些酶的活力增高，使集体的氧化产热能力增强。因此，膳食供给应比常温下增加10%~15%，脂肪在膳食中的比例可适当增加，可占总热能的35%~40%，蛋白质占总热能的13%~15%，动物蛋白最好在50%~65%，碳水化合物占总热能50%左右。

2. 低温下微量营养素的需要

低温环境下人体对维生素的需要量增加，特别是维生素C，除日常饮食充足外，可每日额外补充70~120mg，以提高耐寒能力。低温下体内氧化产能过程加强，故膳食中硫胺素、核黄素和烟酸的供给量要充足，维生素A有利于增强机体耐寒能力，每日供给为1000μg视黄醇当量。

寒冷地区易缺乏钙和钠，应注意补充。

七、职业接触有毒（害）物质人群的营养

（一）概述

职业接触有害物质种类繁多，有害化合物进入人体后或干扰、破坏机体正常的生理过程，或干扰、破坏营养物质在体内的代谢，或损害特定的靶组织或靶器官，危害人体健康。

职业接触涉及的有毒、有害化合物，大多数进入机体后在肝脏经肝微粒体混合功能氧化酶代谢，其中绝大多数经代谢减毒后经胆汁或尿排出体外，部分有毒物质直接与还原性谷胱甘肽结合而解毒。机体营养状况良好时，可通过对酶活性的调节增加机体的解毒能力，提高机体对毒物的耐受和抵抗力。

1. 蛋白质的营养状况

良好的蛋白质营养状况，可提高机体对毒物的耐受能力、调节肝脏微粒体酶活性至最佳状态、增强机体解毒能力。

2. 维生素C

维生素C具有良好的氧化还原作用，被认为是体内重要的自由基清除剂之一，对所有接触的毒物均有良好的解毒作用。

3. 维生素E及其他抗氧化剂

维生素E及其他抗氧化剂，如β-胡萝卜素等，可参与清除自由基的反应，保护细

胞膜。

4. 脂肪

膳食中脂肪高热比大于30%时，可使脂溶性毒物在肠道吸收及在体内蓄积增加。但磷脂可加速生物转化和毒物的排出，应注意选择。

（二）铅作业人群的营养和膳食

铅作业的危害主要是铅可通过消化道和呼吸道进入人体可引起慢性或急性中毒。

1. 供给充足的维生素C

维生素C可在肠道与铅形成溶解度低的抗坏血酸铅盐，减少在肠道的吸收；由于维生素C有抗氧化作用，铅可促进维生素C氧化，长期接触铅者可引起体内维生素C缺乏。同时维生素C可参与铅的解毒过程，促进铅的排出。每日应供给维生素C150~100mg。

2. 补充富含硫氨基酸的优质蛋白质

蛋白质不足可降低机体排铅能力，增加铅在体内的贮存和机体铅中毒的敏感性。而充足的蛋白质，特别是富含硫氨基酸的优质蛋白质，对降低体内的铅浓度有利，蛋白质供给量应占总热能的14%~15%，并需增加优质蛋白尤其是含硫氨基酸的供给。

3. 补充保护神经系统和促进血红蛋白合成的营养素

适当补充维生素B_1、维生素B_6、维生素B_{12}、叶酸，后两者可促进血红蛋白的合成和红细胞的生成，维生素 B_1的食物来源主要包括豆类、谷类、瘦肉；叶酸主要来源于绿叶蔬菜；维生素 B_{12}的来源主要为动物肝脏及发酵食品。

4. 适当限制膳食脂肪的摄入

脂肪的供热比不宜超过25%，以避免高脂肪膳食所导致的铅在小肠吸收的增加。

5. 呈酸食品与呈碱食品的交替使用

谷类、豆类和含蛋白质较多的呈酸性食品的摄入，有利于骨骼内沉积的$Pb_3(PO_4)_2$在血液中形成可溶性$PbHPO_4$，经尿排出，常用于慢性铅中毒的排铅治疗。而含钙、镁、钾等较多的蔬菜、水果和奶类等呈碱性食物的供给有利于血中$PbHPO_4$在较高浓度时，形成$Pb_3(PO_4)_2$进入骨骼组织，以暂时缓解铅的急性毒性。

（三）苯作业人群的营养

苯是一种神经细胞毒，可损害骨髓、破坏造血功能，毒性很大。

1. 增加优质蛋白质的供给

优质蛋白质尤其是含硫氨基酸丰富的食物可提高机体的解毒能力。建议动物蛋白应占总量的50%。

2. 适当限制膳食脂肪的供给

脂肪供热比不超过25%，因苯对脂肪亲和力强，高脂膳食可增加苯在体内的蓄积。

3. 补充维生素C

苯作业工人体内维生素C含量偏低，同时维生素C提供羟基发挥使苯在体内羟化解毒的重要作用。维生素C摄入量应在平衡膳食的基础上每日补充维生素C150mg。

4. 补充促进造血的有关营养素

适当补充铁、维生素B_{12}及叶酸，以促进血红蛋白的合成和红细胞的生成，对苯中毒引起的出血倾向者除补充维生素C外，也应补充维生素K。

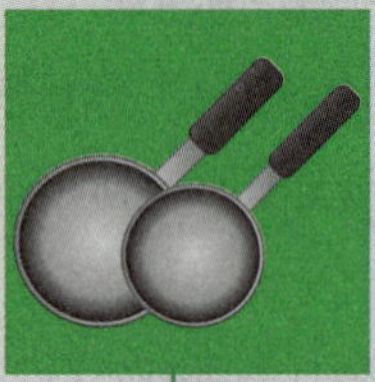

要点提示

1. 学会绘制中国居民膳食宝塔
2. 掌握孕妇营养需要
3. 掌握老年人营养需要
4. 掌握特殊职业人群的营养需要

思考训练

1. 阐述婴儿配方奶粉的基本要求。
2. 阐述学龄前儿童的生理及营养特点。
3. 简述青少年的食物选择及膳食原则。
4. 简述膳食营养因素与衰老的关系。
5. 简述高温环境下机体生理上的适应性改变情况。
6. 简述高温下工作人员搭配膳食的原则。

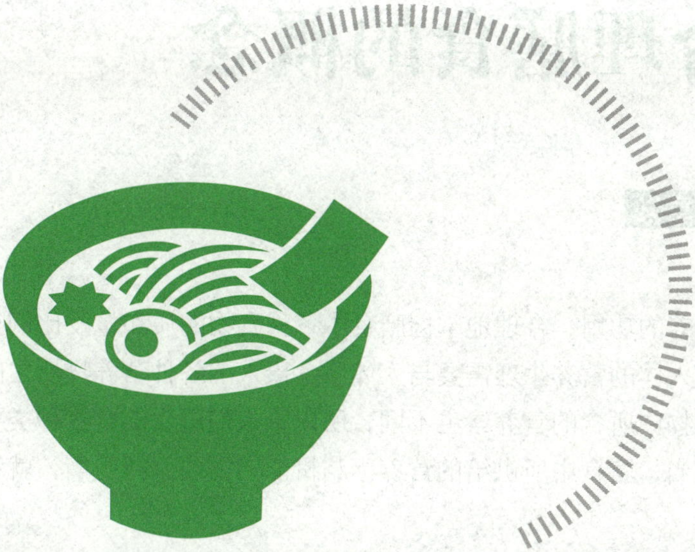

项目六

合理膳食与营养

主要内容 通过对本项目内容的学习，使学生了解掌握合理膳食营养与健康的关系、主要深入地研究《中国居民膳食指南》（2022版）、膳食宝塔的作用、各种营养餐的搭配原则。了解国内外有关居民膳食情况的现状和最新进展，能够熟练运用《中国居民膳食指南》（2022版）、能够灵活运用中国居民膳食宝塔。本项目重点是各种营养餐的配制。项目结束后布置适量课外作业。

学习目标

模块1　合理膳食的概念

模块2　中国居民膳食指南与平衡膳食宝塔解析

模块3　中国居民膳食营养素参考摄入量（DRIs）

模块4　营养餐的设计与配制

能力培养

任务1　熟练掌握膳食宝塔的解析和应用方法

任务2　可以在《中国居民膳食指南》的指导下，为各类人群进行合理配餐

知识拓展

展点　在《中国居民膳食指南》指导下的营养餐设计

模块1 合理膳食的概念

（一）合理膳食的概念与意义

1. 合理膳食

合理营养是根据各类营养的功用，合理地掌握膳食中各种食物的质和量及比例搭配合理，并符合卫生要求，使人体的营养生理需要与人体膳食摄入的各种营养物质之间建立平衡关系。不同品种的食物中所含的营养素也不同，所以，人们进食的食物种类要齐全，数量要充足，比例要适当，膳食中所供给的营养素与机能的需要保持平衡，就称为合理膳食。

2. 具体要求

人们通过长期实践认识到，没有任何一种天然食物能包含人体所需要的各类营养素，单靠一种食物，不管数量多大，都不可能维护人体健康。因此，要保证合理营养，食物的品种应尽可能多样化，使热量和各种营养素数量充足，比例恰当，过度和不足都将造成不良后果。所以，饮食必须有节，讲究营养科学。

（1）膳食结构要平衡　合理的膳食结构是指所吃的各类食物的品种、数量搭配要合适，要与人体的需要相平衡。一般人群膳食指南归纳为：食物多样，谷类为主，粗细搭配；多吃蔬菜水果和薯类；每天吃奶类、大豆及其制品；常吃适量的鱼、禽、蛋和瘦肉；减少烹调油用量，吃清淡少盐膳食；食不过量，天天运动，保持健康体重；三餐分配要合理，零食要适当；每天足量饮水，合理选择饮料；如饮酒应限量；吃新鲜卫生的食物。

平衡的膳食结构：

① 粮食类：主食占40%。

② 富含蛋白质类：瘦肉、鱼、禽、蛋等荤类占20%。

③ 蔬菜水果类：素类占30%。

④ 烹调油类：调味品占10%。

以上四类食物每天、每餐都应适当兼顾。

（2）膳食制度要合理　根据消化系统的功能和规律，一般食物在胃内停留3~5h，再结合工作和学习的时间，每天以一日三餐较为适宜。

一日三餐的比例：

① 早餐占全日量的30%左右；

② 午餐占全日量的40%左右；

③ 晚餐占全日量的30%左右。

（3）减少烹调处理时营养素的损失

① 使用冷水淘米，淘米次数不要太多。防止米粒表面营养素被破坏。

② 油炸食品不仅破坏营养素，还会致癌，应少吃。

③ 蔬菜要先洗后切，不要浸泡时间过长，否则会破坏维生素。

④ 炒菜要急火快炒，损失的维生素会少些。

（4）食物应色、香、味俱全　合理的膳食不仅要考虑营养丰富，做出来的菜肴还要色（好看）、香（闻香）、味（味好）俱全，才能促进消化腺的分泌，才会增进食欲。

（5）食物必须符合食品卫生要求　合理膳食不仅要营养好，还要清洁卫生，做到无毒、无害，不吃腐败变质的食物。

（二）合理膳食调配的影响因素

1. 进餐者情况

各民族各地区居民以及个人的饮食习惯是长期适应一定生活条件而形成的。选用他们所喜欢的食物品种，并按照他们最习惯的方法进行烹调，才能使这些食物被充分消化、吸收和利用。但对于不良的饮食习惯，如暴饮暴食，偏食等则应加强宣传教育，逐步予以纠正。对因社会历史条件而养成的偏食习惯，除宣传教育外，还应采取措施保证供应多种多样的食物，使他们逐步习惯于食用各种有益的食品。

特别要注意克服不良饮食习惯：

（1）零食　不少儿童终日瓜子、糖果等食品吃不离口，没有正常的饮食规律，消化系统没有建立定时进食的条件反射，使胃肠得不到休息，故可引起食欲减退，影响进食，久之，造成各种营养素缺乏。

（2）偏食　不爱吃荤菜的人，优良蛋白质的来源会大大受到限制，偏吃荤菜的人，又会导致热量过剩和各种维生素及无机盐的缺乏。

（3）暴食　大吃大喝，不但可引起胃肠功能紊乱，还可诱发各种疾病，如急性胃扩张，胃下垂等。油腻食物迫使胆汁和胰液的大量分泌，有发生胆道疾病和胰腺炎的可能。这些疾病会严重影响人体对营养素的摄取。

（4）快食　“狼吞虎咽”不仅加重了胃的负担，容易发生胃炎和胃溃疡，而且由于食物咀嚼不细，必然导致食物消化吸收不全，从而造成各种营养素的损失。

（5）烫食　太烫的食物，容易烫伤舌头、口腔黏膜、食道等，对牙齿也可造成损害，食道烫伤留下的瘢痕和炎症，会影响营养素的吸收。

（6）咸食　爱吃咸食的人，每天食盐量大大超过正常人需要的水平，由于体内钠的潴留，体液增多，血液循环量增加而使心肾负担过重，故可引起高血压等症。

2. 季节、气候的变化

人的食欲、对食物口味的要求与四季交换、天气变化及一天中的早、午、晚不同餐次都有所不同，但从营养的角度看，膳食中热能和营养素的供给必须达到中国营养学会推荐的供给量。为了适应消费者的口味，可根据前面给出的食物代换方法所列举的食物品种进行代换，品种虽然变化，但所含的营养素基本不变。

3. 膳食的色、香、味、形和多样化

应注意膳食的感官品质，使膳食尽量多样化。食物的色香味等感官性状，是食物对人体感官刺激因素，可形成条件反射，影响食欲。故应要求饭菜色彩调和，香气扑鼻，滋味鲜美；同时也应不断调换食物品种和烹调方法，尽量做到多样化。这样可以保持大脑皮质的适度兴奋，促进食欲，有利于食物的消化吸收。

4. 市场供应情况

随着季节的不同，市场上提供的食物品种有很大的变化，但可根据食物代换法，依市场供应情况调换品种，以保证热能和营养素的供给。

（三）合理膳食调配的内容

合理膳食首先要处理好各种食物的配比关系。各种食物的营养成分均有其特点和相应的营养价值，故在人们组织膳食的时候，必须将各种食物进行合理的调配才能符合人体的需要。

（1）主副食之间的调配。

（2）粗细粮之间的调配　人们常吃的米、面，其营养成分绝大部分存在于它们的皮层和谷胚内，精米白面在加工的过程中，维生素A、维生素B_1、维生素B_2、钙、磷、铁和粗纤维几乎全部损失掉。如长期只吃精米、白面的主食，不吃一点粗粮，会造成营养缺乏。

（3）荤素之间的调配　在人们平时常吃的食物中，优质蛋白质绝大部分是由动物性食品提供。如果长期吃素食，易缺乏优质蛋白质，严重者会患蛋白质缺乏症，如下肢和上身水肿，甚至会出现心悸、全身乏力、形体消瘦、发育不良等。另外，动物性食品还含丰富的卵磷脂及脂溶性维生素A、维生素D、维生素B_2、优质钙和铁等，如果长期吃素食，必然会影响这些脂类、维生素、钙、铁的摄入，这些都是人体生长发育、保持健康不可缺少的物质，因此，不宜长期吃素食。

（四）食品原料的选择

平衡膳食设计中关键的问题之一是食品原料品种的选择和数量的确定。依我国目前的具体情况，应注意以下几个问题。

（1）所提供食物的品种要多样化，每天最好能吃20种以上的食物，才能保证各种营养素的需要量。

（2）粮食类食物的供给十分重要，对一个成年人来说，每天要提供3个品种，摄入量在300~500g，不要长期食用过于精细的大米、白面，应适量食用糙米、小麦麸皮和某种杂粮，以增加B族维生素和其他营养素的供给。

（3）粮谷类和动物性食物在生理上均呈酸性反应，必须摄入足够量的在生理上呈碱性反应的蔬菜、水果，才能保持饮食的酸碱平衡，防止发生饮食性酸中毒。一个成年人每天应摄入500g左右的蔬菜和200g左右的水果。食用足量的蔬菜、水果，还可保证膳食中食物纤维的含量。

（4）蔬菜的品种要多样化，有色蔬菜和叶菜类要占50%左右，才能提供数量较多的维生素C、胡萝卜素和相当量的钙、铁等无机盐。由于蔬菜的维生素C在烹饪中损失比较严重，故每天要食用1~2个品种的水果200g以上。每周应食用50g以上的菌藻类食品和200g以上的硬果类食品，以提供多样的维生素和无机盐。

由此可见，合理膳食与饮食营养和身体健康是密切关联的。每个人只有做到了平衡的膳食，养成了科学的进食习惯，才会身体健康。

模块2 中国居民膳食指南与平衡膳食宝塔解析

随着我国社会物质条件的不断丰富，饮食生活也发生了变化。为此在国家卫生健康委员会领导下，中国营养学会在《中国居民膳食指南（2016）》基础上，根据营养学原理，紧密结合我国居民膳食消费和营养状况的实际情况编制、形成了《中国居民膳食指南（2022）》。

1.《中国居民膳食指南（2022）》平衡膳食准则

准则一　食物多样，合理搭配

平衡膳食模式是最大程度上保障人类营养需要和健康的基础。食物多样是平衡膳食模式的基本原则。多样的食物应包括谷薯类、蔬菜水果类、畜禽鱼蛋奶类、大豆坚果类等。谷类为主是平衡膳食模式的重要特征。每天的膳食应合理组合和搭配平衡。膳食模式中，碳水化合物供能占膳食总能量的50%~65%，蛋白质占10%~15%，脂肪占20%~30%。

准则二　吃动平衡，健康体重

体重是评价人体营养和健康状况的重要指标，运动和膳食平衡是保持健康体重的关键。各个年龄段人群都应该坚持每天运动，维持能量平衡，保持健康体重。

准则三　多吃蔬果、奶类、全谷、大豆

蔬菜、水果、奶类和大豆及其制品是平衡膳食的重要组成部分，坚果是膳食的有益补充。蔬菜和水果是维生素、矿物质、膳食纤维和植物化学物的重要来源。奶类和大豆类富含钙、优质蛋白质和B族维生素，对降低慢性病的发病风险具有重要作用。

准则四　适量吃鱼、禽、蛋、瘦肉

鱼、禽、蛋和瘦肉可提供人体所需要的优质蛋白质、维生素A、B族维生素等，有些也含有较高的脂肪和胆固醇。过多摄入畜肉对健康不利，应当优选鱼和禽类。鱼和禽类脂肪含量相对较低，鱼类含有较多的不饱和脂肪酸。蛋类各种营养成分齐全，瘦肉脂肪含量较低。过多食用烟熏和腌制肉类可增加部分肿瘤的发生风险，应当少吃。

准则五　少盐、少油、控糖限酒

我国多数居民食盐、烹调油和脂肪摄入过多，是目前肥胖、心脑血管疾病等慢性病发病率居高不下的重要因素。因此，应当培养清淡饮食习惯，避免过多动物性油脂和饱和脂肪酸的摄入。过多摄入添加糖可增加龋齿和超重的发生风险。

准则六　规律进餐，足量饮水

规律进餐是实现合理膳食的前提，应合理安排一日三餐，定时定量、饮食有度，不暴饮暴食。早餐提供的能量应占全天总能量的25%~30%，午餐占30%~40%，晚餐占30%~35%。水是构成人体成分的重要物质并发挥着多种生理作用。水摄入和排出的平衡可以维护机体适宜水合状态和健康。建议低身体活动水平的成年人每天饮7~8杯水，相当于男性每天喝水1700毫升，女性每天喝水1500毫升。每天主动、足量饮水。

准则七　会烹会选，会看标签

食物是人类获取营养、赖以生存和发展的物质基础，在生命的每一个阶段都应该规划好膳食。了解各类食物营养特点，挑选新鲜的、营养素密度高的食物，学会通过食品营养标签的比较，选择购买较健康的包装食品。烹饪是合理膳食的重要组成部分，学习烹饪和掌握新工具，传承当地美味佳肴，做好一日三餐，家家实践平衡膳食，享受营养与美味。如在外就餐或选择外卖食品，按需购买，注意适量和荤素搭配，并主动提出健康诉求。

准则八　公筷分餐，杜绝浪费

日常饮食卫生应首先注意选择当地的、新鲜卫生的食物，不食用野生动物。食物制备生熟分开，储存得当。多人同桌，应使用公筷公勺、采用分餐或份餐等卫生措施。勤俭节约是中华民族的文化传统，人人都应尊重和珍惜食物，在家在外按需备餐，不铺张不浪费。从每个家庭做起，传承健康生活方式，树饮食文明新风。社会餐饮应多措并举，倡导文明用餐方式，促进公众健康和食物系统可持续发展。

2. 中国居民平衡膳食宝塔

为了方便记忆和理解，中国营养学会制作了膳食指南的宣传图形，包括中国居民膳食宝塔、中国居民平衡膳食餐盘和中国儿童平衡膳食算盘，以阐释平衡膳食的主旨思想和食物组成结构。

中国居民平衡膳食宝塔形象化遵循平衡膳食原则，共分5层，各层面积大小不同，体现了5大类食物和食物量的多少。5大类食物包括谷薯类、蔬果类、畜禽鱼蛋奶类、大豆和坚果类、烹调油、盐。宝塔旁文字注释的内容，是1600~2400千卡能量需要水平的成年人在一段时间内各类食物摄入量的建议范围。

3. 中国居民平衡膳食宝塔各层食物的说明

膳食宝塔建议的各类食物摄入量都是指食物可食部分的生重。各类食物的重量不是指某一种具体食物的重量，而是一类食物的总量。

谷类、薯类及杂豆。谷类包括小麦、大米、玉米、高粱等及其制品，如米饭、馒头、烙饼、麦片等。薯类包括红薯、马铃薯等，可替代部分粮食。杂豆包括大豆以外的其他干豆类，如红小豆、绿豆、芸豆等。谷类、薯类及杂豆是膳食中碳水化合物的主要来源，也是多种微量营养素和膳食纤维的良好来源。谷类为主是合理膳食的重要特征。建议成年人每人每天摄入谷类200~300克。建议量是以原料的生重计算。谷类、薯类及杂豆食物的选择应重视多样化，粗细搭配，建议每日摄入50~150克粗粮或全谷类制品。

蔬菜水果。蔬菜包括嫩茎、叶、花菜类、根菜类、鲜豆类、茄果、瓜菜类、葱蒜类及菌藻类。深色蔬菜是指深绿色、深黄色、紫色、红色等颜色深的蔬菜，一般含维生素和植物化学物质比较丰富，因此在每日建议的300~500克新鲜蔬菜中，深色蔬菜最好占一半以上。建议每天吃新鲜水果200~350克。蔬菜和水果各有优势，不能完全相互替代。

鱼禽肉蛋等动物性食品。鱼禽肉蛋富含优质蛋白质、脂类、脂溶性维生素、B族维生素和矿物质，但含有较多的饱和脂肪酸和胆固醇，应当适量摄入。畜禽肉类包括猪肉、牛肉、羊肉、禽肉及动物内脏类，建议每天摄入40~75克，应尽量选择瘦畜肉或禽肉。动物内脏有一定的营养价值，但因胆固醇含量较高，不宜过多食用。水产品包括鱼类、甲壳类和软体类动物性食物，其特点是脂肪含量低，蛋白质丰富且易于消化，是优质蛋白质的良好来源。建议每天摄入量为40~75克，有条件可以优先选择。蛋类包括鸡蛋、鸭蛋、鹅蛋、鹌鹑蛋、鸽蛋及其加工制成的咸蛋、松花蛋等及其制品，蛋类的营养价值较高，建议每日1个鸡蛋（相当于50克左右）。蛋黄含有丰富的胆碱、卵磷脂、维生素A、叶黄素、锌、B族维生素等，不应弃去。

奶类、大豆和坚果。奶类、大豆和坚果是蛋白质和钙的良好来源，营养素密度高。奶类有牛奶、羊奶和马奶等。乳制品包括奶粉、酸奶、奶酪等，不包括奶油、黄油。建议每日应摄入至少相当于液态奶300克的奶类及奶制品，如纯牛奶300克、酸奶300克、全脂奶粉37.5克。饮奶多者、中老年人、超重者和肥胖者建议选择脱脂或低脂奶。乳糖不耐受人群可以食用酸奶或低乳糖奶及奶制品。推荐大豆和坚果的每日摄入总量为25~35克。大豆包括黄豆、黑豆、青豆，其常见的制品包括豆腐、豆浆、豆腐干及千张等。以提供蛋白质的量计算，40克干豆相当于80克豆腐干、120克北豆腐、240克南豆腐、650克豆浆。坚果包括花生、瓜子、核桃、杏仁、榛子等，坚果的蛋白质与大豆相似，居民可每天吃10克坚果替代相应量的大豆。

烹调油和盐。烹调油包括各种烹调用的动物油和植物油，植物油包括花生油、豆油、菜籽油、芝麻油、调和油等，动物油包括猪油、牛油、黄油等。每天烹调油的建议摄入量为不超过25~30克。烹调油也应多样化，应经常更换种类以满足人体对各种脂肪酸的需要。推荐健康成年人一天食盐（包括酱油和其他食物中的食盐）的建议摄入量为不超过5克。

身体活动和水。养成天天运动的习惯，坚持每天至少相当于快步走6000步以上的身体活动，每周最好有150分钟中等强度的运动，如跑步、骑自行车等。保持能量平衡，关注体重变化。低身体活动水平的成年人每天至少饮水1500~1700毫升，高温或重体力活动条件下，应适量增加饮水。推荐一天中饮水和膳食汤水（包括食物中含有的水）摄入共计2700~3000毫升。

模块3 中国居民膳食营养素参考摄入量（DRIs）

为了帮助人们合理地摄入各种营养素，许多国家都制订了各自的营养素推荐供给量。我国自1955年开始制订“每日膳食中营养素供给量（RDA）”作为设计和评价膳食的质量标准，并作为制订食物发展计划和指导食品加工的参考依据。

关于RDA的性质和适用范围的讨论，早在20世纪90年代初期就在欧美各国展开：随着科学研究和社会实践的发展，特别是强化食品及营养补充剂的发展，国际上逐步形成了比较系统的新概念——膳食营养素参考摄入量（dietary reference intakes），简称DRI。

中国营养学会引入了这一概念，制订出了中国居民膳食营养素参考摄入量，并出版了《中国居民膳食营养素参考摄入量》，对各种营养素的理化性质、代谢、功能、营养状况评价及主要食物来源等进行了系统论述。同时还附上各项推荐值的定义和应用原则，制成“中国居民膳食营养素参考摄入表”，以便各界参考。

1. 膳食营养素参考摄入量（DRIs）的定义

膳食营养素参考摄入量（Dietary Reference Intake，DRI）是指为满足人群健康个体基本营养所需的能量和特定营养素的摄入量，它是在推荐的膳食营养素供给量（Recom—mended Dietary Allowance，RDA）的基础上发展起来的一组每日平均膳食营养素摄入量的参考值。评定标准可随科学知识的积累以及社会经济的发展等而有所改变，而且对于不同国家和不同时期也可有所不同，其目的在于更准确地指导各类人群获得最佳的营养状态和生活素质。当然，DRI也是为全民食物和食品生产计划、加工、分配、食品的强化以及人群的营养教育等提供依据。推荐的营养素供给量（RDA）作为一种膳食质量标准，曾对指导发展食物生产，保障居民的身体健康起到了不可低估的作用。随后，认识到传统的RDA概念已经不能很好地适应今日的需要。自20世纪90年代初期，欧洲一些国家先后使用了一些新的概念或术语；1995年8月，美国国家科学院NRC食物与营养委员会（FNB）发表以膳食营养素参考摄入量（DRI）来代替推荐的营养素供给量（RDA）。由DRI替代RDA的主要理由：

（1）膳食中与某些营养素有关的慢性病，如冠心病、脑血管病和肿瘤的发病率越来越高，应有所表明；

（2）DRI中设有营养素的上限，以防止某些营养素毒副作用的危险性；

（3）食物中有些新成分在以前的RDA中没有被纳入，传统上一般认为不是营养素，但也与健康有关，这些物质也应包括在DRI中；

（4）以前的RDA是所有营养素都讨论，意见一致后再全部发表。但并非所有营养素都要重新修订，并延误RDA的出版。DRI可不将全部营养素同时发表，而将几个相互有关的营养素分批发表。

2. 中国居民膳食营养素参考摄入量

中国营养学会发表的《中国居民膳食营养素参考摄入量》。其主要包括以下四项内容：

（1）平均需要量（Estimated Average Requirement，EAR） EAR指膳食中摄取的营养素水平，足够维持不同性别和年龄50%个体的健康，而不能满足另外50%个体对该营养素的需要。

EAR是制订推荐摄入量（RNI）的基础，如果个体摄入量呈正态分布，则RDA=EAR+2SD。

SD是EAR的标准差。若EAR的标准差变异很大，则用EAR的变异系数表示根据大量热能基础代谢和成人蛋白质需要量的数据变异，可以估计出一个EAR的标准差相当于10%。

（2）推荐摄入量（Recommend Nutrient Intake，RNI） RNI相当于传统使用的RDA，它可以满足某一特定群体中绝大多数（97%~98%）人体的需要。长期摄入RNI水平，可以满足身体对该营养素的需要，并有适当贮备。

RNI是健康人膳食营养素摄入量目标值，个体摄入量低于RNI时不一定表明该个体未达到适宜营养状态。如果某个体的平均摄入量达到或超过了RNI，可以认为该个体没有摄入不足的情况。

（3）适宜摄取量（Adequate Intake，AI） AI是通过观察或实验获得的健康人群某种营养素的摄入量。AI应能满足目标。人群中几乎所有个体的需要，其准确性不如RNI。

AI主要用作个体营养素摄入目标，同时限制过多摄入的标准。当健康个体摄入量达到可耐受最高摄入量（Tolerable Upper Intake level，UL）

UL是平均每日可以摄入该营养素的最高量，此量对一般人群中几乎所有个体不致损害健康。

UL的主要用途是检查个体摄入量过高的可能，避免发生中毒，当摄入量超过UL时，发生毒副作用的危险性会增加，在大多数情况下，UL包括膳食，强化食物和食品营养强化剂等各种营养素之和。

推荐膳食营养素参考摄入量不是一成不变的。随着科学知识的积累及社会经济的发展，对建议的营养素参考摄入量应当及时进行修订以适应新的认识水平和应用需求。不同的国家，在不同的时期，针对各自的特点和需要使用了一些不同的概念或术语，丰富和推动了这一领域的研究和发展。

3. 营养素参考摄入量的制订依据

制订营养素参考摄入量的依据可能涉及动物实验研究资料、人体代谢研究资料、人群观测资料和随机临床研究资料等。这些不同来源的资料各有其优缺点，我们在给不同人群配制营养餐时，若使用这些数据，就必须充分考虑其各自的特点。

（1）动物实验研究　用动物模型进行营养素需要量的研究有明显的优势，可以很好地控制营养素摄入水平、环境条件甚至遗传特性等因素，获得准确的数据。动物实验研究的缺点是动物和人体需要的相关性可能不清楚，即难以确定由动物得到的数据怎样应用到人体是合理的。而且，某些剂量水平和给予途径对动物可以使用，在人体可能不适用。

（2）人体代谢研究　在代谢实验室中进行人体研究可以得到很有价值的资料。预防营养素缺乏病的人体需要量资料多数是通过这种研究获得的。代谢研究可以严格掌握受试者营养素的摄入量和排出量，并且可以重复采取血样等来测定营养素摄入量和有关生物标志物间关系。通常研究者用“营养素平衡实验”探讨该营养素的适宜营养状况，用“耗竭·饱和”实验测定受试对象在膳食营养素缺乏或边缘缺乏时的表现以及补充已知量的营养素纠正缺乏症的效果。

代谢实验资料在制订DRI中受到特别的重视。但是，这一类的资料由于受到实验期限和受试对象的限制，所得结果不一定能代表长时期的代谢状态和完全自由生活的人群，因此也有一定的局限性。

（3）人群观测研究　对特定人群进行流行病观测的结果，能够比较直接地反映自由生活的人们的情况，可以比较有力地表明营养素摄入量与疾病风险的相关性。但是，相关并不能说明是因果关系，如果在不同的人群中重复观察到同样的相关性，也可以判断有因果关系。近年来，实验技术迅速发展，使用暴露、敏感性和疾病有关的生物标志物的研究增多。这一发展在膳食和健康关系研究中有广阔的前景，预期可以更准确地评估营养素及其他膳食成分对健康的影响。

但这种研究由于各种混杂因素非常复杂，要分析该营养素确实对人群发生某种疾病有重要影响也十分困难，即使重复调查发现同一个体在不同时间报告的食物摄入量差别很大。因此，依赖自我报告膳食资料的分析流行病学方法有一定的限制。

（4）随机性临床研究　随机性临床研究，即把受试对象随机分组，摄入不同水平的营养素，进行临床实验，可以限制在人群观测研究中遇到的混杂因素的影响。这种研究，如果观测的例数足够，不仅可以控制已知的混杂因素，而且可以控制未知的可能有关的因素，因而可以更为敏感地发现在人群观测研究中不能发现的影响。

但此类研究的缺陷是，接受试验的对象可能是一个选择性的亚人群，实验结果不一定适用于一般人群，且膳食补充实验一般观察期间较短，而膳食的影响都是长期的结果，因此数据来源也有缺陷。

总之，每一种研究资料都有其优势和缺陷。在探讨暴露因素与机体反应的因果关系时要综合考虑各种证据，并对资料的质量及形成的基础，即可信性进行适当地评估。

4. 其他国家和地区的膳食营养素参考

（1）美国膳食营养素供给量（RDAs）　美国国家研究院（NRC）于1941年制订了美国第一个推荐的膳食营养素供给量（RDAs）。它是在当时的科学知识基础上提出的为保持健康所需摄入各种营养素的量，并作为判断人群是否得到良好膳食的根据。时值第二次世界大战期间，其主要目的是为了预防营养缺乏病。以后几十年中，在NRC食物与营养委员会（FNB）的组织领导下，根据新出现的科学知识和社会应用方面的需要，曾对RDAs 进行了多次修订，直到1989年美国第十版RDAs发表。美国各版RDAs成为不同时期美国人群营养素需要方面的权威性指导文件，得到极为广泛的应用，同时也产生了重要的国际影响。

1992年夏，FNB 开始讨论第十版RDAs 是否应当进行修改。问题的提出是因为：① 应用RDAs方面的发展，要求对推荐值提出更具体的说明并对怎样使用这些数值给予详细指导；② 对某些营养素和人群组已积累了足够的新知识支持更新和扩展RDAs；③ FNB成员们对于传统的RDAs概念是否包含了近年来认识到的营养素促进健康的观点提出质疑。

FNB决定在营养学界开展广泛的讨论，并于1993年6月组织了一个题为“RDAs是否应进行修改？”的专题讨论会，公开讨论RDAs的用途及其可能的发展方向。会议集中讨论了以下5个方面：① 使用RDAs的经验及哪些因素限制了其应用？② 从第十版RDAs发表以来出现哪些新的证据说明应考虑改变现行数值或重新审核其证据？③ 是否应把对慢性病的预防包含在制定推荐供给量内？应包括哪些营养素和食物成分？④ 推荐的摄入水平应当怎样表达？对不同性别、年龄组应当给一个数字还是给一个范围？范围如何界定？如果资料足以设定一个可接受上限时，是否应给出中毒水平？⑤ 是否对营养素间相互关系的知识已足以使在制定RDA时给予考虑？

FNB综合了专题讨论会的意见，形成一篇关于DRIs的概念性文章。这项工作取得了营养学界的积极支持和参与。到1996年确定了分步制定DRIs 的计划和组织安排。在FNB的组织下与加拿大卫生和福利部合作，由两国的著名专家组成了DRIs科学评价常设委员会，下设7个专题组及两个分委员会。七个专题组按营养素的归类分工负责制定各营养素的DRIs，包括：① 钙、维生素D、磷、镁和氟化物；② 叶酸及其他B族维生素；③ 抗氧化物（如维生素C、维生素E和硒）；④ 宏量营养素（如蛋白质、脂肪、糖类）；⑤ 微量元素（如铁、锌）；⑥ 电解质和水；⑦ 其他食物成分（如膳食纤维、植物雌激素）。

两个分委员会是：① 可耐受最高摄入量（UIs）分委员会，② DRIs的说明和应用分委员会。至2000年5月，钙、维生素D、磷、镁和氟化物专题组，叶酸及其他B族维生素专题组及抗氧化物专题组已分别完成了有关报告的编写和出版。FNB计划对宏量营养素、微量营养素及其他传统上未列入营养素而对健康有益的膳食成分等进行类似的处理。耐受最高摄入量（UIs）分委员会已出版了《DRIs：为制订可耐受最高摄入量的危险性评估模型》。FNB 还计划出版一部DRIs 的说明和应用。

（2）英国推荐每日摄入量（Recommended Daily Amounts，RDAs） 英国膳食参考值（Dietary Reference Values，DRVs）工作组首先于1979年建议了英国人的

营养素摄入量，称为推荐每日摄入量（Recommended Daily Amounts，RDAs）。经过实践，DRVs认识到原先的RDAs定义不清，造成许多误解，并于1991年决定采用新的述语：估计平均需要量（EAR）——表示人群平均的需要量；营养素参考摄入量（Reference Nutrient Intake，RNI）——表示摄入在此水平以上几乎可以肯定是适宜的；低营养素参考摄入量（Low Reference Nutrient Intake，LRNI）——表示摄入低于此水平几乎可以肯定对大多数个体是不适宜的。

（3）欧洲共同体能量和营养素摄入的建议　欧洲共同体食物科学委员会（EC-SCF）于1992年提出了欧共体能量和营养素摄入的建议。SCF采用类似英国膳食参考值工作组的途径，从单一RDA转向三个水平来表达不同的需要。即：平均需要量（Average Requirement，AR），相当于英国的EAR；人群参考摄入量（Population Reference Intake，PRI），相当于英国的RNI，即相当于传统的RDA；和最低阈摄入量（Lowest Threshold Intake，LTI），相当于英国的LRNI。食物科学委员会的一个分委员会正在讨论“安全水平上限”的定义；并于1998年建立了“健康危险性评估组”以协调欧共体在危险性评估方面的工作。

但是，有些成员国的专家未同意采用SCF的建议。有的国家自1993年起又发表了各自的每日营养素需要量建议，如意大利、西班牙和北欧诸国；有的国家正在制定本国的建议，如德国、奥地利、法国和荷兰。

（4）北欧诸国营养推荐量（Nordic Nutrition Recommendations，NNR）　北欧诸国于1996年发表了一套北欧营养推荐量（Nordic Nutrition Recommendations，NNR）。推荐量包括4个水平：①推荐营养素摄入量，指在一定时间内平均每日摄入的营养素量，用以为人群计划膳食；人群中几乎所有个体的需要量都低于此水平；②推荐营养素密度（Recommended Nutrient Density），用以计划7岁以上，年龄构成不匀整的群体的膳食，采用群内需要量最高的人的数值；③每日营养素摄入量低限，仅用于评价膳食调查的结果，指出若摄入量长期低于此水平有可能发生缺乏症；④成人每日营养素摄入量上限，如果膳食及维生素/矿物质补充剂提供的量超过此限时有产生不良作用的危险。

（5）欧洲国家和欧洲共同体的各国推荐营养摄入水平的差异　不同的国家和地区使用的词汇及推荐值有许多差异。造成这诸多差别的原因，首先是对推荐摄入量的概念不同及不同国家建议推荐摄入量所依据的资料不同。其次，制订推荐摄入量要从评估一个营养素的生理需要量起，加上变异性，生物利用率和不确定性等诸多因子的影响，往往会导致差异。最大的差异来自判断“适宜”所用的标准不同，预防缺乏病、满足代谢需要、保障组织储备、降低慢性病的风险都是“适宜”的，但是不同的水平。例如荷兰制定RDA是为计划食物供应和评估食物消费。他们用的“适宜”指标包括预防临床缺乏病征，维持营养的平衡，维持一定水平的营养素储存；认为摄入较高剂量某些营养素有益健康的说法科学根据不足，还不能作为“适宜”的指标。而北欧诸国的NNR则可以用作计划膳食的基础，满足人们的营养需要，并有助于降低发生与膳食有关慢性病的危险。

（6）中国的每日膳食中营养素供给量（RDA） 早在1938年，中华医学会公共卫生委员会特组织营养委员会制订了“中国人民最低营养需要量”，提出了成人每千克体重需要蛋白质1.5g及应注意钙、磷、铁、碘及维生素A、维生素B、维生素C、维生素D的摄取以防缺乏。1952年，中央卫生研究院营养学系编著出版的《食物成分表》中附录的“营养素需要量表（每天膳食中营养素供给标准）”纳入了钙、铁和5种维生素的需要量。中国医学科学院营养系修改了1952年的建议，定名为“每日膳食中营养素供给量（RDA）”，附录于1955年修订再版的《食物成分表》中。此后在有关文献中均使用这一术语来表达“适宜”营养素摄入水平。1962年，在中国生理科学会的生物化学、营养学学术讨论会中，讨论和修订了1955年的RDA，并附录于第三版《食物成分表》。这次修订增加了“氨基酸需要量的估计值”及“每日膳食中微量元素的供给量”。1976年，中国医学科学院卫生研究所再次修订RDA，但变动不大；1981年5月，在中国生理科学会全国营养学术会议暨成立大会上，再次修订了我国的RDA，建议蛋白质供给量为1.2g/kg，碳水化物供能占65%~75%，脂肪能量应小于30%。2000年中国营养学会对RDAs作了一次修订。中国营养学会常务理事会并于次年通过了“推荐的每日膳食中营养素供给量的说明”。这次修订根据新的科学知识和我国的具体情况，对年龄分组、宏量营养素的供能比及某些微量营养素的建议值作了一些调整和说明，但尚未考虑到预防某些有关慢性病的问题。

（7）亚洲其他国家的RDAs　亚洲各国制订其RDA的年代、年龄分组及建议的摄入量方面都有很多差别。菲律宾是制订RDA较早的国家，1947年由菲律宾营养协会发表了第一版，并于1953年至1989年间由食物与营养研究所共进行了6次修订。日本卫生福利部于1969年首次发布他们的RDA，此后每5年修订一次。泰国于1970年制订了泰国的RDA。若干亚洲国家的RDAs得到政府有关部门的高度重视。如马来西亚的RDA是1975年由卫生部长亲自签发；印度尼西亚1994年版RDA作为卫生部的公告发布。越南虽然迟至1996年才制订自己的RDAs，但作为越南改善营养行动计划的组成部分由卫生部长正式签署。

基于社会经济、饮食文化及科学研究等多方面的差异，各国在年龄分组、包含的营养素及推荐的摄入量多不相同。越南和新加坡规定自18岁进入成年，60岁进入老年；马来西亚和菲律宾规定20岁和70岁为分界；印度尼西亚规定男60岁、女50岁为老年的起点。各国建议的能量摄入量以千克体重计比较接近；蛋白质的差别较大，婴儿从4~8g/kg（泰国）到7~9.5g/kg（越南、马来西亚），成年女子从0.7g/kg（马来西亚）到1.1g/kg（菲律宾、新加坡）。成年男女钙的RDAs从400~500mg/d（新加坡、马来西亚）到800mg/d（泰国）。但是各国的RDAs所包含的主要营养素多半是共同的。

模块4 营养餐的设计与配制

一、营养餐的概念

平衡膳食、合理营养是健康饮食的核心。合理的营养可以保证人体正常的生理功能，促进健康和生长发育，提高肌体的抵抗力和免疫力，有利于某些疾病的预防和治疗。合理营养要求膳食能供给机体所需的全部营养素，并不发生缺乏或过量的情况。平衡膳食则主要从膳食的方面保证营养素的需要，以达到合理营养。它不仅需要考虑食物中含有营养素的种类和数量，而且还必须考虑食物合理的加工方法、烹饪过程中如何提高消化率和减少营养素的损失等问题。

营养餐以平衡膳食为理论，合理进行选择和搭配各种食物原料，并根据原料的营养素分布与特点，用合理的烹调方法烹制成可口的饭菜，以促进人体的食欲，提高食物中营养素的消化吸收率，使就餐者能获得所需要的各种营养素，达到营养素的供给量标准。因此，营养餐是营养学实践性的具体表现。营养餐的结果以食谱的形式出现。

二、营养餐组成与食谱编制

营养配餐与食谱编制时，首先要掌握食谱服务对象的年龄、性别、劳动强度、健康状况、经济条件、膳食习惯等因素，同时也要了解食物供给的市场情况、食物原料的种类、价格等。对一些与食物有关疾病的流行地区，其食物来源、食物消费情况、烹饪及加工方法等更应做详细的调查。

食谱可以每天编制，成为一日食谱；也可以每周编制，成为一周食谱；还可以每月编制，成为一月食谱。完整的食谱应包括一日三餐饭、菜的名称，所用原料的种类、数量、烹调方法、膳食制度等。

（一）营养食谱的编制原则

1. 满足用餐者的营养需要和饮食习惯

一个合理的食谱绝不是各种营养素的罗列和拼凑，应根据用餐者的年龄、性别、职业、劳动强度、身体生理状态等情况，计算用餐者的营养素需要量，确定食物的数量。但还应根据用餐者的饮食习惯、口感喜好、文化情趣、饮食禁忌等实际情况，确定食物的品种和烹调方法，以满足个人的生理和心理需要。

2. 用餐标准应考虑当地条件

根据用餐者的消费水平和当地条件，确定所用原料的种类、品质档次。对经济条件好、消费水平高者，可选用高档原料；而消费水平低者，应选择一般性的原料。但不论消费水平高低，所设计的食谱必须满足用餐者的营养需要。

3. 考虑季节性和市场供应情况

根据不同季节和市场供应情况选购原料，以保证低成本、高营养，而且还要根据不同季节来调节饮食结构，不断改善食谱，以维持膳食平衡。

4. 合理配菜

要做到科学配菜，必须遵循原料的多样性、成分的补缺性、能量的平衡性和搭配的合理性原则。

（1）原料的多样性原则　每日膳食中选用的食物应包括谷类及薯类、动物性食物、豆类及其制品、蔬菜、水果类和纯热能食物等多类。而在每一大类食物中还应选择多个品种，以保证食物的多样性，使各种烹饪原料所含营养素种类和数量相互补充，改善和提高饮食的营养水平，以达到平衡膳食的要求。如每天应选择两种以上的谷类食物作为主食，并注意粗粮、杂粮与细粮的搭配；应选择四种以上的蔬菜、水果，注意叶、茎、花薹、茄果类等合理搭配，并优先选用红、黄、绿等深色蔬菜和红黄色水果；每天应摄入奶类、豆类及其制品；鱼、禽、蛋、瘦肉等动物性原料应选择两种以上；烹调应选择植物油，少用动物性油脂，食盐不宜过多等。

（2）成分的补缺性原则　原料中的某些营养素在加工中容易损失，还有些原料中的营养素不易被机体消化吸收，利用率很低。如维生素特别是水溶性维生素在加工中容易被分解破坏，植物性原料中的钙、铁等矿物质吸收率很低。为了补充损失和保证人体需要量，在设计食谱时应注意多留些余量，多选择含维生素C、维生素B_2、维生素A较多的蔬菜。

（3）能量的平衡性原则　根据用餐者的工作性质和饮食习惯，将所确定的食物合理地分配到每一餐中。食物的质量及全日热能的分配必须适宜，饮食程序应根据消化生理和饮食习惯来做合理的安排。

（4）搭配的合理性原则　注意呈酸性食物与呈碱性食物的搭配，主食与副食、杂粮与精粮、荤与素等食物的平衡搭配。

（5）合理选择烹调方法　烹调方法的选择既要满足烹饪工艺的要求，又要符合营养学的原理。所选用的烹调方法尽可能减少原料中营养素的破坏，烹调出的菜肴应具有良好的感官性状，色、香、味、形、质俱佳，有利于食物中的营养素消化吸收，不产生有害物质。

（二）营养食谱的制订方法

目前，营养食谱的常用编制方法一般有计算法、食品交换份法和计算机编制法。其中计算法要进行详细的能量与营养素及物料量的计算，相对准确详细但复杂一些；食物交换份法是先确定每份食物的营养量，再根据能量的需要进行交换性选择和搭配，计算相对粗一些，但方便实用；计算机编制法比较精确，是目前比较流行的计算方法。

1. 计算法

以DRIs中推荐的RNI为依据，根据用餐对象的每日能量需求计算出主要营养素的需要量，然后再分配三餐营养素的需要量，依此再计算出主副食的配给量，最后确定食品和进行营养评价，主要有如下计算步骤：

（1）确定用餐对象的全日供给能量　参照膳食营养素参考摄入量（DRIs）中能量的推荐摄入量（RNI），根据用餐对象的劳动强度、年龄、性别等确定用膳者一日三餐的能量供给量。如一个办公室男性职员可按中等体力劳动计，其能量供给量为10.04MJ。如要确定集体就餐对象的能量供给量标准，可以就餐人群的平均年龄、平均体重等基本情况的平均数值及80%以上就餐人员的活动强度为依据。假若这个群体为中等体力活动的男性，则每日所需能量供给量标准可定为11.29MJ。实际计算时，还需根据用餐对象的胖瘦等综合情况加以调整，尤其考虑就餐者的人数、性别、年龄、机体条件、劳动强度、工作性质以及饮食习惯等因素。

（2）计算三大营养素的能量比例　蛋白质、脂肪和糖类是维持人体健康的重要营养素，这三种能量营养素占总能量比例应当适宜。一般蛋白质占10%~15%，脂肪占20%~30%，糖类占55%~65%，具体也可根据本地生活水平做适当调整。根据这一比例，可求得三种能量营养素的一日能量供给量。如已知某人每日能量需要量为11.29 MJ，若三种产能营养素占总能量的比例取中等值分别为蛋白质占15%、脂肪占25%、糖类占60%，则三种能量营养素应提供的能量如下：

蛋白质　11.29MJ × 15%=1.6935 MJ

脂肪　11.29MJ × 25%=2.8225 MJ

糖类　11.29MJ × 60%=6.774MJ

（3）计算三大营养素每日需要数量　知道了三种产能营养素的能量供给量，就可以将其折算为具体的质量，这是确定食物品种和数量的重要依据。由于食物中的产能营养素不可能全部被消化吸收，且消化率也各不相同，消化吸收后，在体内也不一定完全彻底被氧化分解产生能量。因此，食物中产能营养素产生能量比完全氧化时要少。一般情况下可按如下关系换算：1g糖类产生能量为16.7 kJ，1g脂肪产生能量为37.6 kJ，1g蛋白质产生能量为16.7 kJ。依此可求出全日蛋白质、脂肪、糖类的需要量如下：

蛋白质　1.6935 MJ ÷ 16.7kJ/g=101g

脂肪　2.8225 MJ ÷ 37.6kJ/g=75g

糖类　6.774MJ ÷ 16.7kJ/g=406g

（4）计算三大营养素每餐需要量　根据三餐的能量分配比例计算，就可以算出三大能量营养素的每餐需要量。一般三餐能量的适宜分配比例建议为早餐30%、午餐40%、晚餐30%。依此计算早、午、晚三餐各需要摄入的三种营养素数量如下：

早餐：蛋白质101g × 30%=30g　脂肪75g × 30%=23g　糖类 406g × 30%=122g

午餐：蛋白质101g×40%=40g　脂肪75g×40%=30g　糖类406g×40%=162g

晚餐：蛋白质101g×30%=30g　脂肪75g×30%=23g　糖类406g×30%=122g

（5）确定主副食品种和数量　在上述计算结果的基础上，根据食物成分表就可以确定主食和副食的品种和数量了。

主食品种与数量的确定：以各类主食原料中糖类的含量为依据，根据用餐者的饮食习惯来确定品种与数量。北方习惯以面食为主，南方则以大米居多。根据上一步的计算，早餐中应含有糖类122g，若以小米粥和馒头为主食，并分别提供20%和80%的糖类。查食物成分表得知，每100g小米粥含糖类8.4g，每100g馒头含糖类44.2g，则所需量为：

小米粥质量：122g×20%÷（8.4/100）=290g

馒头质量：122g×80%÷（44.2/100）=220g

副食品种与数量的确定：根据三种产能营养素的需要量，首先确定了主食的品种和数量，接下来就需要考虑蛋白质的食物来源。除了谷类和动物性蛋白外，豆制品也是优质蛋白质的主要来源。副食品种和数量的计算有以下六个步骤：

① 计算主食中含有蛋白质质量。

② 副食应提供的蛋白质质量等于应摄入的蛋白质质量减去主食中蛋白质质量。

③ 设定副食中蛋白质的2/3由动物性食物供给，1/3由豆制品供给，据此可求出各自的蛋白质供给量。

④ 查表并计算各类动物性食物及豆制品的供给量。

⑤ 设计蔬菜的品种和数量：以上一步的计算结果为例，已知该用餐者午餐应含蛋白质40g、糖类162g。假设以馒头（富强粉）、米饭（大米）为主食，并分别提供50%的糖类。由食物成分表得知，每100g馒头和米饭含糖类分别为44.2g和25.9g，按上一步的方法，可算得馒头和米饭所需质量分别为184g和313g。由食物成分表得知，100g馒头（富强粉）含蛋白质6.2g，100g米饭含蛋白质2.6g，则：

主食中蛋白质含量：184g ×（6.2/100）+313g×（2.6/100）=20g

副食品中蛋白质含量：40g-20g=20g

设定副食品中蛋白质的2/3应由动物性食物供给，1/3应由豆制品供给，则：

动物性食物应含蛋白质质量：20g×66.7%=13g

豆制品应含蛋白质质量：20g×33.3%=7g

若选择的动物性食物和豆制品分别为猪肉（脊背）和豆腐干（熏），由食物成分表得知，每100g猪肉（脊背）中蛋白质含量为20.2g，每100g豆腐干（熏）的蛋白质含量为15.8g，则：

猪肉（脊背）质量：13g/（20.2/100）=64g

豆腐干（熏）质量：7g/（15.8/100）=44g

最后是选择蔬菜的品种和数量。蔬菜的品种和数量可根据不同季节市场的蔬菜供应情况以及考虑与动物性食物和豆制品配菜的需要来确定。

⑥ 确定纯能量食物的量：油脂的摄入应以植物性油为主，有一定量动物脂肪摄入，因此以植物油作为纯能量的食物的来源。由食物成分表可知每日摄入各类食物提供的脂肪含量，将需要的脂肪总含量减去食物提供的脂肪量即为每日植物油供应量。

（6）食物的评价与调整　根据以上步骤计算出营养食谱后，还应该对食谱进行评价，确定编制的食谱是否科学合理。可参照食物成分表初步核算该食谱提供的能量和各种营养素的含量，与DRIs进行比较，相差在10%上下，可认为合乎要求，否则要增减或更换食品的种类和数量。值得注意的是，制订食谱时，不必严格要求每份营养餐食谱的能量和各类营养素均与DRIs保持一致。一般情况下，每天的能量、蛋白质、脂肪和糖类的量的出入不应该很大，其他营养素以一周为单位进行评价计算即可。食谱的评价应重视以下几个问题：

① 食谱中所含五大类食物是否齐全，是否做到了食物种类多样化？

② 各类食物的量是否充足？

③ 全天能量和营养素摄入是否适宜？

④ 三餐能量摄入分配是否合理，早餐是否保证了能量和蛋白质的供应？

⑤ 优质蛋白质占总蛋白质的比例是否恰当？

⑥ 三种产能营养素（蛋白质、脂肪、糖类）的供能比例是否适宜？

在评价食谱的合理性和科学性时，可按照下列步骤操作：

步骤一：首先按类别将食物归类排序，并列出每种食物的数量。

步骤二：从食物成分表中查出100g食物所含营养素的量，算出每种食物所含营养素的量，计算公式为：

食物中某营养素含量：食物量（g）×可食部分比例×100日食物中营养素含量／100

步骤三：将所用食物中的各种营养素分别累计相加，计算出一日食谱中三种能量营养素及其他营养素的量。

步骤四：将计算结果与中国营养学会制订的《中国居民膳食营养素参考摄入量》中同年龄同性别人群的水平进行比较评价。

步骤五：根据蛋白质、脂肪、糖类的能量折算系数，分别计算出蛋白质、脂肪、糖类三种营养素提供的能量及占总能量的比例。

步骤六：计算出动物性及豆类蛋白质占总蛋白质的比例。

步骤七：计算三餐提供能量的比例。

以下以10岁男生一日食谱为例，对食谱进行评价。

① 按类别将食物归类排序，看看食物种类是否齐全。

谷类、薯类——面包150g、面粉150g、大米125g

禽畜肉及鱼类——火腿20g、瘦猪肉45g

豆类及其制品——熏干30g、南豆腐30g

奶类——牛奶250g

蛋类——鸡蛋60g

蔬菜、水果——苹果100g、青椒100g、芹菜100g、番茄125g、韭菜25g

纯热能食物——植物油19g

② 食物中所含营养素的计算：首先从食物成分表中查出各种食物每100g的能量及各种营养素的含量，然后计算食谱中各种食物所含能量和营养素的量。

以计算150g面粉中所含营养素为例，从食物成分表中查得小麦粉100g食部为100%，含能量1439kJ，蛋白质11.2g、脂肪1.5g、糖类73.6g、钙31mg、铁3.5mg、维生素A0.28mg、维生素$B_2$0.08mg，故150g面粉可提供：

能量：1439 kJ×150/100=2158.5kJ

蛋白质：11.2g×150/100=16.8g

脂肪：1.5g×150/100=2.25g

糖类：73.6g×150/100=110.4g

钙：31mg×150/100=46.5mg

铁：3.5mg×150/100=5.25mg

维生素A：0.28mg×150/100=0.42mg

维生素B_2：0.08mg×150/100=0.12mg

其他食物计算方法和过程与此类似。计算出所有食物分别提供的营养素含量，累计相加，就得到该食谱提供的能量和营养素。如此食谱可提供能量8841kJ、蛋白质77.5g、脂肪57.4g、钙602.9mg、铁20.0mg、维生素A 341.4 mg、维生素$B_2$0.9mg、维生素C70 mg。参考10岁男生每日膳食营养素参考摄入量（DRIs）：能量8800kJ、蛋白质70g、脂肪70g、钙800mg、铁12mg、维生素A 600μg、维生素$B_2$0.9mg、维生素C 80mg。比较可见，除维生素A和维生素C不足之外，能量和其他营养素供给量基本符合要求。维生素A不足可通过1~2周补充一次动物肝脏来弥补，维生素C不足可用富含维生素C的蔬菜、水果来补充，以弥补此食谱的不足。

③ 三种供能营养素的供能比例：由蛋白质、脂肪、糖类三种营养素的能量折算系数可以算得：

蛋白质提供能量占总能量比例：77.5g×16.7kJ/g÷8841 kJ=14.7%

脂肪供给能量占总能量比例：57.4g×37.6kJ/g÷8841 kJ=24.4%

糖类提供能量占总能量比例：1-14.7%-24.4%=60.9%

蛋白质、脂肪、糖类适宜的供能比分别为10%~15%、20%~30%、55%~65%。该例食谱的蛋白质、脂肪、糖类的摄入比例还是比较合适的。

④ 动物性及豆类蛋白质占总蛋白质比例：将来自动物性食物及豆类食物的蛋白质累计相加，本例结果为35g，食谱中总蛋白质含量为77.5g，可以算得：

动物性及豆类蛋白质占总蛋白质比例：35÷77.5=45.2%

优质蛋白质占总蛋白质的比例超过1/3，接近一半，可认为优质蛋白质的供应量比较适宜。

⑤ 三餐提供能量占全天摄入总能量比例：将早、午、晚三餐的所有食物提供的能量分别按餐次累计相加，得到每餐摄入的能量，然后除以全天摄入的总能量得到每餐提供能量占全天总能量的比例：

早餐：2980÷8841=33.7%

午餐：3181÷8841=36.0%

晚餐：2678÷8841=30.3%

三餐能量分配接近比较适宜的30%、40%、30%。

总的来看，该食谱种类齐全，能量及大部分营养素数量充足，三种产能营养素比例适宜，考虑了优质蛋白质的供应，三餐能量分配合理，是设计比较科学合理的营养食谱。

需要强调的是以上的食谱制订和评价主要是根据宏量营养素的状况来讨论。在实际的食谱制订工作中还必须对各种微量营养素的适宜性进行评价，而且需要检测就餐人群的体重变化及其他营养状况指标，对食谱进行调整。

（7）营养餐的制作　有了营养食谱还必须根据食谱原料，运用合理的烹饪方法进行营养餐的制作。在烹饪过程中，食物中的蛋白质、脂肪、糖类、维生素、矿物质、水等营养素发生着多种变化，了解这些变化，对于合理选用科学的烹调方法，严格监控烹饪过程中食物的质量，提高营养素在食物中的保存率和在人体中的利用率都有着重要作用。此外，营养餐的制作还应保证食物的色、香、味俱全，这样才能保证食物正常摄入，达到营养配餐预期的营养素摄入量。

（8）食谱的总结、归档管理等　编制好食谱后，应该将食谱进行归档保存，并及时收集用餐者及厨师的反馈意见，总结食谱编制的经验，以便以后不断改进。

2. 食物交换份法

食物交换份法是将常用食物按所含营养素的特点进行分类，然后按照各类食物的习惯食用量，确定一份适当的食物质量，计算出每份食物中三大生热营养素和热能的含量，以列表对照供交换使用。使用时，根据不同的热能需要量，按蛋白质、脂类、糖类的供给量标准比例，计算出各类食物的交换份数。每个人只要按照其年龄、性别、工作性质、劳动强度、所需要的热能，依对照表所列的份数选配食物，就基本上能满足平衡膳食的需要（表6-1~表6-7）。

以此法制订食谱可按以下步骤进行：

（1）根据膳食指南，按常用食物划分为五大类，即谷类与薯类、动物性食物、豆类及制品、蔬菜水果类和纯能量食物。

（2）制订各类食物的单位食物交换量表。

表6-1 不同热量需求者每日所需食品单位

每日总热量表kcal（kJ）	各类食品单位数						合计（单位数）
	1类	2类	3类	4类	5类	6类	
1200（5201）	7	1	3	1	1.5	1.5	15
1300（5439）	8	1	3	1	1.75	1.5	16.25
1400（5858）	9	1	3.25	1	1.75	1.5	17.5
1500（6276）	10	1	3.5	1	1.75	1.5	18.75
1600（6694）	10	1	3.5	2	2	1.5	20
1700（7113）	11	1	3.75	2	2	1.5	21.25
1800（7531）	12	1	4	2	2	1.5	22.5
1900（7950）	13	1	4	2	2	1.75	23.75
2000（8368）	14	1	4.25	2	2	1.75	25
2100（8786）	14	1	4.75	2	2.5	2	26.25
2200（9205）	14	1.5	5	2	3	2	27.5

表6-2 等值谷类交换表（每25g白米或面粉可换下列一种食品的克数）

谷类名称	交换数量/g	谷类名称	交换数量/g
生挂面	25	绿豆或赤豆	25
小米	25	干粉条	25
玉米面	25	凉粉	400
咸面包	37.5	土豆（食部）	125
生面条	30	慈菇（食部）	75
苏打饼干	25	山药（食部）	125
银耳	25	藕粉	25
		荸荠	150

表6-3 等值蔬菜交换表（按规定的量可以互换任一种食品）

下列含糖3%蔬菜食部每份500g	下列含糖4%以上蔬菜食部每份质量/g
白菜、圆白菜、菠菜、油菜、韭菜、芹菜、莴笋、西葫芦、番茄、冬瓜、黄瓜、苦瓜、茄子、绿豆芽、菜花、鲜蘑菇、龙须菜等	瓜果及鲜豆类：倭瓜350、扁豆250、柿子椒350、四季豆250、丝瓜300、鲜豌豆100、鲜豇豆250
	根茎类：萝卜350、胡萝卜200、蒜苗200
	其他：水浸海带75

表6-4 等值水果交换表（按规定的量可以互换任一种水果）

水果名称	交换数量/g	水果名称	交换数量/g
鸭梨	250（2小个）	西瓜	75
葡萄	200（20粒）	鲜荔枝	225（6个）
苹果	200（2小个）	香蕉	100（2小个）
桃	175（1大个）	黄岩蜜橘	250（中2个）
李子	200（4小个）	橙子	350（中3个）
鲜枣	100（10个）	汕头蜜橘	275（中2个）

表6-5 等值瘦肉交换表（按规定的量可以互换任一种食品）

名称	交换数量/g	名称	交换数量/g	名称	交换数量/g
瘦猪肉	25	香肠	20（三寸长一细根）	大排骨	25
鱼	75	酱肉	25	家禽类	50
猪舌	50	虾	75	猪心	70
蛤蜊肉	100	猪肝	70	肉松	20（约1.5汤匙）
瘦牛肉	50	鸡蛋	55（1斤9只的）1只	豆腐脑（带卤）	200
瘦羊肉	50	鸭蛋	55（1斤9只的）1只	麻豆腐	125
兔肉	100	南豆腐	125		
北豆腐	100	豆腐干	50		
豆腐丝	50	干黄豆（或干青豆）	20		

表6-6 等值豆类乳类交换表（按规定的量可以互换任一种）

名称	交换数量	名称	交换数量
淡牛奶	110mL（半瓶）	豆浆	200mL（1小碗）
牛奶（罐头，淡）	60mL	豆汁（市场售）	500mL
牛奶粉	15g	豆腐粉	20g
酸牛奶（无糖）	110mL（半瓶）		

注：豆浆指黄豆重量1份加水8份浸泡，磨浆，过滤，煮沸。

表6-7 等值油脂交换表（按规定的量可以互换任一种）

名称	交换数量	名称	交换数量
花生油（或豆油、菜油、麻油）	1汤匙	葵花子	30g
花生米（生的或炸的30粒）	15g	南瓜子	30g
核桃仁	12.5g	芝麻酱（1汤匙）	15g
杏仁（10粒）	15g		

（3）按照中国居民膳食宝塔的数量要求安排每日膳食　膳食安排可以根据个人年龄、性别、身高、体重、劳动强度及季节等情况适当调整，具体量见表6-8。

表6-8　中年人一日食谱

餐次	食物名称	用量	餐次	食物名称	用量
早餐	小米粥	小米50g	晚餐		虾皮8g
	花卷	面粉50g		馒头	面粉150g
	茶鸡蛋	1个		葱爆羊肉	瘦羊肉50g
午餐	米饭	大米150g			大葱25g
	炒肉末豌豆	猪肉30g		素拌菠菜	菠菜150g
		豌豆100g			麻酱10g
	肉丝炒芹菜	瘦猪肉20g		丝瓜汤	丝瓜25g
		芹菜150g			面筋20g
	虾皮黄瓜汤	黄瓜50g		全日烹调用油	25g
		紫菜2g			

（4）根据不同数量的各种食物需要量，参考食物交换量表，确定不同能量供给量的食物交换份数。如对于在办公室工作的男性职员，根据中等能量膳食各类食物的参考摄入量，需要摄入谷类400g、蔬菜450g、水果150g、肉、禽类75g、蛋类40g、鱼虾类50g、豆类及豆制品50g、奶类及奶制品100g、油脂25g。这相当于8（400／50）份谷薯类食物交换份、1~2份果蔬类交换份、4份肉蛋奶等动物性食物交换份、2份豆类食物交换份、5份油脂类食物交换份。值得注意的是，食物交换量表的交换单位不同，折合的食物交换份数也不同。这些食物分配到一日三餐中可以这样安排：

早餐：牛奶250g、白糖20g、面包150g、大米粥25g

午餐：饺子200g（瘦猪肉末50g、白菜300g）、小米粥25g、炝芹菜200g

加餐：苹果200g

晚餐：米饭150g、鸡蛋2个、炒莴笋150g（全日烹调用油25g）

还可以根据食物交换量表，改变其中的食物种类，具体可以这样安排：

早餐：糖三角150g、高粱米粥25g、煎鸡蛋2个、咸花生米15g

加餐：梨200g

晚餐：烙饼100g、大米粥25g、炖大白菜250g、北豆腐100g（全日烹调用油20g）

食物交换份法是一个比较粗略的方法，实际应用中，可将计算法与食物交换份法结合使用。首先用计算法确定食物的需要量，然后用食物交换份法确定食物种类及数量。

通过食物的同类互换，可以以一日食谱为模本，设计出一周、一个月食谱。

3. 计算机食谱编制法

计算机技术在营养工作中也获得较好应用。目前，全国各地的院校、医院及有关科研部门相继研制了一系列营养分析与管理的专业软件，并在实际运用中取得了较好的效果，尤其是在营养库建设、营养数据统计分析、营养含量的计算、膳食营养结构分析、食谱编制、信息资料的查询等方面获得广泛应用，具有信息存储量大、内容更新简便、计算准确迅速、操作方便、传递与交流广泛的特点。用计算机编制食谱的大量工作在于营养数据库的建设，在此基础上可根据需要随时进行食谱的编排。

（1）数据库建设　目前常用的营养管理软件的数据库大致包含以下几种：

① 食物成分数据库：完整的食物成分数据库包括食物营养素种类和含量的全国代表值、全国分省值及氨基酸、饱和脂肪酸、不饱和脂肪酸数据库。

② 营养素供给量标准数据库：即RDA数据库。中国营养学会1988年10月修订的RDA标准包括有70多种不同年龄、性别、生理状况、劳动强度的人群营养素及热能每日供给量标准；营养素的种类包括蛋白质、钙、铁、硒、碘、视黄醇、维生素D、维生素E、硫胺素、核黄素、烟酸、抗坏血酸等13种营养素及热能，并明确脂类的供给量占总热能供给量的比例。

③ 热能需要系数数据库：将成年、健康、轻体力劳动者男子的热能需要系数定为1，计算不同年龄、性别、生理状况、劳动强度等条件下的混合人群热能需要系数，并存入数据库。

④ 代码数据库：包括营养素代码数据库、氨基酸代码数据库等。

此外，一些软件还特别为医院的营养科室提供运用的程序及数据库。例如糖尿病人的食品交换单位数据库，大大方便了医院营养科工作人员的计算工作。

（2）食谱的编排　应用食谱编排软件系统编制食谱，一般有固定编排、自动编排和手工编排三种常用方法。

① 固定编排：将编制好的食谱预先放置在数据库中，用时只需要调出即可使用。按各季节食物来源的不同，可将食谱分为7d或30d为一单元。如快餐公司、陆军部队等相对固定食制或食物结构变化不大的单位常用这种编排方法。

② 自动编排：可在计算机中储存成千上万种菜肴食谱的数据，含菜谱的名称以及原料的名称、质量、烹饪方法等。这些数据还可以根据实际需要随时进行更新和补充。编制食谱时，只需将不同就餐人员的基本信息（年龄、性别、劳动强度等）输入，计算机将自动折算成“标准人”的热能需要系数，再根据此系数确定相应的供给量。需要调用有关数据时，可通过计算机的随机抽取，就可得出所要对象的符合营养素供给量标准的食谱。

自动编排对程序的编写要求比较高，在程序编写时相关的因素考虑得越多，则越完善，编制的食谱其质量也越高。例如，将人们的生活膳食习惯、原料生产的季节、价格等因素写入程序，编制的食谱既能符合营养学的要求，也能比较符合实际生活，使菜谱的可操作性比较强。

③ 手工编排：一般软件均提供这种编制食谱的程序，根据就餐者的生理状况和营养需要的特点，结合食物的色、香、味、形等要求，编制出一日或数日食谱。手工编排食谱时，对软件使用者的要求相对较高，既要有营养学的专业基础与理论，又要对计算机的使用和操作比较熟练，并有一定的程序设计能力，这样才能不断地根据就餐者的状况对食谱进行调整，以更加满足就餐者的各种需要。

（三）常见营养餐的设计与制作

1. 幼儿营养餐

幼儿的生长发育非常旺盛，其对蛋白质、矿物质和维生素的需要量不少于成人的一半。但由于其消化器官尚未发育成熟，胃容量相对很小，咀嚼能力、胃肠道蠕动、消化酶的分泌与活性及调节能力远不如成人，消化吸收功能较差，因此，幼儿的膳食不同于成人，有一定特殊要求。较为合理的办法是实行多餐制，一般分为早餐、上午餐、午餐、午点、晚餐五餐，并在营养结构、热能和食物的色、香、味、形、质等方面给予针对性考虑。

幼儿（1~2周岁）食谱实例　幼儿食谱的实际例子很多，不同区域的品种差异较大，但都遵循营养平衡和诱食性原则，做到色、香、味、形、质、养俱全。以下是一款最常见的幼儿一日食谱。

早餐：大米绿豆粥1碗（50g）、肉松25g

上午餐：豆浆250g、糖三角1个（30g）

午餐：八宝饭50g、麻心肉丸1个（150g）、胡萝卜汤1碗（200g）

午点：梅枣松糕30g、橘子2瓣

晚餐：三鲜猫耳朵、绿豆汤1碗（150g）

幼儿营养餐制作实例

以下举四款饮食实例说明幼儿营养餐的制作特点与要求。

1）三鲜猫耳朵

原料：面粉50g，虾仁15g，鸡蛋15个，精肉15g，胡萝卜、笋、香菇、葱、精盐、味精各适量。

制法：

① 用清水和面粉揉成钢笔粗细的面条，再切成花生米大小的面粒。用食指在面粒上轻轻往下一按，再拖一下，即成“猫耳朵”。

② 鸡蛋蒸成蛋糕，然后切成赤豆大小的细丁。虾仁、精肉、胡萝卜、笋、香菇等切成同样大小的细丁。

③ 锅内放油，七成热时下肉丁、虾仁丁，2min后下胡萝卜丁、笋丁、香菇丁，加鲜汤，待滚起后放鸡蛋丁、精盐、葱、味精，盛起备用。

④锅内放开水，滚起后放入“猫耳朵”，加盖煮。等“猫耳朵”浮起，用漏勺捞起盛碗中，加上三鲜丁汤料即可。

特点：有红、黄、绿、白、黑5种色彩，形状很像小猫的耳朵，芳香诱人。

2）麻心丸子

原料：瘦猪肉30g，菠菜100g，芝麻5g，香菇5g，白糖10g，料酒、精盐、味精、淀粉各适量。

制法：

① 菠菜洗净，切成3cm长，用沸水焯过，铺放在盆内。用熟油浇在菠菜上，加入适量精盐、味精拌和。

② 猪肉剁成肉酱，加入少量水、味精、精盐，搅拌均匀后做成丸子。

③ 芝麻研成粉，香菇切成细末，加入白糖、淀粉、味精、料酒，拌匀后做成小丸子。

④ 将芝麻小丸子嵌入肉丸内。

⑤ 油锅七成热，下丸子，炸呈淡黄色，沥干油，放在菠菜上面即可。

特点：菠菜在沸水中一滚即捞起，保持碧绿的颜色，衬出金黄色的小丸子。香气扑鼻，色、香、味俱全，有荤有素，营养丰富，是孩子们爱吃的菜肴。

3）梅枣松糕

原料：面粉50g，鸡蛋0.5个，红枣10枚，青梅、白糖、鲜酵母各适量。

制法：

① 红枣洗净，用温水浸涨。

② 鲜酵母用温水调成糊状，鸡蛋打散，连同白糖一起倒入面粉中，加温水一起调好，静置1 h。

③ 待酵母发起后，将厚面糊倒入有蒸布的笼屉里，用刮板轻轻把面糊刮平，嵌上红枣、青梅，用旺火蒸10min。

④ 开笼，将发糕切成菱形小块。

特点：制作简单，色、味俱佳，价廉物美。

4）胡萝卜汤

原料：胡萝卜500g，白糖50g。

制法：

① 将胡萝卜洗净，切碎。

② 将锅放在火上，添入少许的水，加入切碎的胡萝卜，煮沸约1 h。

③ 用纱布过滤去渣，加入白糖，调匀即可。

特点：鲜、甜，含有丰富的胡萝卜素，适宜一岁半以下婴幼儿食用。

2. 中小学生营养餐

中小学生的营养需要有一个显著的特点，他们所获得的营养不仅仅是要维持生命和日常活动，更重要的是还要满足其迅速生长发育的需要。在整个发育期间，由于机体的物质代谢是合成代谢大于分解代谢，其所需的能量和各种营养素的数量相对比成人高，尤其是能量和蛋白质、脂类、钙、锌、铁等几种营养素。因此，中小学生应多吃谷类，供给充足的能量；保证鱼、肉、蛋、奶、豆类和蔬菜的摄入。

中小学生面点制作实例

1）糖蛋油糕

原料：黄油500g，白糖500g，面粉700g，鸡蛋500g，葡萄干100g，香草片2片，泡打粉10g，白兰地酒50g。

制法：

① 先将黄油化软后加白糖用木搅板搅松，陆续放入鸡蛋，搅至膨松后再放入香草片、葡萄干、白兰地酒、面粉、泡打粉，一起搅拌均匀，即成油糕糊。

② 再把油糕糊装入带嘴的布袋内，挤入内壁衬好纸的模子内，送入烤炉烤熟，即成小油糕。

③ 若做云石油糕，则在油糕糊内不放葡萄干，用1／5的糊加50g可可粉拌匀，与剩下的油糕糊上下交错倒在铺纸的模子里，用小尺板插入8成深，来回划几下，使油糕糊内层成云石花纹。入炉烤熟后晾凉，切片即可。

特点：清香松软，甜而不腻。

2）虾肉小笼包

原料：发面100g，虾仁70g，夹心猪肉60g，肉皮冻25g，精盐2.0g，酱油2.5g，味精2g，熟芝麻1g，芝麻油10g。

制法：

① 制肉皮冻：先把肉皮洗净后焖至六成熟，趁热和姜末一起研碎，再用旺火熬成浓汁，冷却呈冻。然后把猪肉绞成馅，放入精盐1.5g，酱油2.5g，味精0.5g，芝麻1g，再把肉皮冻捣碎，也放入馅内，搅拌均匀。最后把虾仁加入味精、精盐、芝麻油调好后和肉馅一起拌匀即成。

② 把发面兑好碱揉匀，搓成长条，摘成10个剂子。把剂子擀成中间厚边缘薄的圆皮，放上馅，用右手拇指和食指轻轻提起皮子边缘，沿边捏一圈，大约13个褶。包好后放入小笼，用旺火蒸5 min即可。

特点：皮薄馅香，多汁不腻。

小学生菜肴制作实例

1）炒腰花

原料：猪腰子250g，水发木耳25g，水发玉兰片50g，荸荠50只，嫩菜4~25g，水淀粉25g，肉清汤50g，醋15g，酱油15g，精盐1g，葱末1.5g，姜末0.5g，蒜末0.5g，花生油1000g（约耗50g）。

制法：

① 将猪腰子除去外皮，片去腰臊，用刀从中间片为两片。在片开的一面，剞成宽0.5cm的斜十字花刀，再切成长3.3cm、宽2cm的块，放入水淀粉5g、精盐拌匀。

② 荸荠去皮，切成片；玉兰片切成长3.3cm、宽2cm的片；木耳切两瓣；菜心切段，均用沸水焯过。肉清汤、酱油、水淀粉放入碗内兑成芡汁。

③ 炒勺内倒入花生油，在旺火上烧至九成热，放入腰花，用铁筷子拨散，迅速捞出。

④ 炒勺内留油20g，放入葱末、姜末、蒜末，炸出香味随即烹入醋，再放入荸荠、玉兰片、菜心、木耳、腰花，倒入芡汁，颠两下，盛入盘内即可。

特点：色泽红润，脆嫩味鲜，腰花形似麦穗。

2）奶汤鲫鱼

原料：活鲫鱼2条（重约500g），蒲菜150g，冬菇10g，味精0.5g，精盐10g，料酒15g，姜汁10g，葱、姜各2片，奶汤500g，水发海米10g，熟猪油40g。

制法：

① 将鲫鱼的鳞、鳃及内脏去掉，冲洗干净，再将鱼的两面用刀划过；放入沸水锅内一烫，沥干水，放在汤盘内待用。

② 将冬菇切成两半，蒲菜切成长4cm的段，均用沸水焯过。

③ 炒勺内放入猪油25g，中火烧至五成热时，加入葱片、姜片，炸出香味，加进奶汤、鲫鱼、精盐、料酒，烧沸后，移至小火上5min。将鱼捞至汤碗内。勺内原汤放入海米、冬菇、蒲菜，烧沸后，撇去浮沫，再加入猪油15g、姜汁、味精，浇在鱼上即可。

特点：奶汤味道香醇，鱼肉鲜嫩，营养丰富。

3. 老年人营养餐

与中年人相比，老年人因代谢功能下降，代谢速率减慢，合成代谢降低，分解代谢增强，因而引起细胞功能衰退。由于代谢功能改变，使营养素的消化、吸收、利用和排泄均受到不同程度的影响，加上牙齿松动或脱落，唾液分泌减少，使得咀嚼和吞咽较为困难。

另外，活动相对减少，每日能量需要相对青壮年要低，这些因素直接影响食物的选择和烹调方式。因此在设计老年人营养餐时必须考虑他们的综合因素，并针对老年人容易出现的骨质疏松、便秘、心血管病等老年病，强化维生素、矿物质、蛋白质等营养素比例结构，并在餐饮形式上做得更加适口。以下是两款老年人保健饮食实例。

老年人保健饮食实例

1）白汤大面

原料：面粉500g，鲫鱼100g，虾米15g，猪爪半只，猪骨、熟猪油、花生油、大葱、生姜、鸡汤、白糖、淀粉、大川粉、食碱、精盐各适量。

制法：

①面粉加水和匀，再加少许碱水揉透，用淀粉作扑面，反复折叠擀薄，切成面条，备用。

② 鲫鱼去头、尾、内脏，洗净，将净鱼肉切成片，用清水泡约2h捞出。

③ 锅上火烧热，下花生油烧热，投入鱼片，炒碎起锅，摊凉，装入麻布袋内。

④ 猪爪去毛，收拾干净洗好下锅，并放入猪骨、熟猪油、大葱、生姜、白糖、大川粉、虾米、精盐和装鱼肉的麻布袋等，再加入适量水，大火烧沸后，倒入鸡汤，继续烧煮20min，待汤浓时即成鲫鱼汤。捞出葱、姜不要，将汤盛入碗内。

⑤ 面条用开水煮熟，捞入汤碗内即可。

在做鲫鱼汤时，用另一锅煮面条，可吃热汤面。此汤面有面粉、鲫鱼、猪爪、猪骨、虾米、鸡汤、花生油、白糖等多种原料，其营养全面，是很好的保健汤面，老少皆宜。

特点：汤浓白如奶，鱼香诱人，食之爽口。

功能：健脾利湿，对水肿、小便不畅、痢疾、便血有辅助治疗功效。

2）炒合菜

原料：绿豆芽50g，豆腐干丝25g，笋丝15g，金针菜15g，木耳丝10g，韭菜25g，白菜丝25g，水粉丝25g，菠菜叶25g，猪瘦肉丝25g，酱油、味精、豆油、精盐、芝麻油各适量。

制法：

① 绿豆芽、笋丝、金针菜、木耳丝、韭菜、白菜丝、菠菜叶，分别择洗干净，沥干水分，备用。

② 炒锅置旺火上烧热，用油滑锅后先推入猪肉丝煸炒，用铲子滑散至变色，加酱油炒干，再投入豆腐丝、笋丝、金针菜、木耳丝、白菜丝、绿豆芽、菠菜叶，加上精盐一起煸炒，待水分快炒干时，加入粉丝，撒上韭菜、味精炒拌均匀，出锅，浇上芝麻油盛入盘中即可食用。

此菜分三次投入炒锅中煸炒，主要是因原料品质不同，一起下锅就会出现生熟不均，使营养素受到破坏。每一次炒菜时，又不要炒得太热，因为还要继续炒。只有煸炒适度，火候不大不小，才能获得熟而不烂的效果。

特点：菜的品种多，味道清香，不硬不腻，很适合老年人食用。

功能：菜肴原料品种多，营养成分齐全，又比较清素，最适合老年人在春季食用。因为青菜多，不会使人发胖，对降血压、治疗糖尿病均有一定的功效。

4．孕妇、乳母营养餐

1）妊娠初期营养食谱（孕1~3个月）

妊娠初期膳食中营养素供给量与怀孕前相同，为适应妊娠反应，要做到少食多餐，食物要多样，色、香、味俱全。以下为蘑菇炖豆腐的做法。

原料：嫩豆腐500g，鲜蘑菇50g，熟竹笋片25g，素汤汁适量，酱油10g，芝麻油25g，精盐、味精各适量。

制法：

① 将嫩豆腐切成约2cm见方的小块，用沸水焯后，捞出待用。

② 把鲜蘑菇削去根部黑污，洗净，放入沸水中焯1min，捞出，用清水漂凉，切成片。

③ 在砂锅内放入豆腐、竹笋片、鲜蘑菇片、精盐和素汤汁（以浸没豆腐为准），用中火烧沸后，移至小火上炖约12min，加入酱油、味精，淋上芝麻油即可。（注：沸水中焯豆腐时间不宜过长，待水开后应立即捞出，以免老化。）

特点：褐白相映，蘑菇鲜脆，豆腐嫩滑，汤纯清口。

功能：此菜内含蛋白质、脂肪、糖类、钙、磷、铁、锌、铜等营养成分。豆腐味甘、凉，具有宽中和脾、生津润燥、清热解毒的功效。营养较为全面，可满足胚胎成形对各种营养素的需求。

2）妊娠中期营养食谱（孕4~6个月）

妊娠中期需根据体重增长情况调节能量供给，应注意微量营养素的补充。以下为炒鲜牛奶的做法。

原料：鲜牛奶250g，4个鸡蛋的蛋清，笋尖25g，去皮荸荠15g，植物油100g，白糖15g，精盐3g，味精1g，葱白末20g，淀粉50g。

制法：

① 笋尖、荸荠洗净，分别切成米粒状；蛋清打起泡后，加淀粉、牛奶，打成牛奶糊，放白糖、精盐、味精继续打匀。

② 锅置旺火上，放入植物油烧热，下笋尖、荸荠粒、葱白末煸出香味，倒入调好的牛奶糊，用手勺推动，待起泡后即可起锅装盘。

特点：色泽晶莹洁白，外脆里软，香甜可口。

功能：此菜含有丰富的蛋白质、脂肪、糖类、维生素A和钙、磷、铁等多种营养素，是孕妇补充蛋白质、钙质的良好来源，是胎儿脑细胞分化发育第一高潮所需要的营养素。

3）妊娠后期营养食谱（孕7~9个月）

此时期胎儿发育极快，孕妇食量最大，但由于腹部膨隆，一次不能饱餐，以免胃部胀满、横膈上升，使心脏移位。要补充足够的钙、适度的蛋白质，控制脂肪总量占供能比例低于25%，有水肿者要控制食盐及饮食中的水分。以下为雪菜汤黄鱼的做法。

原料：黄鱼500g，雪里蕻咸菜梗100g，花生油500g（约耗60g），姜丝、葱段、料酒、精盐、熟猪油、清汤、味精。

制法：

① 黄鱼去鱼鳞、去内脏，洗净，沥干水。

② 雪里蕻咸菜梗洗净，切成粒状。

③ 锅放火上，烧热，放花生油，油烧至六成热时放入黄鱼，将鱼炸至微黄色时取出。锅中留少许油，放入姜丝、葱段煸香，加料酒、精盐、熟猪油、雪里蕻咸菜梗、清汤，旺火煮沸后立即改文火，鱼熟时加少量味精，起锅即可。

特点：鱼含菜香，菜透鱼鲜，汤汁乳白浓醇，味道鲜爽可口。

功能：黄鱼含碘、钙、铁、磷、蛋白质、脂肪、维生素B_1、维生素B_2、烟酸等，营养丰富，有益气补虚、健脾开胃的作用。雪里蕻含维生素C、钙、蛋白质、粗纤维等，有温中利气之功效。此菜孕妇常食可补充矿物质和微量元素，有利于促进胎儿发育，提高智商。

4）产褥期营养食谱

分娩过程中消耗能量很多，又有血性恶露，皮肤排泄功能也特别旺盛，出汗很多，因此需要及时补充营养素和水分。一般产后前两天用流质、半流质食物，后改软饭。产后开始哺乳，要注意蛋白质、必需脂肪酸、钙以及维生素B_1、维生素B_2、维生素C的供给。以下为瓜姜乌鱼片的做法。

原料：乌鱼1000g，酱瓜片20g，酱姜片20g，蛋清、鸡汤、味精、料酒、精盐、葱、姜汁、淀粉、胡椒粉、色拉油各适量。

制法：

① 乌鱼宰净，剔去鱼皮，拆去鱼骨，鱼肉入清水中略泡，取起，沥干水分。

② 鱼肉加4g料酒、精盐、味精、葱、姜汁、胡椒粉稍腌，用蛋清、淀粉拌和上浆，注入色拉油搅匀，进冰箱涨发片刻。

③ 锅置火上，放色拉油烧至五成热，投入鱼片滑散至熟，捞出。

④ 原锅放酱瓜片、酱姜片，略炒，烹料酒，加入鸡汤、精盐、味精，用水淀粉勾芡，倒入鱼片翻炒，淋上色拉油，起锅装盘即可。

特点：鱼肉鲜嫩，瓜姜爽口。

功能：乌鱼味甘性寒，可补脾益气，利水，含有蛋白质、脂肪、钙、磷、铁以及维生素B_1、维生素B_2和烟酸等，适合产妇食用。可驱风开胃，增加食欲，有利于产妇恢复体质。

思考训练

1. 简述营养食谱的编制原则。
2. 简述合理配菜的原则。
3. 论述老年人营养餐的搭配原则。
4. 论述妊娠中后期妇女营养餐的搭配原则。

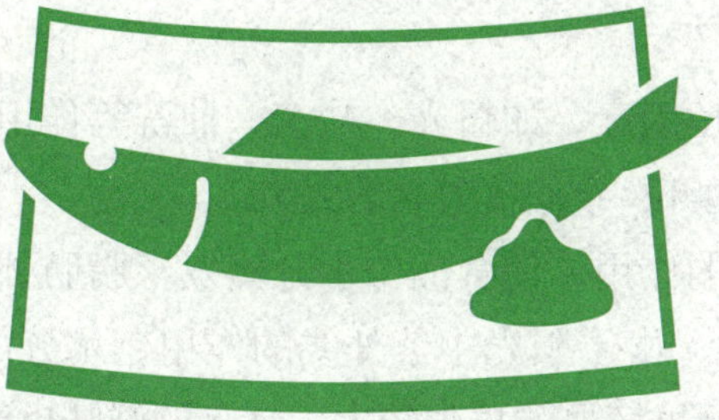

项目七

烹饪对营养价值的影响评价

主要内容　通过教学使学生了解营养素损失的原因，营养素在烹调加工中的变化，烹调加工对食物营养价值的影响，掌握合理烹饪和营养价值保护。项目结束后布置适量的课外作业。

学习目标

模块1　营养素损失的原因

模块2　营养素在烹调加工中的变化

模块3　烹调加工对食物营养价值的影响

模块4　合理烹调与营养保护

能力培养

任务1　掌握烹调加工中营养素损失的原因及变化

任务2　如何在烹饪加工中尽量减少营养素的损失

知识拓展

展点1　不同烹调加工对营养素的影响

展点2　实际操作中应如何减少营养素的损失

模块1 营养素损失的原因

食物中的营养素可因在烹饪制作过程，采用了不同的加工方法，使营养物质通过流失或破坏而损失、减少甚至失去其原有的营养价值。

1. 流失

流失是指食品失去了其完整性。在某些物理因素，如日光、盐渍、油洗等作用下，使营养物质通过蒸发、渗出或溶解于水中而被抛弃，致使营养素的丢失。

（1）蒸发　蒸发主要是通过日晒或热空气的作用，使食品中水分蒸发，脂肪外溢，可使食品的重量减轻，品质枯萎。在此过程中，由于阳光中紫外线的作用，水分的耗失，某些营养物质和维生素类受到损失，特别是抗坏血酸损失较大。食品的鲜味也受到一定的影响。但经水泡胀发后，仍能恢复其原来的性状。

（2）渗出　食品的完整性受到损伤，或人工加入食盐，促使食品内部渗透压的改变，植物通过毛细血管、动物通过毛细血管及毛细淋巴管，将水分及其他营养物质流出，使食品中的水分减少，维生素也不同程度的受到损失，特别是维生素C，几乎全部受损。

（3）溶解　食品在初加工、调配烹制过程中，不恰当的切洗、搓洗或烹调的煮沸等，使水溶性的蛋白质和维生素溶解于水中，这些水或汤又不食用而抛弃，那么，对营养素的损失就大。例如，蔬菜的切洗不当，可使维生素损失20%。大米的多次搓洗，可使硫胺素损失43%，蛋白质损失5%。炖肉或煮面条，可使5%的水溶性蛋白质和维生素溶解于汤中。

许多营养素可以溶于水中，如水溶性维生素B_1、维生素B_2、烟酸、维生素C等。维生素B_1极易溶于水中，1mL水可溶解1000mg维生素B_1。维生素B_2稍溶于水中，100mL水在27.5℃可溶解12mg维生素B_2，在碱性溶液中，溶解度大增。烟酸易溶于水，60mL水在25℃时可溶解1000mg。维生素C极易溶于水，3mL水可溶解1000mg。另外有一些蛋白质和碳水化合物也可溶于水，矿物质和微量元素也可溶于水，如糖和盐等。

2. 破坏

食品中营养素的破坏是指因受物理、化学或生物因素的作用，使营养物质分解、氧化腐败、霉变等，失去了食品原有的特性。受损的营养素主要有蛋白的分解、糖类的氧化、脂肪的酸败、维生素类的破坏等。其破坏的原因主要是食品的保管不当致使霉变、腐烂、生芽等；蛋品因受热而致蛋的胚胎发育；烹调时的高温、加碱；煮沸时间过长以及菜肴烹制好搁置时间过长，都可使营养素受到破坏。

（1）高温作用　当食品在高温环境烹调时（如过油、油炸、油煎等），食品受热面积大，时间又长，常可使食品中的脂肪浸出，维生素破坏。其破坏率是硫胺素60％、核黄素40％、烟酸50％、维生素C几乎破坏100％。

（2）化学因素　当配菜不当时，使膳食中的鞣酸、草酸、植酸等和蛋白质、钙类，形成鞣酸蛋白、草酸钙、植酸钙等不吸收的物质，降低了食品的营养价值。

在烹制菜类或食品时，不恰当的使用食碱或用碱量过大，使食物中的B族维生素和抗坏血酸受到破坏，这是由于维生素类在酸性环境中较稳定，而在碱性环境中易破坏的缘故。

脂类食物的氧化也是营养物质受损的一种化学因素，特别是动物类脂肪在光、热的作用下，使脂肪酸氧化，产生醛、酮和有机酸类等分解物，致使油脂酸败，破坏了脂肪的营养价值，甚至完全失去了食用价值。

（3）生物因素　生物因素主要是指食品自身的生活变化和微生物的侵袭。在自身生活方面，肉类食品的溶解酶作用；蛋类食品的胚胎发育；菜类的自身呼吸，自身产热，产生乙醇，生芽等，都可造成食品品质方面的改变。

在微生物侵袭方面，主要指腐败菌的生活和霉菌毒素的作用，造成食品的腐败和霉烂变质，完全失去了其食用价值。

（4）氧化光照　有些营养素特别是维生素C，遇到空气容易被氧化分解而损失。原料切成形放置时，营养素通过刀的切口与空气中的接触机会增多，氧化而破坏的程度也增高。如果烹调后不及时食用，放置过久也能增大氧化损失。据试验证明，将黄瓜切成薄片，放置1h，维生素C就损失33%~35%，放置3h则损失41%~49%，如果保温存放则营养素损失更大。

许多营养素如B族维生素、维生素C和脂溶性维生素等对光敏感，受日光直接照射时会发生破坏损失。在室内光线的条件下也会慢慢地受到破坏，其破坏的程度取决于光波的种类及照射的时间与面积。如脂肪在日光照射下加速其酸败过程，有些原料在日光照射下则引起褪色、变色，营养素受损或滋味变坏，所以烹饪原料应避光贮存于低温或阴凉处。

要点提示

1. 生活中，营养素损失的因素主要有哪些
2. 在烹饪中，如何避免减少营养素的损失

模块2 营养素在烹调加工中的变化

一、蛋白质在烹饪加工中的变化

营养素在食品加工烹调中的变化，实际上与各种营养素本身的物理性质和化学性质密不可分。烹饪原料在烹调过程中，起着复杂的物理变化和化学变化。例如，蛋白质的溶胀、变性、脂肪的热分解、酯化等。因此我们必须根据它们变化的规律，进行合理烹调，才能最大限度地保存食物中的营养素。

（一）物理性质

蛋白质是由氨基酸组成的高分子化合物，它在烹调过程中发生的理化性质的改变，有一部分与氨基酸相似，如两性离解、等电点、呈色反应、呈盐反应等；也有与氨基酸性质不同的地方，如分子质量高、溶胀性、胶体性、水解、沉淀、变性等。

（1）吸水性与持水性　蛋白质吸取水分的能力称为蛋白质的吸水性，可由干燥的蛋白质在一定适度中达到水分平衡时的水分含量来反映。不同的蛋白质具有不同的吸水性，如麦谷蛋白约为69%，麦角蛋白约为45%，一般球蛋白平均为16.7%~23.1%。蛋白质保持水分的能力称为蛋白质的持水性，用离心分离后的蛋白质中残留的水分含量来表示。

持水性所反映的是蛋白质中结合水和半结合水的多少。在决定菜点口感方面，它比吸水性显得更为重要，尤其是肉制品，即使加热也可保持其水分，这样才能有柔嫩的口感和良好的风味。烹制含蛋白质比较丰富的原料，要获得柔嫩的口感，就必须采取适当的措施提高或保护蛋白质的持水性。

（2）溶胀现象　蛋白质是高分子化合物，其溶液属于均相胶体分散系，其黏度较普通胶体溶液大。当蛋白质处于分子量比它小的溶液中时，小分子的物质就钻进高分子的蛋白质中去，导致高分子化合物的体积胀大，超过原来的数倍或数十倍，这就是蛋白质的溶胀现象。凡属于亲水性的高分子化合物，如碳水化合物、蛋白质，几乎都具有此现象。用水涨发鱿鱼就是这个原理。鱿鱼是富含蛋白质的食物，鲜鱿鱼经脱水制成干鱿鱼时，其蛋白质分子之间的间隙增大。当干鱿鱼与水溶液接触时，由于水分子是比蛋白质分子质量小的低分子化合物，水分子进入蛋白质分子间的速度比蛋白质分子扩散到水溶液中的速度要快，又由于蛋白质分子结构复杂，不定形，多为卷曲或螺旋状，水分子进入蛋白质后，能将这些分子结构慢慢张开，水分子进入得越多，被伸开的蛋白质分子就越多，所以干鱿鱼涨发后的体积就越大。若升高水溶液的温度，蛋白质的溶涨速度就会加快，水分子占据蛋白质的空间也就越充分，鱿鱼涨发的质感也越佳，从而变得软嫩易消化。这种现象在烹饪的初加工过程中尤为多见，如海参、鱼翅、蹄筋等干货原料的涨发都要利用蛋白质的溶胀原理。溶胀作用进行的程度还与原料分子间内部结合的强度、溶液的pH和渗透压、原料浸泡的时间、环境因素等条件有关。但是，当浸泡干货原料的时间过长、温度过高或水溶液pH过高，就有可能使大分子的物质扩散到水溶液中，而使部分或大部分蛋白质被溶解。这样，不仅影响了食物涨发率，而且还降低了涨发后食物蛋白质的营养价值。

（3）蛋白质的水化　蛋白质分子表面的极性基团对水分子有一定的吸引力，有的甚至与水以氢键相结合，所以蛋白质的水化能力很强。蛋白质表面的水化膜使蛋白质分子体积增大，分子间互相交结的网点增多，促使蛋白质的黏度加大。蛋白质分子外层的极性基团越多，它的水化作用就越强，黏性就越大。例如，在面粉中加入冷水，水与面粉颗粒相遇后，蛋白质立即吸水，水与蛋白质分子表面的亲水基团互相作用形成水化层，随着水的不断加入，蛋白质近一步吸水润胀，同时水分子以扩散的方式向蛋白质分子内部渗透，使蛋白质分子充分吸水、常温下面粉中的面筋蛋白质的吸水量为其的1.5~2倍，为180%~200%。而淀粉的吸水量很小，所以面筋蛋白质对面团的性质有很大的影响。经过反复揉揣使面筋蛋白质充分润胀，并通过各种副键交联形成网络结构，成为柔软而有弹性的凝胶，此凝胶称为面团中的湿面筋。它与所有的凝胶一样具有很大的黏性、韧性和弹性。

冷水面团静置一段时间后，水分进一步向蛋白质内部渗透，蛋白质的润胀更为彻底，形成致密的网络结构，这时面筋的筋力很好。如果在调制面团时加入少量的食盐，可以增加蛋白质表面的电荷，提高蛋白质的水化能力，吸水量增加，并通过不断揉揣、甩打使各种副键不断地形成，面筋网络的连接点更多，组成的网络更密、更紧，面团的筋键很强，黏性和弹性增加并有一定的延伸性，可制成北方人爱吃的扯面。

在调制冷水面团时不仅要加入少量的盐，还要加入少量的碱，这样不仅筋性好，淀粉也可以部分水解成糊精而增加面团的黏性，同时蛋白质分子结构在碱的作用下发生部分破坏，使分子内一些基团暴露，更有利于网络的形成，使面团既有筋性，又有延伸性，能扯成细如发丝的面条和银丝卷，兰州牛肉拉面就是其中的代表作，面条粗细均匀，口感比机制面条强得多，有韧劲有嚼头，成为兰州的地方名小吃之一。

① 黏结性：黏结性也称结合性，是指与蛋白质溶液的黏性和胶黏性相关的性质。例如，动物肉类中的蛋白质存在于肌细胞内，经过刀工处理后肌细胞遭到破坏，加盐搅拌时，盐水就将一些蛋白质抽提出来，形成黏性的溶液，这有助于把淀粉等物质粘附于原料表面或者把成型的动物原料黏凝在一起，一经加热，肉表面的物质或者成型的动物原料就会随着蛋白质溶胶的凝固而黏凝在一起。

② 起泡性：蛋白质的起泡性是指充足的气体混入到蛋白质溶胶中形成泡沫的现象。可溶性蛋白质都具有一定的起泡性，其中以蛋清中的蛋白质起泡性较强，在烹饪加工中应用得较为广泛，如制作高丽糊、蛋糕等。

（二）化学性质

蛋白质化学性质的改变主要是蛋白质结构的变化，特别是蛋白质的二、三、四级立体结构的变化而引起蛋白质物理化学性质的改变，包括溶解度的降低，发生凝结、形成不可逆的凝胶，—SH等反应基团暴露，各种水解酶引起的水解能力提高等。

1. 蛋白质的变性

蛋白质变性是在某些理化因素作用下，蛋白质分子内部原有的高度规则的排列发生变化，原来在分子内部的一些极性基团暴露到分子的表面而引起的蛋白质理化性质变化的现象。引起蛋白质变性的因素有：蛋白质变性的温度、蛋白质自身的性质、蛋白质浓度、水分、pH、酸、碱、有机溶剂、机械刺激、紫外线照射等。

（1）受热变性　蛋白质受热变性是最常见的变性现象，并在烹饪工艺中得到广泛的应用。蛋白质受热变性时，疏水基团暴露使蛋白质发生凝集而产生凝固现象，例如，蛋清在加热时的凝固，瘦肉在烹调加工时的收缩变硬基本上是由蛋白质遇热后变性所引起的。

烹饪原料中蛋白质遇热变性的温度是从45℃开始，随着温度的升高变性的速度加快，当温度升高至80℃以上时，一些保持蛋白质空间构象的氢键等次级键发生断裂，破坏肽链分子间的特定排列，原来在分子内部的一些非极性基团暴露到分子的表面，降低蛋白质的溶解度，促进蛋白质分子间或蛋白质与其他物质分子相结合，发生凝结、沉淀，即蛋白质发生变性。变性后的蛋白质持水性减弱，水分从食物中溢出，食物的体积和重量减少。

在生物体内，蛋白质以凝胶和溶胶两种状态混合存在。蛋白质凝胶是水分散在蛋白质中的一种胶体状态，而蛋白质溶胶则是蛋白质分子分散在水中的分散体系。凝胶体是由展开的蛋白质多肽链互相交织、缠绕，并以部分共价键、离子键及氢键键合而成的有序的三维空间网状结构，还通过蛋白质肽链上的亲水基团结合大量的水分子，并且将无数的小水滴包裹在网状结构的“网眼中”。凝胶中保持的水分越多，口感就越软嫩，并维持一定的弹性和形状，具有半固体的性质。所以，肌肉组织中蛋白质的凝胶状态是肌肉能保持大量水分的主要原因。

烹饪原料中大多数蛋白质以凝胶状态存在，如新鲜的鱼肉、禽肉、畜瘦肉、皮、筋、水产动物、豆腐制品及面筋制品等，均可看成水分子分散在蛋白质凝胶的网络结构中，它们有一定的弹性、韧性和可加工性。

鱼体受热在60~80℃时，细胞膨胀，凝胶蛋白开始转化成溶胶状蛋白，一部分水分渗出，使鱼体软化。这时蛋白质并未转化成固体蛋白质，所以鱼肉松软、易碎裂。若先用高温油炸，鱼体表面的蛋白质因骤然受热，变性速度加快，迅速凝结成硬壳，保护了鱼肉中的部分水分，保持了鱼肉鲜嫩的特点，并对鱼肉起到保护作用，所以不易碎裂。

蛋白质溶胶有较大的吸附能力，例如煮骨头汤时，在加热过程中，原料中的杂质被血球蛋白分子吸附，随着蛋白质受热凝固，形成蓬松的浮沫，待上浮后再去除。

动物蛋白质主要来自畜禽类肌肉。骨骼肌中含水分75%，蛋白质20%，脂肪、碳水化合物、含氮浸出物、矿物质为5%。肌肉中蛋白质65%为肌球蛋白，多于肌动蛋白。肌肉一般呈红色，这是因为含有肌红蛋白，加热时，温度在60℃以下肌肉颜色几乎没有变化，65~70℃时肌肉内部变成粉红色，再提高温度成为淡粉红色，75℃以上则变为灰褐色。在烹饪时，这些肌肉颜色的变化主要是由于肌红蛋白的变性引起的。

如果用冷水煮肉，水中的温度缓慢增加，蛋白质表面凝固较慢，肌肉中的一些含氮浸出物溶解到汤中，增加了汤的鲜味；若用沸水煮肉，肉块表面蛋白质迅速凝固，从而保护了肉内溶物不溶出，所以肉味鲜，汤味差。油炸肉块可以使肉表面温度很快达到45~120℃，肉表面的蛋白质迅速凝固，形成一层结实的膜，因此肉中可溶性物质损失较少。但是，当蛋白质受热过高或加热时间过长时，食物会发生严重脱水，菜肴质地会变得又老又柴，严重者蛋白质分子会发生断裂或热降解，使蛋白质中的部分蛋氨酸、色氨酸、精氨酸和组氨酸脱去氨基酸被破坏。而脱去的氨基还会与葡萄糖分子的羰基结合，形成色素复合物，发生非酶褐变。在褐变反应中最容易损失的是赖氨酸。因此，降低了食物蛋白质的营养价值，还有可能产生对人体有害的物质。

（2）酸和碱的作用　在常温下，蛋白质在一定的pH范围内可保持其天然状态，否则蛋白质可发生变性。大多数蛋白质在pH为4~6的范围内时是稳定的。在有酸或碱的情况下加热，蛋白质热变性速度加快。

酸碱引起的蛋白质变性可能是因为蛋白质溶液pH的改变导致多肽链中某些基团的解离程度发生变化，从而破坏了维持蛋白质分子空间结构所必需的某些带相反电荷基团之间因静电作用形成的键。在弱酸的碱中，蛋白质的变性往往是可逆的，但在强酸、强碱条件下，高静电荷引起的强烈的分子静电排斥则会导致蛋白质分子的肿胀和展开，甚至肽键的水解，使蛋白质发生不可逆的变性。

利用蛋白质的酸凝固作用可生产酸牛奶、酸奶油、凝乳。在烹饪上常用的酸为醋酸。醋酸作为酸味调味品在解腻、增香、去腥的同时，还有抑制、杀灭微生物和寄生虫的作用。用碱加工中国传统食品皮蛋（变蛋）则是使蛋白质变性的典型例子。

蛋白质所处的环境pH处于低于等电点时，带正电荷；高于等电点时带负电荷。加热时pH的改变对肉的保水性也有很大影响。肉在加热时因发生化学变化而使酸性基团减少，碱性基团相对增多，使其偏离肉的等电点，无论是向碱侧或向酸侧偏离，都可使肉的保水性有所改善。但出于调味上的考虑，一般是把pH调向高于肉的等电点侧。例如，制作杭椒牛柳时，一般都是把切配好的牛柳加少量小苏打，然后放置冰箱一段时间再烹制，这样烹调出来的菜肴口感要变得嫩滑。

（3）其他因素　空气中的氧气、紫外线照射、机械刺激、溶液渗透压、有机溶剂等因素作用也可使蛋白质发生变性。这些因素可使食物蛋白质分子组织变松弛，也就是从有规则的紧密结构变成开链的、无规则的排列形式，促进蛋白质分子间相互结合而凝固，或者是相互穿插缠绕结在一起而导致蛋白质变性，如用搅蛋器或筷子不停地搅打鸡蛋清，使蛋清起泡成形就是机械作用使蛋清蛋白质变性所致。

盐对蛋白质的作用表现为盐析，即在蛋白质中加入大量中性盐以破坏蛋白质的胶体性，使蛋白质从水溶性中沉淀析出，其实质是破坏蛋白质胶体的水化膜。豆腐制作利用的就是盐（石膏和盐卤等）使蛋白质变性的作用。在豆浆中加入氯化镁或硫酸钙，豆浆在70℃以上即可凝固。腌咸鸭蛋也是盐使蛋白质变性的典型例子。盐对蛋清和蛋黄所表现的作用并不相同，食盐可以使蛋清的黏度逐渐降低而变稀，却使蛋黄的黏度逐渐增加而变稠凝固，即使蛋黄中的脂肪逐渐集聚在蛋的中心，从而使蛋黄出油。

盐的存在还可使蛋白质的热变性速度加快。蒸蛋羹，如果不加盐，蛋不易蒸好。因为未加盐，蛋白质变性的速度较慢，同时不容易凝固。煮肉汤、炖肉，通常要后加盐，原因就是一开始加盐会使肉表面蛋白质迅速变性凝固，蛋白质凝固时在肉表面形成一层保护膜，既不利于热的渗透，也不利于含氮物的浸出。烹鱼时，先用盐码味，使鱼体表面的水分渗出，加热时蛋白质变性的速度就会加快，鱼不易碎，也有利于咸味的渗透。

有机溶剂使蛋白质变性，主要是破坏蛋白质分子的疏水键。烹饪上最常用的有机溶剂是酒精（乙醇）。酒精用于消毒就是因为它可使蛋白质变性，使微生物死亡。在烹饪上，酒精除可增加菜肴风味、去除异味外，还可促进蛋白质变性，烹鱼时常用料酒（黄酒、啤酒等）码味的目的就在于此。加工糟蛋，就是利用了酒精使蛋白质变性的作用。我国最知名的糟蛋有四川叙府（宜宾）糟蛋和浙江平湖糟蛋。制作的过程大致如此：① 酿酒制糟；② 选蛋、击蛋（使糟制后成熟的蛋的蛋壳易于脱落）；③ 装坛糟制。制作时间共需 4～5 个月。糟蛋在制作过程中，因在酒精生成的同时有醋酸生成，可使蛋壳中的钙的溶解度增加，其钙的含量较鲜蛋高40倍。

强烈的机械作用可使蛋白质变性，如碾磨、搅拌或剧烈振荡。用筷子或者打蛋器搅打鸡蛋清，蛋液起泡呈白色泡沫膏状，这是由于在强烈的搅拌过程中，蛋清液中充入气体，蛋清蛋白质变性伸展呈薄膜状，将混入的空气包裹起来形成泡沫，并有一定的强度，从而保持泡沫一定的稳定性。

2. 蛋白质的水解

在各种烹调加工过程中，蛋白质可能发生不同程度的水解。蛋白质可水解为胨、肽、氨基酸及相应的非蛋白物质，如糖类、色素、脂肪等。胨是轻微水解的产物，它仍具有高分子的特性，如黏度大，溶解度小，甚至加热可凝固；肽是较小分子的产物，易溶于水，胶体性弱。烹饪熬汤时，原料蛋白质主要就是发生水解反应，让不溶性蛋白质变成低分子可溶成分，从而产生鲜味，而且这些低分子水解产物还能进一步发生反应，使菜肴风味更加多样。例如，肉皮冻的制作就是利用了胶原蛋白能水解生成明胶的性质。某些不稳定的氨基酸在烹调加工中易分解，如赖氨酸、色氨酸、精氨酸、组氨酸和含硫氨基酸等。

二、脂类

脂类，特别是中性脂肪是人体重要的产热营养素，也是膳食的主要组成成分。在烹饪中的变化主要表现在菜点的成型及风味特色上。但要注意的是，脂肪在烹调加工过程中会发生一些不利于人体健康的变化，从而严重影响烹饪原料及菜肴的营养价值。现就其主要变化分述如下。

（一）油脂的变化对食品风味特色的影响

1. 传热作用

从传热介质的角度看，食用油脂在烹饪中的一些作用是其他介质无法代替的。食用油脂的燃点高，一般都在300℃以上，而且油脂的热容量小，同样的火力加热，油脂比水的温度升高快一倍，停止加热后，温度下降也更快，这些特点都便于灵活地控制和调节温度，使原料受热均匀，以制作出各种质感的菜肴。

常见的几种油脂的发烟点分别为：豆油195℃、菜籽油190℃、棉籽油220℃、芝麻油175℃、奶油208℃、猪油190℃，而各种油脂的精炼油的发烟点又比其原油高约40℃，因此，需高温长时间炸制菜点时，一般宜选用精炼油，但有时为了让菜点更快上色，也可以选择原油炸制。油脂的高温可使烹饪原料获得大量的热量，能在短时间内杀灭大部分微生物。

2. 增香作用

油脂在烹调中的增香作用主要表现在两个方面：一是油脂本身具有香味或用作芳香物质溶剂的作用；二是通过油脂的高温加热使原料产生香气。为了增加一些菜肴的香气，常在菜肴即将出锅或出锅后淋上一些香味较浓的油脂，如芝麻油、葱油、花椒油、蒜油、鸡油、奶油等。“红烧鳗鱼”出锅时淋入芝麻油可去腥增香，“麻辣豆腐”淋花椒油等。油脂在高温作用下，发生多种复杂的化学反应生成芳香物质，从而增加菜肴香味；油脂加热后本身会产生游离的脂肪酸和挥发性香味的醛类、酮类；原料中的碳水化合物在加热过程中也会产生香气成分，如葡萄糖加热后会生成呋喃和多种羰基化合物，淀粉受热会生成有机酸、酚类等多种香气成分；另外，氨基酸也能与油脂中的羰基发生羰氨反应，从而产生诱人的香气。

3. 乳化和起酥

油脂的乳化主要用于制作菜汤色要求浓白，油脂与汤汁充分混合在一起的菜品。为此，选用一些含天然乳化剂较高的油脂来制汤，如猪油中含有大量的卵磷脂，冷压后的大豆油中含有大量的大豆磷脂，选用这两种油脂做菜，经过充分的加热乳化后，油脂和汤汁就可以很好地溶合在一起，使汤汁白而浓稠，而且还能较长时间保持稳定。

油脂的起酥作用主要应用于面点的制作中。在调制酥性糕点和酥性饼干时，加入大量油脂后，由于油脂的疏水性，限制了面筋蛋白质的吸水作用。面团中含油越多其吸水率越低，一般每增加1%的油脂，面粉吸水率相应降低1%。油脂能覆盖于面粉的周围并形成油膜，除降低面粉吸水率，限制面筋形成外，还由于油脂的隔离作用，使已形成的面筋不能互相粘合而形成大的面筋网络，也使淀粉和面筋之间不能结合，从而降低了面团的弹性和韧性，增加面团的塑性。此外，油脂能层层分布在面团中，起润滑作用，使面包、糕点、饼干产生层次，口感酥松，入口易化的作用。

4. 赋色作用

焦糖化反应和美拉德反应是两个重要的呈色反应。前者需要在无水条件下进行，而后者则要求有100~150℃的高温。油脂在加热中能完全满足焦糖化和美拉德反应的要求，所以是使菜肴产生诱人色泽的最好传热介质。

不同种类的油脂具有不同的色，植物油中的豆油、菜籽油含有叶绿素，奶油含有胡萝卜素，带有微黄色，恰当地利用油的色泽，能起到色味俱佳的效果。

5. 润滑作用

油脂的润滑作用在菜点加工中有着广泛的应用。如将调味、上浆后的原料加少许油搅拌，这样在原料下锅的时候有利于原料滑散，不粘连。另外，在烹调中常用的滑锅的目的也是一样。

（二）脂类在烹饪中的变化

1. 脂类的水解和酯化

中性脂肪在受热或酸、碱、酶的作用下，都可发生水解反应。在普通烹饪温度下，有一部分油脂在水中发生水解反应，生成脂肪酸和甘油。中性脂肪的水解过程是甘油酯逐步水解的过程。首先生成甘油三酯和一分子的脂肪酸；甘油二酯再水解为甘油一酯和二分子脂肪酸，最后形成三分子的脂肪酸和甘油。

油脂水解速度与油脂中游离脂肪酸的含量有关。水解反应开始时，油脂中脂肪酸含量很低，其水解速度很缓慢；而当油脂中游离脂肪酸含量达到0.5%~1.0%时，水解速度急剧加快，游离脂肪酸的含量也急剧增加。油脂水解的程度常用酸价表示。油脂的酸价是指中和1g油脂中游离脂肪酸所需的亲氧化钾的毫克数。油脂加热后，其酸价都有明显增加。

油脂中游离脂肪酸含量的变化还影响着油脂的发烟温度。纯净油脂的发烟温度较高，随游离脂肪酸含量增加，其发烟温度而随之减低。一般新鲜油脂的发烟温度为220~230℃，若游离脂肪酸的含量达到0.6%时，其油脂的发烟温度则降至148℃。

在烹饪中加水或料酒、醋等调味品时，酒中的乙醇与醋酸或脂肪酸发生酯化反应生成具有芳香气味的脂类物质。因为脂类具有挥发性，所以，肉香、鱼香等肴馔的特殊风味，只有在加工烹调时或菜肴成熟后才能嗅到。

新鲜鱼类含有以三甲胺为代表的挥发性碱性物质、羰基化合物及一些含硫化合物。随着存放时间的延长，其中三甲胺将被氧化而还原成三甲基胺、六氢化吡啶、氨基戊醛等物质，这些物质会发出令人不愉快的腥臭味。如果在烹调制作过程中适当加入少许料酒和食醋，便可去除这些味道。这是由于具有挥发性的乙醇可溶解三甲基氨等物质，并随着加热一起挥发散失，同时酒和醋发生酯化反应，腥味物质和醋酸发生中和反应生成具有鱼香味的脂和盐。

2. *脂肪的热分解*

油脂在高温加热过程中会脱水生成一定量的丙烯醛，它是具有挥发性和强烈辛辣气味的物质，对人的鼻腔、眼黏膜有较强的刺激作用。在烹调时有一定的催泪作用，还可产生肉眼可见的蓝色烟。

油脂热分解的程度与加热的温度有关。当油温在150℃以下时，热分解慢，分解产物也少。在高温下，脂肪先发生部分水解，生成甘油和脂肪酸。当温度升高到300℃以上时，分子间开始脱水缩合成分子量较大的醚型化合物。当油温达到350~360℃时，则可分解成酮类和醛类物质，同时生成多种形式的聚合物，如己二烯环状单聚体、二聚体、三聚体和多聚体。其中环状单聚体能被机体吸收，它毒性较强；二聚体是由两分子不饱和脂肪酸聚合而成，也具有毒性；而三聚体和多聚体因分子量较大，不易被人体吸收，毒性较小。此外，油烟中含有有机物燃烧不完全产生的3，4-苯并芘，这是一种强烈的致癌物质，长期进行油炸食品制作或食用油炸食品对人体健康会产生极大的危害。

油脂在高温加热时，不仅本身的化学结构发生改变，影响人体的消化吸收，而且其他的营养素也被氧化破坏，使油脂的营养价值降低。

因此，在使用油脂时，应尽量避免持续过高的温度。用于油炸菜点的油脂，温度最好控制在180~220℃，以减少有害物质的生成；对于专门油炸食物的用油，必须定期更换新油。

（1）油脂的热氧化聚合作用　油脂的氧化主要是油脂与空气接触，由空气中的分子态氧引起的。根据氧化条件的不同，可分为在常温下引起的自动氧化和在加热条件下引起的热氧化两种。但氧化反应的实质都属于自由基反应，即由于空气中分子态的氧引起的油脂中脂肪酸产生自由基而造成的。油脂中自动氧化反应多发生在油脂储藏中，反应速度相对比较缓慢。而油脂的热氧化则发生在加热的条件下，反应速度快，而且随着加热时间的延长，还容易分解，其分解产物还会继续发生氧化聚合，并产生聚合物。聚合物的增加，不但使油脂增稠，还会引起油脂气泡，并附着在煎炸食物的表面，这些都是油脂发生氧化聚合反应的结果。

油脂氧化聚合的速度与油脂的种类有关。一般来说，干性油（如亚麻酸）最易聚合，半干性油（如大豆油、芝麻油等）次之，而橄榄油、花生油则较难发生聚合。金属尤其是铁、铜等能促进油脂热氧化聚合，所以在选择烹饪器具的时候尽量选择不锈钢制的。另外，在烹调时，带着火苗的烹调方法不可取。

（2）油脂的老化　炸油经高温反复加热，油脂出现色泽变深，黏度变稠，泡沫增加，发烟点下降，口感变劣等现象，这些现象称为油脂的老化现象。油色变暗的原因除了因炸制品种淀粉的糊化、焦糖化及蛋白质和还原糖发生美拉德反应所产生的类黑素外，更主要的是由于油脂的热聚合反应以及油脂中磷脂的分解反应所生成的产物使油脂颜色变暗。油脂在高温下发生热聚合、热氧化聚合以及热水解产物的脱水缩合反应，均能生成相对分子质量更大的产物，使油脂的黏度增大，由稀变稠。而油脂热分解的产物丙烯醛等化合物沸点低，仅为52℃，油温稍高，就会产生烟状物；油脂的氧化产物，如醛类、酮类等化合物沸点都较低，故随着油脂老化程度不断加深，油脂氧化分解的产物不断增多，发烟点越来越低。因此，油脂老化不仅是油脂的味感变劣，营养价值降低，而且也使其制品的风味品质下降，更重要的是对人体健康不利。所以，在炸制食品时应避免油温升的过高，防止油脂老化，采用含磷脂成分少的食用油脂，并定期地更换用油，以预防和延缓油脂的老化。

（三）油脂的氧化酸败

油脂或含油脂较多的食品，在储存期间，因空气中的氧、日光、微生物、酶等作用，产生令人不愉快的气味，味变苦涩，甚至具有毒性，这种现象称为油脂的酸败。根据引发的原因，油脂酸败可分为三种类型：水解型酸败、酮型酸败和氧化酸败。

油脂酸败中最常发生的反应是与空气中的氧接触时发生的氧化反应。油脂对空气中的氧极为敏感，尤其是不饱和脂肪酸，能自动氧化生成具有不良气味的醛类、酮类和低分子有机酸类，这些物质是油脂哈喇味的主要来源。

酸败使油脂营养价值降低，并且产生对人体健康有害的物质。因为不饱和脂肪酸的氧化分解使油脂中的必需脂肪酸和脂溶性维生素遭到不同程度的破坏，当其他食物中的维生素接触已酸败的油脂，也会发生连锁反应而被破坏。酸败油脂对机体的琥珀酸氧化酶和细胞色素氧化酶等几种重要的酶系统有损坏作用。长期食用这种油脂，可发生中毒现象，轻者呕吐、腹泻，重者肝脏肿大。油脂酸败另一个明显的变化是使食物的色泽发生变化，如炸好的食物若放置几天，表面就会变成红褐色，臭味明显出现，不宜再食用。咸肉、火腿也会因为储存时间过长而引起颜色的变化，质量明显降低。

油脂的自动氧化与很多因素有关，如油脂自身的脂肪酸的饱和程度、环境温度、光照、与空气的接触情况、抗氧化剂（如维生素E、食用香料）等。为避免油脂的氧化变质，可以采取的措施有：

（1）储存油脂时，尽量避免光照，避开高温环境。

（2）储存时要减少与空气、水直接接触的机会和时间。

（3）在油脂中添加抗氧化剂。

（4）对未经加工处理的动物油脂冷冻时间不宜过长。

三、碳水化合物

碳水化合物中的淀粉、蔗糖、麦芽糖、葡萄糖等是动植物体的重要组成物质和贮藏物质，也是烹饪的重要辅料。它们在烹饪中的变化对人体对菜点的消化吸收及菜点的风味特色起着十分重要的作用。

（一）淀粉的变化

淀粉是粮食中量最多的成分，是人体所需碳水化合物的主要来源，它提供的热能占人体总能量的60%~70%。淀粉又是烹饪中的挂糊、上浆、勾芡的主要原料，而且还是制作凉粉、粉丝、粉皮的原料。

1. 淀粉的糊化

淀粉是由葡萄糖分子构成的，分为直链淀粉和支链淀粉，它们在冷水中都不溶解。支链淀粉易分散于冷水中，支链淀粉能够在热水中分散呈胶体溶液，而支链淀粉在热水中只能膨胀，不能溶解。当把淀粉混在水中加热时，淀粉吸水膨胀，然后淀粉粒内部分离、破裂、互相粘结，形成糊状，淀粉开始糊化的最低温度成为糊化温度。淀粉在达到糊化温度时黏度增加很快，达到黏度最大值时，黏度又下降，如停止加热，使其冷却，则发生凝固。这种黏性是淀粉有序及无序分子间氢键断裂并分散于水中所致。淀粉的这种糊化性质可用于烹饪中的勾芡、挂糊，同时也可用于粉皮、粉丝、凉粉的制作以及煮饭、烤面包等。

面粉中所含的淀粉同样具有吸水性。在常温条件下基本没有变化，吸水率和膨胀性很低，水温在30℃时，淀粉只能吸收30%左右的水分，淀粉粒不膨胀，仍保持硬粒状。当水温达到50℃以上时，淀粉开始明显膨胀，吸水量增大。当水温达到60℃时，淀粉开始糊化，形成黏性的淀粉溶胶，这时淀粉的吸水率大大增加。淀粉糊化程度越大，吸水越多，黏性也越大。在水温升到90℃以上时，黏度越来越大。热水面团黏、柔、糯，略带甜味，就是淀粉糊化并水解成低聚糖和单糖的结果。淀粉糊化作用的本质是淀粉中有规则状（晶体）和无规则状（非晶体）的淀粉分子间的氢键断裂，分散在水中成为胶体溶液。不同淀粉的糊化温度不同，一般为60~80℃。

糊化后的淀粉更可口，更有利于消化吸收，即更容易被淀粉酶水解，未糊化的淀粉则较难被消化。淀粉的糊化作用常用于菜肴的上浆和挂糊。挂糊就是在原料表面裹上一层保护层，利用淀粉的糊化，能改变菜肴的口感；而上浆一般用于动物性原料，上浆后的原料表面具有黏性的透明胶体，紧紧裹在原料的表面，制成的菜肴口感软嫩、滑爽。马铃薯淀粉颗粒大，吸水力强，糊化温度低，而且淀粉的黏度高，透明度好。

淀粉在少量的水中加热糊化，可形成具有一定黏性、弹性和可塑性的凝胶。利用这一性质，在制作肉糜和鱼蓉时加入适量的淀粉，受热时淀粉吸取其中的水分而糊化，形成凝胶，把肉糜和鱼蓉的颗粒牢固的粘连在一起，可提高其组织的牢固程度。与此同时，淀粉糊化能结合大量的水，锁住原料的水分，从而可以提高制品的嫩度。

2. 淀粉的水解

淀粉在有水的情况下加热就可发生水解反应，当与无机酸共热时，或在淀粉酶的作用下可以彻底水解为葡萄糖。

淀粉不能被酵母直接利用，待水解成葡萄糖和由两个葡萄糖缩聚而成的双糖——麦芽糖时，酵母才能利用，进行有氧呼吸和无氧发酵，所以淀粉属于间接发酵物质。在制作发酵面团时，面粉中的淀粉先被淀粉酶水解后，酵母再利用还原糖呼吸和发酵的，而糯米中的支链淀粉由于不易被水解，也就不能用于制作发酵制品。

糊化后的淀粉更易被酶水解。粮食在制酒、做醋时，都是用粉碎后的粮食蒸煮糊化后才加入微生物发酵的，熟制的淀粉也易被人体消化吸收。

淀粉分子不完全水解时生成的分子量大小不等的葡萄糖缩聚的残链，统称为糊精。糊精溶于凉水且黏性较大，不能被酵母直接发酵。

淀粉水解反应的产物常常是糊精、麦芽糖、葡萄糖的混合物，称为淀粉糖浆。淀粉糖浆是具有甜味的黏稠浆体，在面点制作中经常使用，烹调中也可用于上糖色和熏制品的制作。

3. 淀粉的老化

淀粉溶胶或淀粉凝胶在冷却放置一定时间后会变成不透明状甚至产生沉淀，淀粉制品表现为口感变劣、干硬、易掉渣，这种现象称为淀粉老化。谷物类食品均有此现象。淀粉老化的实质是糊化后的淀粉分子自动从无序状态排列成有序状态，相邻分子间的氢键又逐步恢复，失去与水的结合，从而形成致密且高度晶化的淀粉分子束。

老化过程可以看做是糊化的逆过程，但老化不可能使淀粉彻底复原到生淀粉的结构状态。老化的淀粉黏度降低，使食品的口感由松软变硬，酶的水解作用受到阻碍，从而影响它的消化吸收率，所以应尽量避免富含淀粉的谷物类主食发生老化。

淀粉的老化受淀粉的种类、组成、含水量、温度、共存物质等因素影响。不同种类的淀粉，老化难易程度不同。一般小麦、玉米中的淀粉较马铃薯、甘薯中的淀粉容易糊化，而糯米中的淀粉不易老化。一般直链淀粉比支链淀粉易于老化。淀粉中直链淀粉含量越高越易出现老化，反之则不易老化。

食品含水量在10%~15%时，基本上不发生老化；含水量在30%~60%时较易老化，如馒头、米饭、面包含水比例均在此范围，因此这些食品冷却后容易变硬发干；当含水量在70%以上时，由于基质浓度小，凝集的机会减少，老化也变慢。

在高温下淀粉发生糊化，不会老化。随着温度的降低，老化速度变快。淀粉老化最适宜的温度为2~4℃，高于60℃或低于－20℃都不易发生老化。

一般认为在弱酸性条件下会促进淀粉老化，加入大量蔗糖可减弱淀粉老化，添加乳化剂可抗老化，糊化不充分的淀粉易发生老化。

谷物类食品中均存在淀粉老化现象，在食品加工过程中，多数情况下不希望老化发生，但到目前为止，淀粉的老化只能得到延缓，而不能彻底防治。

在烹饪中也有少数利用淀粉老化现象的例子，如制作粉丝、粉皮等。选择含直链淀粉多的淀粉作原料，糊化时形成的凝胶硬而结实，将其冻结，解冻老化，干燥后则成为抗煮而柔韧的粉丝。

（二）糖的变化

1. 焦糖化作用

焦糖化反应说明糖对热的敏感性。糖类在没有含氨基化合物存在的情况下加热到其熔点以上的温度时，分子与分子之间互相结合成多分子的聚合物，生成黑褐色的色素物质——焦糖，同时在强热作用下部分糖发生裂解，生成一些挥发性的醛、酮类物质。因此，把焦糖化控制在一定程度内，可使烘烤的产品产生令人悦目的色泽与诱人的风味。

不同的糖对热的敏感性不同。果糖的熔点为95℃，麦芽糖为102~103℃，葡萄糖为146℃，这三种糖对热非常敏感，易形成焦糖。因此，含有大量这三种成分的饴糖、转化糖、果葡糖浆、中性的葡萄糖浆、蜂蜜等在西点中使用时，常作为着色剂，以加快制品烘烤时的上色速度，促进制品颜色的形成。而在西点中应用广泛的蔗糖，熔点为186℃，对热敏感性较低，即呈色不深。

糖的焦糖化作用还与pH有关。溶液的pH低，糖的热敏感性就低，着色作用差；相反pH升高则热敏感性增强，例如pH为8时的速度比pH5.9时快10倍。因此，有些pH低的转化糖浆、葡萄糖浆在使用前，最好先调成中性，这样才有利于糖的着色反应。

2. 美拉德反应

美拉德反应也称褐色反应，是指氨基化合物（如蛋白质、多肽、氨基酸及胺类）的自由基与羰基化合物（如醛、酮、还原糖等）的羰基之间发生的羰－氨反应，最终产物是类似黑色的褐色物质。美拉德反应是对烘烤制品表面着色的另一重要途径，也是烘焙制品产生特殊香味的重要来源。在美拉德反应中，除了产生色素物质外，还产生一些挥发性物质，形成特有的烘焙香味。这些成分主要是乙醇、丙酮醛、丙酮酸、乙酸、琥珀酸、琥珀酸乙酯等。

影响美拉德反应的因素：温度、还原糖量、糖的种类、氨基化合物的种类、pH。温度升高，美拉德反应趋于强烈；还原糖（葡萄糖、果糖）含量越多，美拉德反应越强烈；pH大于7时，可加快美拉德反应的进程。果糖发生美拉德反应最强，葡萄糖次之，故中性的葡萄糖浆、转化糖浆、蜂蜜极易发生美拉德反应；非还原性的蔗糖不起美拉德反应，呈色作用以焦糖化为主。但在面包类发酵制品中，由于酵母分泌的转化酶的作用，使部分蔗糖在面团发酵过程中转化成了葡萄糖和果糖而参与褐色反应。不同种类的氨基酸、蛋白质引起的褐变颜色不同，如鸡蛋蛋白质引起的褐变颜色鲜亮红褐，小麦蛋白质引起的褐变颜色灰褐不佳。

3. 麦芽糖（饴糖）的变化

麦芽糖是两分子葡萄糖脱去一分子水的缩合产物，其熔点在102~108℃。在酸和酶的作用下，麦芽糖水解成两分子葡萄糖。由于麦芽糖不含果糖，故在味感上没有蔗糖甜。麦芽糖在温度升高时，分子碰撞没有蔗糖那么剧烈，它的颜色由浅黄—红黄—酱红—焦黑（变炭化）。其变化过程是使糖受热分解为葡萄糖，颜色的改变实际上是葡萄糖的变化过程。麦芽糖的稳定性使它在受热后变色缓慢，烹调中利用麦芽糖的这一特性给烤鸭上色，等到烤鸭皮色呈酱红色时，鸭子正好成熟。由于饴糖中的胶体具有不易失去的特点，而一旦失去水分，麦芽糖的糖皮软厚，增强了烤鸭皮质的酥脆程度。同时，由于麦芽糖分子中不含果糖，烤好的制品色泽好，脆度好。

烤制的肉食品，其香味与上色糖浆的种类也有关系。鸭子在烤制时，糖类上色原料与鸭子表面游离的脂肪酸形成一种糖酯物质，加热后产生芳香气味，如果用蔗糖上色，由于蔗糖分解后有果糖产生，加热后产生的气味会影响烤鸭正常的芳香气味；麦芽糖水解成葡萄糖，反应缓慢，只产生糖酯的挥发性物质，它和烤鸭肉质中三噻烷、噻啶形成诱人的风味，故在形成肉质食品香气时，麦芽糖应为首选上色糖浆。

4. 膳食纤维的变化

植物性食物多含纤维素、半纤维素。虽然它们是由糖分子所组成的碳水化合物，但却很难被高温、酸、酶所水解。因此，不易被人体消化吸收。

纤维素能妨碍体内消化酶与食物内营养素的接触，影响营养素的吸收。但是，如果食物经烹调加工后，可以使部分半纤维素变成可溶性状态，也可以使果胶原变成可溶性果胶，使食物的细胞结构发生变化，增加体内消化酶与植物性食物中营养素接触的机会，从而提高营养物质的消化率。

蔬菜类食物经过烹调处理后，蔬菜中的果胶质在加热时也可以吸收部分水分而变软，有利于消化吸收。

四、维生素

在加热过程中，维生素不会发生像蛋白质变性、脂肪水解、碳水化合物糊化等那样复杂的理化变化，但都会随着这些高分子营养素的复杂变化而被游离出来，受到高温、氧化、光照等不同因素的作用而造成破坏损失。维生素在烹饪中的变化是随着维生素在原料中存在部位的改变和理化因素的变化，而导致化学结构的变化的。烹饪原料在加工过程中，损失最大的营养素就是维生素，其中又以维生素C损失最大。

（一）溶解性

水溶性维生素，如维生素B_1、维生素B_2、烟酸、维生素C等都溶于水，可以通过扩散和渗透从原料中浸析出来。维生素的浸出受到以下因素影响：

（1）表面积增大，维生素损失增加　食物的表面积越大，水溶性维生素的浸出损失越大，反之，损失越少。去皮土豆中维生素B_1和维生素C浸出的损失情况可说明这一点。

（2）同一种菜，切的大小相同，水溶性维生素损失量与在水中浸泡时间成正比，与水量的多少也成正比。

（3）水温增高，损失增大　食物中水溶性维生素可以溶出而损失掉，水温升高可使水溶性维生素的浸出损失率大为提高。有些蔬菜的烹调方法需要先进行焯水（沸水烫），然后再凉拌或做其他烹调。为减少焯水时维生素的损失，要尽量缩短焯水时间，需焯水的原料要先焯水后切，焯水的蔬菜中不能加碱。

另外，水溶性维生素在烹调时因加水或汤汁溢出而溶于菜肴汤汁中。根据不同的烹饪方法溢出的比率不一样，如采用蒸、煮、炖、烧等烹饪方法，汤汁溢出量可达50%，而这些水溶性维生素基本是溶于汤汁中；如采用炒、熘等快速成菜的烹饪方法，则水溶性维生素损失量很少。

脂溶性维生素，如维生素A、维生素D、维生素E、维生素K等，只能溶于脂肪溶剂中，在洗涤和以水作为传热媒介时不会流失，但用脂肪作为传热媒介时，部分脂溶性维生素会溶于油脂中。

（二）氧化反应

维生素A、维生素E、维生素K、维生素B_1、维生素C等对氧敏感，它们在贮存和烹饪加工中容易被氧化破坏。

维生素A具有高度不饱和性，对氧和光很敏感，尤其在高温、紫外线、金属存在下，可促进其氧化；油脂发生氧化酸败时，溶于油脂中的维生素A和维生素A原也将受到氧化破坏。多数维生素A都是以酯的形式存在于食物中，酯型维生素A对氧较为稳定。因此，菜肴在烹饪过程中，维生素A和维生素A原不易氧化而被破坏。

维生素C对氧很不稳定，尤其在水溶液中更易被氧化，氧化速度与温度、pH有关。在酸性溶液中，维生素C被氧化生成脱氢抗坏血酸的速度比较慢，并有可逆反应，但在碱性溶液中，氧化成脱氢抗坏血酸后，其内酯在碱性溶液中被水解成2，3-二酮古罗酸，并进一步分解成低分子的草酸和丁糖酸。维生素C在各种酸中比较稳定。温度、光线等因素对维生素C的氧化都有促进作用。金属离子可加速对维生素C的氧化，尤其是铜离子，金属对维生素C氧化催化作用的能力：铜 > 铁 > 铝。用铜锅炒菜对维生素C的破坏要比用铁锅或铝锅炒菜高2~6倍。

（三）热分解作用

一般脂溶性维生素对热较稳定，但易氧化的维生素例外，如果把含有维生素A的食物隔绝空气进行加热，则在高温下也比较稳定。在144℃下烘烤食物，维生素A的破坏也较少。但在空气中长时间加热，其破坏程度会随加热时间的延长而增加，尤其是油炸食物，因油温较高，会加速维生素A的氧化分解。

维生素B_1的水溶液在酸性溶液中对热较稳定，如pH3时，即使高压加热到120℃并持续1h，仍可保持其生理活性。但在碱性溶液中，加热极不稳定，pH大于7时，加热能使大部分或全部维生素B_1破坏。因此，在烹煮豆类、稀饭、制作馒头时添加碱，尤其加碱过量，可使大部分维生素B_1分解。高温油炸或长时间烘烤都会破坏食物中维生素B_1。

维生素C是维生素中最不稳定的一种维生素，不耐热，高温可加速维生素C的氧化作用及增大其水溶性。因此，对富含维生素C 的原料，加热时间不宜过长，否则几乎全部维生素C会遭到破坏。如蔬菜煮5~10min，维生素C的损失率可达到70%~90%，如果挤去原汁再浸泡1h以上，维生素C损失达90%以上。

（四）光分解作用

光也能影响维生素的稳定性，能促进维生素氧化和分解。对光敏感的维生素有维生素A、维生素E、部分B族维生素、维生素C等。维生素B_2对热比较稳定，水煮、烘烤、冷冻时损失都不大，在水溶液中短时高压加热也不会破坏。在120℃下加热6小时仅有少量破坏，但在碱性条件下，阳光照射易破坏。如夏季，牛奶在阳光下暴露2小时，其维生素B_2损失率可达90%，阴天损失率为45%，贮存在完全阴暗处损失率仅为10%，即使在室内光照24小时，仍有30%的维生素B_2被破坏。

（五）酶的作用

天然原料中，存在着多种酶，它们对维生素具有分解作用，如贝类、淡水鱼中的硫胺素酶能分解维生素B_1；蛋清中的抗生素酶能分解生物素；水果、蔬菜中的抗坏血酸氧化酶能加速维生素C的氧化作用。这些酶在90~100℃下经10~15min的热处理，即可失去活性。

植物组织中的抗坏血酸氧化酶在组织完整时，其催化作用不明显，当组织破坏又与空气接触时，就能迅速催化维生素C的氧化。如小白菜切成段，炒后约损失30%，而切成细丝，炒后损失51%。切得越细，就有更多的细胞膜被破坏，氧化酶释出越多，同时也与空气的接触增加，对维生素C的氧化起到加速的作用。

五、矿物质

一般来讲，矿物质的化学性质比较稳定，但是，如果加工烹调方法不当，也会引起部分矿物质的损失。

无机盐在烹调加工过程中主要是损失而不是分解，尤其是水溶性的无机盐损失较多，而水溶性无机盐又是容易被人体吸收的无机盐。在洗涤或水煮烹饪原料时，无机盐溶于水中或汤汁中。如洗涤时，水对原料作用持续时间越长，水量越大，水流速度越快，原料的刀切形状越细，原料与空气接触面越大，无机盐的损失也将越大。

动物性原料在受热时收缩，内部水分流出来，肉中的无机盐大部分以粒子状态溶解于水中，也就随着肉的水分一起溢出。如炖鸡汤、肉汤、骨头汤，其中部分可溶性无机盐溶解于汤中。在烹制排骨时，放点醋，骨中的碳酸钙、磷酸钙遇醋酸形成可溶性醋酸钙，容易被人体吸收。

涨发海带时，若用冷水浸泡、清洗三遍，就有90%的碘被浸出，用热水洗一遍，就有95%的碘析出。所以，在涨发海带时，水不要过量，浸泡时间不要太长。

烹饪原料中的一些有机酸或有机酸的盐，如草酸、植酸、磷酸等，能与一些金属离子如锌、钙、铁、镁等结合，形成难溶性的盐或化合物，从而影响人体对这些金属无机盐的吸收，同时也影响人体对膳食中其他无机盐的吸收。因此，对富含草酸、磷酸、植酸的原料应先焯水，去除有机酸，而后再烹制，以减少无机盐的损失。

要点提示

1. 在烹调加工中，如何利用蛋白质性质的各种变化
2. 油脂对烹饪的作用
3. 碳水化合物在烹调加工中的应用主要有哪些

模块3 烹调加工对食物营养价值的影响

营养素的损失受烹调加工中各种因素的影响。在原料的初加工、原料的初步熟处理、烹调中都能使部分营养素损失。在这些过程中，还受到温度、湿度、pH等因素的影响，所以可以通过烹调加工过程的不同环节来分析烹调加工对食物营养素的影响。

（一）原料初加工阶段

初加工阶段的选料、切配、清洗和组合等工艺操作中，主要物质变化是原料中各种成分的流失、在空气（氧气）和光照下的化学分解反应以及鲜活原料中游离酶的活性增大导致的酶解反应。这一阶段的主要影响因素是时间的长短和原料被机械加工破坏的程度。虽然氧气也是影响营养素稳定性的重要因素，但对于烹调加工来讲，除少数情况把原料浸没入水中等外，它几乎是不可控制的。因此，原料初加工阶段基本原则是尽量用短的时间来处理原料、尽量少对食物原料组织进行处理。

在常温下，原料如果切碎得过小，固体性原料加水被打搅后，其维生素的保留率也会降低很多。例如，水果与蔬菜的去皮造成浓集于茎皮中的维生素的损失；磨粉时去除麸皮和胚芽，会造成谷物中烟酸、类胡萝卜素、维生素B_1等维生素的损失；加工处理肉时肉汁的流失造成肉中B族维生素的损失，这些损失都是机械作用导致的流失，是不可避免的。而且，水果、蔬菜等原料的细胞受损后，其氧化酶和水解酶释放出来，其活性大增，还会导致维生素在含量、活性和不同化学构型之间的比例发生变化，脂肪氧化酶的氧化作用会破坏很多脂溶性维生素。

（二）初步熟处理和熟加工

某些菜肴烹调熟加工前，要进行初步熟处理以缩短烹调时间和保持原料的质地及形状。它与熟处理一样，都涉及加热，因此对营养价值影响大。初步熟处理和熟加工采用的不同烹调方法主要是不同的传热方式、传热介质、加热温度和加热时间。一般来说，加热温度高、加热时间长、介质流动性大以及原料比表面积大等因素和条件，将更有利于化学反应的进行、不利于营养素保护。初步熟处理和熟加工都会运用一些烹饪方法，所以要掌握不同的烹饪方法对营养价值的影响。

1. 烹饪方法的分类

在中国烹饪中，烹调方法多样，除一些共同的烹调方法外，各个菜系还有各自独特的烹调方法。正是烹饪原料和烹调方法的多样化造就了中国菜点品种的多样化。

烹调方法如何分类并没有统一的规定，较常用的分类方法是按加热介质进行分类：

空气传热：烤、焗、熏。

器具传热：烙、铁板烧。

油传热：炸、炒、爆、熘、干煸、煎、锅贴等。

水传热：煮、焯、烫、汆、涮、烧、炖、烩、煨、焖、卤、熬、煲等。

蒸汽传热：蒸。

其他方法：拌、泡、腌渍。

2. 常用烹调方法对营养素的影响

（1）煮、焯、烫、汆　涮、焯、烫、汆、涮是与水煮相似的烹饪方法，都是以水作为传热介质。水的沸点较低，常压下沸水的温度为100℃，是各种熟制方法中温度最低的，加之水的传导能力较弱，因而煮制品成熟缓慢，需要时间较长。煮制品是在水中受热，原料中的蛋白质、碳水化合物会有部分水解，有利于人体消化。脂肪变化不大，但可从组织中溶出而浮于汤中或部分乳化。水煮对脂溶性维生素影响不大，煮时脂肪可帮助人体吸收脂溶性维生素。水溶性维生素可溶于汤汁中，同时部分维生素可能受热而分解。维生素溶出的量和分解的量随时间和温度的变化而变化。无机盐溶于汤汁中的量与无机盐种类、汤汁量和烹调的时间有关。

菜肴烹制中使用煮的目的：一是为了取其汤汁，如鸡汤、牛肉汤等。这时原料最好冷水下锅，否则原料中的蛋白质受热变性凝固，肉中的营养素成分不易溢出到汤汁内，汤的质量达不到预期的效果。二是作为半成品加工，原料由生变熟，并尽量减少其内部营养素的损失，煮后取其原料。以此为目的煮时，原料要以沸水或热水下锅，使肉表面蛋白质很快凝固，保护肉内营养成分少流失。煮后的汤汁最好不要弃掉，应尽量利用。

焯水主要是指新鲜蔬菜在水中“沸进沸出”的一种烹调方法。这种方法对维生素和无机盐的保存优于煮次于炒，同时也是一种快速成菜的方法。在饮食行业中，为了保持新鲜蔬菜稳定的绿色，有的厨师习惯加入一些碱，此法虽然对绿叶菜的绿色有稳定作用，但对维生素C、维生素B_1、维生素B_2等不耐碱的营养素会有一定的破坏作用，因此不值得提倡。其实可采用浮油代替食碱，在焯制蔬菜时，水中加适量植物油，使浮油均匀地包裹在原料外表，减少原料与空气接触的机会，同样起到保色和减少原料水分外溢的作用（行业上所说的“水油焯”）。焯的烹调加工方法还可使一些富含草酸、植酸等有机酸的烹饪原料，如菠菜、牛皮菜、苋菜等，除去部分有机酸，既能保持一定口感，又有利于无机盐的吸收。

（2）炸　炸是以油脂作为传热介质，用油量较多，制品受热均匀。炸制的一个重要特征就是在炸制过程中，生坯全部“浸泡”在油中，并且在锅中还要有充分的活动余地，所以用油量大。炸时用油量一般要达到制品体积的几倍或十几倍，这样才能保证制品全部“浸泡”在油中且保持油锅中温度的稳定性从而使制品受热均匀，保证制品质量。油脂的加热温度一般都可达200℃以上，有的甚至可达300℃左右，其温度范围是水的2倍。在正常的使用范围内和保证成品质量及油脂质量的情况下，油脂通常的加热温度一般在200℃以内，其温域很宽。另外，油的比热容是水的一半，在相同的加热条件下，油温升高的速度是水的1倍，所以炸制温度变化也比较快。油炸能使制品形成多重质感的变化，也有利于色泽和香气的形成。由于炸制用油传热温域变化较宽，温度可以升至很高，所以在不同的加热温度下能使制品形成不同的质感，或松、或酥、或脆、或外脆、或外酥里嫩等，这些质感都是油炸制品的独有特色。同时，在高温下，制品表面会发生一系列色泽的变化，使制品产生诱人的色泽、香味。另外，在炸制过程中，油脂中的挥发性成分不仅在加热时挥发出来产生脂香味，同时，部分油脂渗入到制品中，也使制品带有一定的脂香味，形成炸制品的独有风味。同时，由于炸时油温高，蛋白质变性凝固，少部分水解，可能出现蛋白质炸焦而使营养价值降低；脂肪在加热条件下会发生氧化聚合，从而使食用价值降低；碳水化合物可发生焦糖化反应和美拉德反应，并可能有少量水解；维生素 B_1、维生素 B_2几乎全部损失。油炸对无机盐影响不大。

（3）蒸　蒸是以蒸汽为传热介质的加热烹调方式。蒸时蒸汽温度与沸水温度相近，略高一点，因此蒸制对营养素的影响与煮相似，维生素C、维生素 B_1有少部分被破坏，但由于一般汤汁少且多要利用，无机盐损失少，维生素的损失较煮少。蒸制的菜点一般要先调味，在蒸的过程中使菜品入味。这类菜肴一般质地较柔软，并保持本来滋味，清淡鲜美，而且蒸还可使形态保持完美，对色泽一般也无影响，如蒸鱼、肉、鸡、鸭、包子等。

（4）炒　炒是一种最常用的烹调方法。炒是利用旺火、热油快速成菜的一种烹调方法，广泛用于动物性原料和植物性原料的烹制，尤其是富含维生素C的叶菜类。用旺火急炒方法可使维生素C的保存率达60%~80%。炒的过程中，蛋白质变性，淀粉糊化，脂肪变化不大，维生素有一定程度降解，主要是维生素C。另外，急火快炒，码芡和勾芡也可以保护维生素C。爆因先挂糊，并且火大，故较一般的炒好，其营养素损失较少。

（5）炖、烧、煨、焖　炖、烧、煨、焖多采用中火、小火或微火，在沸水或蒸汽中成菜，一般加热时间为十几分钟或几小时。原料的纤维组织和细胞在长时间的加热过程中被破坏，原料由硬变软，产生最佳的食用效果。采用这一类烹调方法烹制的菜肴多有适量的汤汁且汤鲜味美，这与长时间加热，原料中的蛋白质变性、水解，脂肪溢出和含氮化合物等可溶性成分浸出有很大关系。由此类烹调方法烹制的菜肴有利于被消化吸收。

（6）烤　烤的食物香味好。烤，分明火烤和烤炉烤。烤的过程中动物性原料的脂肪损失较多，碳水化合物可发生焦糖化反应和羰氨反应而生成有色物质，对B族维生素破坏严重。

（7）烩　烩制的菜肴原料一般都经过熟处理。由于烩菜为中小火，有少量汤汁，时间短，故营养素损失较少。但原料在熟处理过程中，有较多营养素损失，初步熟处理的汤汁应充分利用，如做三鲜猫耳面，煮鸡肉的汤汁要留作烩煮时使用。

要点提示

1. 在原料正式烹调前，营养素的损失主要有哪些方面
2. 不同的烹饪方法对营养素的影响有哪些

模块4 合理烹调与营养保护

随着经济的发展，我国居民生活水平越来越高，人们更加地注重膳食中的营养。到目前为止，我国的营养状况调查显示，还有很多的地区有营养缺乏症的情况，更普遍的是人们不能合理地对原料进行烹调，从而导致营养素的损失，所以如何在烹调中减少营养素的损失则显得尤为重要。

1. 合理清洗

原料在烹饪之前大多需要清洗，但清洗时如果方法不当就会使营养素流失。例如，淘米时不要用流水冲洗或烫洗，更不要用力搓洗，应尽量减少淘洗次数，一般不超过三次。但对轻度发霉的米则应增加淘洗次数，因为有些霉菌污染粮食后，在合适的条件下即可生长繁殖产生毒素，特别是有的毒素如黄曲霉毒素可引起肿瘤。在这种情况下应把去除霉菌素放在第一位，而把减少维生素的损失摆在第二位。

蔬菜在清洗时要注意先洗后切，而不要先切后洗。为了洗净附着在蔬菜表面的农药和寄生虫卵，可将蔬菜用自来水流水冲洗，同时仔细用手轻轻地搓。不要用洗衣粉洗蔬菜水果，因为洗衣粉的主要成分是烷基苯黄酸钠（ABS），动物实验证明ABS对肌体有多种损害，所以不能不考虑洗衣粉在蔬菜和水果上的残留会对人体产生的危害。

2. 科学切配

科学切配包括原料的合理切割和食物的科学搭配。蔬菜切好后要尽量快炒，减少胡萝卜素，特别是维生素C的氧化破坏。切时应使用锋利的菜刀，这样不仅能使食品切口整齐好看，同时还可以减少食品细胞的破坏，并保证食品的美味不受损失。有些食品，如能带皮食用的要连皮食用；可以整个食用的应尽量整个食用，如萝卜、胡萝卜、藕及薯类等可洗净后带皮食用。在食物搭配的方面要注意：

（1）在配膳时应注意含碱成分较多的原料和含酸成分较多的原料合理搭配使酸碱平衡。

（2）在配膳时应避免食物中所含的各种成分之间有不利的化学反应，以免影响矿物质的吸收，特别应注意的是各种物质间的沉淀反应。例如，在制作菠菜豆腐时，菠菜中的草酸能与豆腐中的钙生成草酸钙沉淀，妨碍人体对钙的吸收。当然，可以采取将菠菜焯水的方法，去除菠菜中的草酸，这样钙就可以较充分地被利用了。

（3）在配膳时可利用各种有利的化学反应，生成可溶性盐以促进人体对矿物质的吸收。例如，乳酸与钙配合能促进对钙的吸收，因此酸奶中的钙由于乳酸的存在而吸收利用率较高。又如植物中的铁可与肉中的半胱氨酸反应，有利于铁的吸收，所以将肉与含铁植物搭配后，可增进铁的吸收利用。

3. 焯水

由于菜肴的口感和色泽的要求，在烹调过程中，需对含有异味、辛辣味、苦涩味的原料进行焯水处理，这样可以增进菜肴的色泽而且还能缩短烹调的时间。在选用沸水对植物性原料进行焯水时，火一定要旺，水要沸，焯水时间要短，从而减少营养素的流失。

在进行焯水的过程中，虽然有一部分的营养素流失，但是也去除了一些影响矿物质在人体内吸收的物质。另外，原料焯水后，尽量不要挤去汁水，这样会使大量的水溶性维生素遭到破坏。如白菜切后煮2min捞出，挤去汁水，可使水溶性维生素损失77%。

在对动物性原料焯水时，应尽量选用沸水进行（腥膻味重的原料除外）。因为用沸水焯水能使原料表面的蛋白质凝固，从而减少营养素的损失。

4. 上浆、挂糊和勾芡

上浆就是指将动物性原料在加热前用淀粉糊、蛋液等辅料拌和，加热后使蛋清中的蛋白质受热直接胶凝，原料表面形成浆膜的一种烹调辅助手段；而挂糊则是将整个或改刀的动植物原料用淀粉等辅料裹抹，经加热后使原料表面形成一定强度的保护膜的一种烹调辅助手段。就营养而言，上浆、挂糊虽未为菜肴添加营养素，但都对菜肴中营养素的保护发挥了巨大的作用。

首先，因为原料利用糨糊膜间接受热使自身一些营养素免受高温加热的破坏；烹调原料的成分主要是由有机物组成，具有不耐高温的通性，若在高温中炸、烤，糖类会炭化，蛋白质会焦化，维生素会分解，不仅会失去营养素，还会产生某些有毒物质，上浆挂糊可使原料间接受热，相对降低受热温度。

其次，上浆挂糊可以防止脂溶性和水活性营养素的流失。家畜、家禽、水产等动物性原料与植物性原料不同，动物细胞的整体结构好似一个剥掉硬壳的软皮蛋，它的膜是由50%的脂类和40%的嵌入蛋白质组成的脂质双分子层，这个膜不但对水、脂溶性物质有优先的渗透性，而且也极易被脂类溶剂溶解，如果直接烹调，细胞质中的脂溶性营养素就会穿出体外与细脑膜上的脂类一起流失。例如，上浆挂糊后再烹调情况会大不一样。受热后的糨糊膜密封了原料，不仅阻止了细胞质中的脂溶性蛋白、维生素和其他营养素穿出体外流失，而且也能避免原料表面与水、油等介质直接接触，防止细胞膜被有机溶剂溶解。

菜肴在烹调时，由于加热，某些原料中水分会析出，同时流失一些水溶性的营养物质，在菜肴出锅前运用淀粉勾芡的方法可减少养分的流失。淀粉在勾芡的时候，由于受热迅速吸收汤水膨胀使汤汁变稠，然后糊化形成淀粉糊，从而包裹在原料的表面，防止营养成分的损失。

5. 适当加醋、适时加盐

醋是烹制菜肴的一种重要调料，它在烹调中的应用非常广泛。除用于调味外，还具有去腥、解腻、增香、杀菌、防腐、增进菜肴质感等作用，更重要的是它还能提高菜肴的营养价值。这是因为：

（1）醋本身含有一些氨基酸、碳水化合物、无机盐等营养素。

（2）烹调蔬菜时加点醋能减少维生素的损失，主要是水溶性维生素，特别是维生素C。因为维生素C是一种酸性物质，在醋酸的环境中比较稳定不易损失，所以在烹调维生素C含量高的菜肴时，通常可以加点醋以保护维生素C。

（3）醋可以促进蛋白质的变性和帮助脂肪的分解，有利于人体对蛋白质和脂肪的消化吸收。

（4）醋还能促进钙、磷的吸收。因为食物中的钙主要是以磷酸钙和碳酸钙的形式存在，只有在酸性（食醋）中让它溶解，水解出离子，才能被人体吸收利用。因此，在熬制骨头汤时加入少量醋，可使骨头加快变软，使骨头中的矿物质溶出分散在水中，利于消化吸收。

食盐溶于汤汁中能使汤汁具有较高的渗透压，使细胞内部水分大量渗出，原料发生皱缩、组织发紧，这样又使食盐不易渗入内部，不仅影响菜肴的外观，而且风味也欠佳。由于食盐能使蛋白质凝固脱水，对于一些富含蛋白质、肌纤维、质地较老的原料，不宜过早放盐。因为早放盐，可使原料表面的蛋白质凝固，内层蛋白质吸水难，不易煮烂，这样不但延长加热的时间，而且会影响人体的消化吸收。

6. 旺火急炒

蔬菜中的许多维生素遇热容易破坏，其中以维生素C最为明显。一般来说，蔬菜加热时间越长，维生素损失越多。因此在烹调中掌握好火候可减少营养素的破坏。据测定，新鲜蔬菜以旺火快炒，维生素C可保存60%~70%，维生素B_2和胡萝卜素可保留76%~94%。如果用温火、文火长时间慢炒、浸煮，维生素的损失要高得多。

烹调火候对肉类中维生素A和B族维生素也有类似影响，如猪肉急火快炒，维生素B1损失最少仅为13%；旺火蒸或炸次之损失约45%；温火清炖、煨汤，损失最多可达60%~65%。另外，炒菜时不要过早地放盐，否则菜不仅不容易熟，还会出现较多的菜汁，一些维生素和无机盐也会同时溶出，因此炒菜时为减少营养素的损失，应尽量做到：热锅、滚油、急火、快炒。

7. 酵母发酵

在发酵过程中，由于加碱破坏了面团中大量维生素，所以，要尽量使用优质鲜酵母进行发酵。但是微生物发酵面团使酵母菌大量繁殖，导致B族维生素的含量增加，同时可分解面团中所含的植酸盐络合物，有利于人体对矿物质的吸收。

玉米中烟酸的含量较大米高，主要为结合型，不能被吸收利用。如加碱处理，可有大量游离烟酸从结合型中释放出来被机体利用。

要点提示

1. 在清洗过程中，怎样减少营养素的流失
2. 怎样做到合理烹调

思考训练

1. 日常生活中，营养素损失的原因主要有哪些?
2. 在烹饪过程中，蛋白质的变化主要有哪些?具体表现有哪些?举例说明。
3. 脂类在烹饪中的变化以及对食品营养价值的影响有哪些? 举例说明。
4. 淀粉的老化在烹饪中主要表现在哪些方面? 举例说明。
5. 糖在烹饪中的变化主要有哪些? 请举例说明。
6. 不同的烹饪方法对原料的营养价值有何影响?
7. 烹饪过程中，怎样最大限度地提高食品的营养价值?

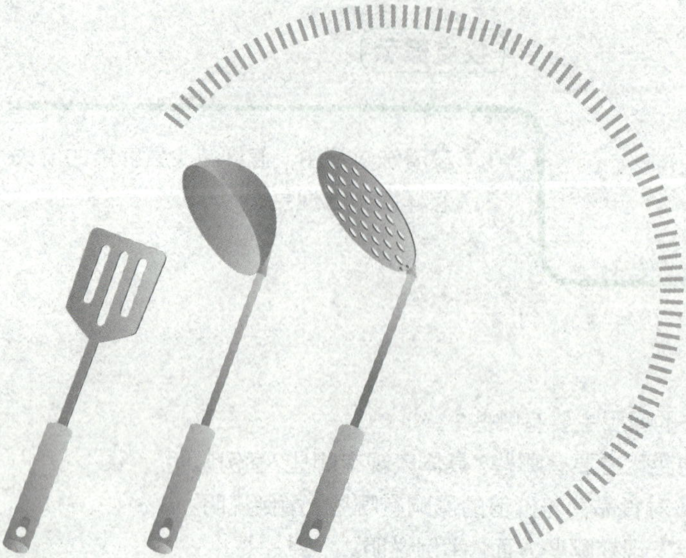

项目八

食疗保健的原则

主要内容　通过教学使学生了解食疗的概念以及食疗的基本原则，掌握日常生活中四季食疗保健养生的特点，熟悉食疗保健用料的原则和禁忌，项目结束后布置适量的课外作业。

学习目标

模块1　食疗保健的原则

模块2　保健膳食用料的原则和禁忌

能力培养

任务1　掌握食疗保健的原则

任务2　掌握四季食疗保健养生的特点

任务3　熟记食疗保健用料的禁忌和原则

知识拓展

展点1　不同人群的特点和四季食疗保健养生的结合

展点2　实际烹饪中，如何将食疗保健运用到实处

模块1 食疗保健的原则

一、食疗保健的基本原则

食疗是食物疗法的简称。食疗在我国有悠久的历史，早在远古时代，医食同源，药食同用。《本草纲目》中记载的食疗药物有400多种，每一种食物除营养价值外，具有和药物一样的化学成分和性味功能。《神农本草经》中记载了365种药，一半以上既是药物又是食物。一直以来，饮食疗法被历代医家所重视，同样也受到现代人的青睐。现在，世界上不少有识学者主张返璞归真，提出天然的疗法，中医食疗方兴未艾。

中医历来主张药食同源。我国最早的药学专著《神农本草经》中列为上品的大部分是日常食物，食品与药品之间没有绝对的界限，只是一般称为食品的性味偏于平和，比如，大米、小麦、红枣、山药、干姜、茴香、花椒、胡椒、黄花、木耳、杏仁、百合、核桃、莲子、蜂蜜、芝麻油、西瓜和大蒜等，都是我们常吃的食品，又都是常用的中药。

《黄帝内经》中说，“五谷为养，五果为助。”实际上，我们平常的膳食多数都有药的功效。比如大家都很熟悉的红糖姜汤可以解表散寒，治风寒感冒初起；薏米粥可以清热健脾，祛除面部黄褐斑；西瓜可以解暑消渴，被称为“天然白虎汤”；木耳可以解毒清热，清洗体内粉尘垃圾；还有茴香可以温胃散寒；百合可以宣肺止咳等。在不同的时令，针对不同的体质体态，吃不同的食品，可以起到防病、祛病的保健作用。

1. 扶正祛邪

扶正祛邪是指扶助正气，祛除邪气。人体健康和疾病都关系到正气与邪气两个方面。若正气充盛，能抵御邪气侵犯，则身体健康；若正气不足，不能抵御邪气侵犯，则导致疾病的发生。生病之后，正气与邪气之间不断对立、斗争，又决定着疾病的进退，扶助正气有助于祛邪；祛除邪气，能使邪去正安，有利于正气的恢复；正邪兼顾，能够调整正虚邪而引起的复杂情况。所以，扶正祛邪是指导食疗的一个重要原则。

（1）扶助正气 《素问·刺法论》中说：“正气存在，邪不可干。”《素问·评热病论》中又说：“邪之所凑，其气必虚。”在正常情况下，对于体质虚弱者，扶助正气能够增强体质，提高抗邪能力。对于体质壮实者，则可进一步提高健康水平。在疾病情况下，扶助正气还有助于肌体抗御和祛除病邪，促进肌体早日康复。故扶助正气对于食疗都具有重要意义。

扶助正气在食疗保健上主要是通过食补来实现的。根据人体气、血、阴、阳的构成不同，食补主要包括了补气、补血、补阴、补阳四个方面的内容，这是食补的四大元素。这四大元素非常的丰富。如补气包括补益元气、补益脾气、补益肺气等；补血包括补养精血、补养心血、补养肝血等；补阴包括滋补肾阴、滋补心阴等；补阳包括补肾壮阳、温补脾阳、补助心血等。

（2）祛除邪气　祛除邪气，能使邪去正安，疾病康复。因此，祛除邪气是食疗的又一重要内容。

在食疗上，祛邪的方法有很多，应根据邪气的性质和病变部位的不同，根据人体的健康状况的不同，采取相应的方法。如表邪宜用汗法，热邪宜用清法，寒邪宜用文法，食积宜用消法等。

（3）正邪兼顾　根据正虚为主、邪实为主、正虚邪实的情况不同，辨清邪正的消长盛衰，或先扶正后祛邪，或先祛邪后扶正。从而达到扶正祛邪的目的。

2. 调整阴阳

《黄帝内经》中说："阴阳者，天地之道也，万物之纲纪，变化之父母，生杀之本始，神明之府也，治病必求于本。"《素问·生气通天论》中说："阴平阳秘，精神乃治。"《素问·至真要大论》又说："谨察阴阳所在而调之，以平为期。"人体健康从根本上来说是阴阳保持相对平衡的结果，而阴阳的相对平衡遭到破坏又是导致疾病发生的主要原因。因此，调整阴阳也是食疗的基本原则。

在正常情况下，调整阴阳的目的在于保持或促进阴阳的平衡。在疾病发生后，调整阴阳的目的则在于恢复阴阳的相对平衡。调整阴阳的方法根据阴阳出现偏盛、偏衰的情况，分别采用泄其偏盛、补其偏衰的方法。

（1）泄其偏盛　泄其偏盛根据阳偏盛或阴偏盛的不同，又有清泄阳热和温散阴寒两种方法。如对于阳热偏盛所引起的热性体质或热性病症，宜用寒性的食物以清泄阳热；对于阴寒偏盛所引起的寒性体质或寒性病症，宜用热性食物以温散阴寒。前人将这种方法概括为"热者寒之，寒者热之"。

（2）补其偏衰　补其偏衰根据阴偏衰、阳偏衰和阴阳俱衰的不同，有滋补养阴、温补助阳和阴阳并补三种方法。如归于阴偏衰所引起的阴虚体质或阴虚病症，宜用滋补养阴的食物以补其阴衰不足；对于阳偏衰所引起的阳虚体质或阳虚病症，宜用温补助阳的食物以补其阳衰不足；对于阴阳俱衰所引起的阴阳俱虚体质或阴阳俱虚病症，则宜用补阴和补阳的食物以补其阴阳俱衰。此外，由于阴阳是互根互用的，阴偏衰或阳偏衰又可引起另一方的偏衰，故在补其偏衰时，还往往要注意到"阴中求阳"或"阳中求阴"，即补阴时适当配用补阳的食物，在补阳时适当配用补阴的食物。

还应指出的是，泄其偏盛或补其偏衰在许多情况下又是相互兼顾或配合使用的。这是因为人体的阴与阳之间是相互对立的。阴或阳一方的偏盛可导致另一方的偏衰，故在泄其偏盛时，应兼顾到另一方，配合补其不足。

3. 调整脏腑功能

人体是以脏腑为核心的有机整体。脏腑功能及其相互关系的协调是人体健康的基础。相反，脏腑功能的异常及相互关系的失调又是发生病理的基础。所以，调整脏腑功能对于食疗是一个重要的原则。

调整脏腑功能对于常人来说，在于增强脏腑功能及促进脏腑间相互关系的协调。在疾病情况下，调整脏腑功能则在于纠正脏腑功能的异常及相互关系的失调。它包括调整脏腑自身的功能和调整脏腑间的相互关系两个方面。

（1）调整脏腑自身的功能　调整脏腑自身的功能主要是根据脏腑各自的生理功能特点进行调整，以维持和增强脏腑各自正常的生理功能，或使异常的脏腑恢复正常的生理功能。如脾主运化和升清，宜用健运脾胃的食物和升发脾气的食物，以增强脾胃的生理功能；再如胃主通降，以降为和，若胃失通降，则可出现大便秘结等症，宜用通降胃气的食物以恢复其正常的生理功能。由于五脏之中，肾为先天之本，脾为后天之本，故调整脾肾的功能在调整脏腑功能中占重要地位。

（2）调整脏腑间的相互关系　调整脏腑间的相互关系也要根据各脏腑生理上相互联系、病理上相互影响的特点进行协调。如在生理上脾的健运有赖于肝主疏泄，在调理脾胃运化功能时，除宜用健运脾胃的食物之外，还宜配合疏肝理气的食物，以增强脾胃的运化功能。相反，在病理情况下，肝失疏泄，可致脾失健运，宜用疏肝理气的食物为主，使肝脾之间的病理影响恢复正常，只有这样，食疗才能收到较好的效果。

4. 调理气血

《素问·至真要大论》中说：“疏其血气，令其条达，而致和平。”气血是构成人体和维持人体生命活动的物质基础。但它在体内必须保持运行通畅才能发挥其生理效应。反之，气血运行失常，又构成疾病的病理基础，故食疗应注重调理气血。

调理气血是建立在扶正（补气、补血）的基础之上的。主要有行气、活血和止血。在正常情况下，行气和活血在于保持气血运行的通畅。在疾病情况下，除了应根据气血运行不畅，出现气滞和血瘀，分别采用行气和活血的食物外，气血运行失常还可表现为另外一种情况，即出血，则宜用止血的食物。

此外，气血的运行还受到食物寒、热性质的影响，具有寒凝热行的特点，故调畅气血宜用温热性食物，止血宜用寒凉性食物。

5. 因异制宜

由于季节气候、地理区域以及个体体质、性别、年龄等不同，对肌体生理和病理的影响，在食疗上还必须考虑上述不同情况，区别对待，采取适宜的食疗方法，才能进一步提高食疗的效果，并把这种观点概括为“因异制宜”。

因异制宜包括因时制宜、因地制宜和因人制宜三个方面的内容。

（1）因时制宜　《素问·宝命全形论》中说：“人以天地之气生，四时之法成。”人类生活在自然界，自然界四时气候的变化，对人体生理和病理可产生一定的影响。因时制宜就是指根据四时不同季节气候的特点，来制定适宜的食疗方法，以适应四季气候的变化。从饮食养身上来说，其主要内容包括春、夏、秋、冬四季养生。

（2）因地制宜　《素问·五常政大论》中说：“地有高下，气有温凉，高者气寒，下者气热。”不同地区，由于自然环境及生活习惯各异，对人体生理功能的影响也不尽相同，病理特点也有差异。因地制宜就是指根据不同地区的自然环境特点，制定适宜的食疗方法，以适应不同地区的自然环境特点。就我国区域来说，大体可划分为南、北两大区域。

（3）因人制宜　不同的年龄、不同的性别及不同特点的体质，其生理特点和病理特点也各有不同。因人制宜就是指根据不同年龄、不同性别及个体体质特点，制定适宜的食疗方法，以适应不同人养生保健的需要，提高食疗保健的效果。从饮食养生来看，主要有孕妇饮食养生、儿童饮食养生、老年人饮食养生等。

二、四季食疗保健和养生

食物如同燃料，为人体机能正常运转提供必不可少的能量。如果注入体内燃料数量和能量得不到保证，人的健康状况就会大打折扣。

人体内有着百万亿个细胞，每个细胞每天都需要持续不断的营养供给以达到最佳的工作状态。食物会影响到所有细胞的状态，进而影响到人体生命各个方面：包括情绪、精力、对食物的渴望、思考能力、性欲、睡眠习惯以及整体健康状况。良好均衡的饮食，是人体正常运转的基本保证。

我国医学在饮食保健方面有丰富的理论，如认为食药同源，食物也是药物，味性各有宜忌，合理运用不仅能治病，还可保健和养生等。

（一）春季食疗保健

1. 春季食疗保健的特点

《素问·四气调神大论》中说：“春三月，此谓发陈，天地俱生，万物以荣。夜卧早起，广步于庭，被发缓形，以使志生，生而勿杀，予而勿夺，赏而勿罚，此春气之应，养生之道也。逆之则伤肝，夏为寒，奉长者少。”春属木，其气温，通于肝，主发泄，风邪当令，为四季之首。这一时期，阳气初升，天气由寒转暖，万物萌发生机，人也将散发出来。人体的肠胃经过冬季的长期进补和正月的肥甘美食，积滞较重，且易酿生痰热。此外，由于风邪当令，人体易为风邪所伤。风为阳邪，具有生发、向上、向外的特点，易引动伏邪而发病。有旧病宿疾的人，特别是平素肝阳偏亢的人，此时易萌发目疾、眩晕、头痛等病。有肝炎病史者，也易感肝区胀痛。同时，时令性春季传染病也易流行。

春季六节气的饮食，是历代养生家都非常重视的事情。因为春季阳气生发、生机盎然，但也是各种病菌和微生物繁殖、复苏的季节，疾病极易流行，而人们由于擅用食疗方法，结合平衡、合理的饮食，可以有效地提高人体免疫力，预防疾病的发生。

中医认为，春天阳气生发季节，所以人应该顺应天时的变化，通过饮食调养以保持身体的健康，总的养身原则是：主食中选择高热量的食物、保证充足的优质蛋白质、保证充足的维生素。

（1）饮食甘多少酸　唐代著名医学家孙思邈在《千金方》中曾指出，春天饮食应该“省酸增甘，以养脾气”。意指春天要少吃酸味的食品，多吃甘味的食品，以补益人体的脾胃之气。

中医认为，春季与五脏中的肝脏相对应，很容易发生肝气过旺，对脾胃产生不良影响，妨碍食物正常消化吸收。甘味食物能滋补脾胃；而酸味入肝，其性收敛，多吃不利于春天阳气的生发和肝气的疏泄，还会使本来就偏旺的肝气更加旺盛，对脾胃造成更大伤害，这正是慢性胃炎、胃溃疡等疾病在春季容易复发的原因之一。

（2）食物以甘味为主　甘味和甜味不完全相同。中医所说的甘味食物，不仅指食物的口感有点甜，更重要的是要有补益脾胃的作用。在这些食物中，首推大枣和山药。现代医学研究表明，经常吃大枣或山药，可以提高人体免疫力。如果将大枣、山药、大米、小米一起煮粥，不仅可以预防胃炎、胃溃疡的复发，还可以减少患流感等传染病的几率，因此非常合适春天食用。除了大枣和山药之外，甘味的食物还有大米、小米、糯米、高粱、薏米、豇豆、扁豆、黄豆、紫甘蓝、菠菜、胡萝卜、芋头、红薯、土豆、南瓜、黑木耳、香菇等。每人可根据自己的口味选择，最好多吃一些。此外，要少吃黄瓜、冬瓜、绿豆芽等寒性食品，它们会阻碍体内阳气的生发；多吃大葱、生姜、大蒜、韭菜、洋葱等温性食物，能起到祛阴散寒的作用。

（3）以“养阳”为主　阳是指人体阳气，阳气与阴精是既统一又对立的双方。阳气，泛指人体之功能；阴精泛指人体的物质基础。中医认为，“阳气者，为外而为固”，是说阳气对人体起着保卫作用，可以使人体坚固，免受自然界六淫之气的侵袭。所以春季要进食一些温补人体阳气的食物，以充实人体的阳气，增强人体的抵抗能力。

春天又是各种慢性胃炎、胃溃疡、胆结石、肝炎等疾病最容易复发的季节。因此，患有上述疾病的人在饮食上应特别注意，平时多喝点山药粥、小米粥等，对山楂、乌梅等酸性食物应敬而远之。

2. 春季科学食疗与养生

（1）必须合理调配饮食结构　春季，人们必须合理调配饮食结构。营养构成以高热量为主，除谷类制品外，还应选用黄豆、芝麻、花生、核桃等食物，以便及时补充能量。

（2）摄取富含蛋白质的食物　气候变化会使人在春季感到疲乏，即所谓的“春困”。蛋白质中的酪氨酸是脑内产生警觉的化学物质主要成分，可多摄入低脂奶制品、鱼、鸡、瘦肉等高蛋白的食物。此外，蛋白质中的蛋氨酸具有增强人体耐寒能力的功能。

（3）摄取含钾量丰富的食物　钾能维持人体细胞的正常代谢，稳定细胞的内外渗透压，使体内酸碱平衡。缺钾的患者会出现全身无力、精力不支、恶心呕吐、不思饮食、腹胀、便秘、烦躁不安，甚至会出现心跳骤停。

钾能帮助维持细胞水分，增强机体活力，应适当多摄入海产品（如海带、紫菜、干贝等）和蔬果类（如苋菜、马铃薯、香蕉、豆类等）。

（4）摄取足够的维生素　春天是气候由寒转暖的季节，气温温差较大，细菌、病菌等微生物开始繁殖，容易侵犯人体而致病。因此，应多摄取富含维生素C的食物，如青椒、猕猴桃、枣、柑橘等。

此外，胡萝卜、苋菜等黄绿色蔬菜富含维生素A，具有保护和增强上呼吸道黏膜、呼吸器官上皮细胞的功能，可增强机体的抵抗能力；芝麻、青色卷心菜、菜花等富含维生素E，可提高人体的免疫能力，增强人体的抗病能力。

3. 食谱举例

（1）芹菜炒肉丝　芹菜250g、猪瘦肉100g，炒食。用于清补养肝。

（2）决明子粥　炒决明子10g，大米60g，冰糖少量，煮食。用于清肝、明目、通便。

（3）枸杞头炒鸡蛋　枸杞头50g，鸡蛋，炒食。用于清肝明目，养肝、补血。

4. 饮食宜忌

（1）宜清淡饮食，以顾护肠胃。

（2）不宜肥甘厚味，以免阻滞肠胃，酿生痰热。

（3）不宜温热类食物及辛辣类调味品，以免助热动火，触发肝阳上亢。

（二）夏季食疗保健

1. 夏季食疗保健的特点

《素问·四气调神大论》中说："夏三月，此谓蕃秀，天地气交，乃物华实。夜卧早起，无厌于日，使志无怒，使华英成秀，使气得泄，若所爱在外，此夏气之热，养生之道也。逆之则伤心，秋为痎疟，奉收者少，冬至重病。"夏属火，其气热，通于心，主长养，暑邪当令。这一时期，天气炎热，暑气迫人，人体阳热偏盛，腠理开泄，汗出过多，易耗气伤津。暑为阳邪，其性炎热，升散开泄，耗气伤津，体弱者易为暑邪所伤而致中暑。人体脾胃功能此时也趋于减弱，食欲普遍降低。若饮食不节，贪凉饮冷，又易致脾阳损伤，出现腹痛、腹泻等脾胃病症；或饮食不洁，易致泄泻、痢疾等肠道疾病和食物中毒。又长夏属土，其气湿，通于脾，湿邪当令。此时每见阴雨连绵，湿邪充斥，人体易为湿邪所伤，或暑邪夹湿，易患暑湿病症。

《饮膳正要》中说："夏气热，宜食菽以寒之，不可一于热也。禁温饮饱食，湿地濡衣。"根据夏季暑热偏盛、汗多耗气伤津、脾胃功能减弱、易患肠胃疾病以及长夏暑湿当令、易患暑湿病症的特点，夏季饮食养生宜清热解暑，益气生津，长夏宜清暑利湿。

2. 夏季科学食疗与养生

（1）根据五味选择夏季饮食　五味是指酸、苦、甘、辛、咸五种味道，分别与肝（春天）、心（夏天）、脾（长夏）、肺（秋天）、肾（冬天）相配。

中医学认为苦味的食品能泄热，能燥湿，能止泻。由于平时人们偏于多吃肥甘可口的食品而不喜欢苦味，往往导致人体阳有余，阴不足。尤其是如今生活水平提高，许多人营养过剩，造成内热蕴积，所以，一年四季均应适当增加进食苦味食品，夏季尤应如此。苦味食品所含生物碱类物质，具有消炎退热、促进血液循环、舒张血管等药理作用。按中药理论，一般苦味的食品，如苦瓜、苦菜、马兰、茶等，既可清心除烦、醒脑提神、消炎祛暑，还能增进食欲，健脾燥湿，特别是夏至后易阴生，即长夏之际，湿气较重时，更应注意摄入一些苦味的食品。当然，也不能毫无节制地滥服苦味食品，否则会损伤脾胃阳气。中医学根据五行五味与五脏的关系提出的夏季饮食调养原则，提到夏季要增加辛味食品的摄入，值得引起注意。因为辛入肺，辛味的食品可以补养肺气，但辛味的食品偏于热性，顾忌夏天的炎热，许多人不敢摄入，但实际上，夏天适当吃一些辛温的食品反而会有利于散热。

另外酸味食物能收、能涩。夏季汗多，适当食酸能敛汗，以防汗多耗气伤阴；在肠胃功能低下、易患腹泻的夏季，适当食酸还能止泻。另一方面，酸甘生津，即又酸又甜的食品，如番茄、杨梅、梅子、山楂等，具有生津止渴、健胃消食之功。《三国演义》中“望梅止渴”的故事，就体现了又甜又酸的梅子的止渴作用。

《遵生八笺》在谈到夏季的饮食时说：“季夏之月……增咸减甘，以资肾脏。”原意是说，夏季的第三个月，应增加咸味食品，减少甘味食品。咸味属肾，有利于滋补肾脏。此外，夏季出汗多，钠盐的丢失较快，故可适当吃一些咸味的食品。烹饪菜肴时味道可调得稍咸一些，及时补充钠盐，而且还可促进食欲。中医学认为，甘甜的食品如各种糖、蜂蜜、蜜饯、甜饮料等，会助湿生痰，不仅易使人发胖，还会妨碍脾胃的消化，减少食欲，故懂得养生的人都强调节制甜食。其实，一年四季都应少吃甜食，而夏季气候潮湿，脾胃功能低下，更应减少甜食的摄入。

除了上面提到的五味外，还有一种味道是很弱的淡味。中医学认为淡味食品有利水渗湿的作用，如冬瓜、空心菜、薏米等。夏季湿气重，再加上饮水多，易致水湿困脾，宜多吃淡渗利水的食物。

（2）夏宜清淡素食，少吃油腻　我国古代医家和养生家都主张素食，唐代孙思邈提倡食物宜“轻清甜淡”，“勿进肥浓羹霍，酥油酪饮”等。元代朱丹溪所著《茹淡论》更进一步指出“谷菽菜果，自然冲和之味”。夏季天气炎热而潮湿，脾胃消化功能减弱，尤其宜选择清淡、易消化的食物。蔬菜水果、米面豆类等绝大多数植物性食品都属清淡，清淡的素食多能清暑解渴，同时还可健脾祛湿，有利于夏季食物的消化吸收。因为植物中含有膳食纤维，包括纤维素、半纤维素、果胶、木质素、藻胶等，而在动物性食物中却无此成分。膳食纤维本身在人体内不被消化吸收，但却能帮助其他营养成分消化吸收。膳食纤维停留在消化道，能适度地刺激肠道，使其蠕动加强，从而促进消化功能。

膳食纤维还可在肠道中保持和吸收水分，促进大便的排出，减少粪便的毒素吸收。由于工业“三废”和农药化肥的施放，建筑装饰材料中有害物质给空气、土壤、水及粮食果蔬等造成的污染，食物营养、保健药品和治疗用药过多、过量，都使人体内有害物质逐渐增多，因此人体比以往更需要及时地“排毒”。大肠排便是人体重要的排泄途径之一，粪便中不光是未被消化吸收的食物渣滓，还包括各种代谢废物和毒素。代谢废物和毒物在肠内停留过久，被吸收进入血管后，会危害健康，甚至有些本来无害的物质也会腐败发酵成为毒物，大肠中有一种能够分解胆汁酸的细菌，能够分解胆汁酸而产生致癌物质。清淡的素食使肠管内容物及时排泄，肠中能够分解胆汁酸的细菌减少，因此使患癌症的危险性减少。此外，膳食纤维还能降低血糖、血脂，防止肥胖。这说明传统中医一贯强调的“若要衍生，肠胃要清”的养生格言是有科学道理的。

与清淡素食相反的是油腻厚味的食品，包括大鱼大肉以及煎炸的食品。这类食品不仅难以消化，容易腐败变质，而且会助湿生热。夏季心火亢盛，脾胃虚弱，消化功能低下，尤其应少食肥甘油腻，否则会有损于心脾功能，使心火更旺，脾湿更重。肥甘厚味的食物易生痰浊，而阻塞经络血脉，使血脉不通，气血运行受阻，很易罹患心脑血管疾病。而清淡的素食能使血浆中胆固醇含量降低，高密度脂蛋白含量升高，血压降低，血小板凝聚能力减弱，血液黏性下降，流动性加强，从而减少心血管疾病的发生。植物性脂肪的主要成分是不饱和脂肪酸，不仅不会伤害血管，而且还容易和各种物质结合，如在体内与胆固醇作用，可将胆固醇分解。动物食品所含的胆固醇为饱和脂肪酸，滞留于体内会加速血管的硬化，进而产生心、脑血管病变。

米、面、杂粮、蔬菜等，吸收到人体后血液酸碱度多呈碱性，称之为碱性食品，而动物性食物除牛奶外，肉、鱼、禽、蛋等，吸收到人体后血液酸碱度多呈酸性，称之为酸性食品。我们人体正常的血液呈弱碱性，荤食吃得过多，会使血液酸化，给健康带来很多的损害。比如说，夏季许多人的皮肤会变得粗糙，或生痤疮，或雀斑、黄褐斑增多等，这除了与阳光的照射有关外，还与血液的酸化有关，血液中较高含量的尿素、乳酸等酸性物质会通过汗液排出，积聚于皮肤，对皮肤产生伤害。

夏季的体臭与腋臭给人们带来很多烦恼，清淡的素食也是解决这一问题的最好办法。因为偏重于肉食，血液中的酸性物质从汗腺尤其是腋下的汗腺里分泌出来，易产生所谓的体臭或腋臭，而清淡的素食能保持血液的弱碱性，使体臭、腋臭减轻，甚至消除，一般长期素食的人没有难闻的体臭。可见，夏季饮食清淡的好处是多方面的。

① 勿令太饱：自古以来，中医就十分强调节制饮食在养生保健中的作用，明代敖英在《东谷赘言》中指出：“多食之人有五患，一者大便多，二者小便多，三者扰睡眠，四者身重不堪修养，五者食不消化。”故每餐不要吃得太饱，有七八成饱就可以。现代医学研究也发现少食、减食可使人长寿，甚至短时间的断食能有利于健康。谚语说：少吃一口，活到九十九。经常饱食会加重胃肠负担，使消化液出现供应不足的现象，从而引起消化不良、胃部饱胀不适，久而久之，将导致胃肠慢性疾病，影响人体食物营养成分的吸收。夏季脾胃虚弱，消化功能低下，更应注意节食，切忌暴饮暴食，尤其晚餐不宜过饱。为了保证足够的热量和营养，在用餐次数上可多一些。否则易使胃肠受损，所

谓“饮食自倍，肠胃乃伤”。此外，吃饭过饱还会使血液过多集中在胃肠，其他重要器官则供血不足，大脑供血不足，会使人容易出现疲倦乏力，无精打采，这就是为什么酒足饭饱后人会觉得困倦欲睡。如果心脏供血不足，会诱发心绞痛等。长期饱食，还会引起肥胖，诱发糖尿病、胰腺炎、胆石症、胆囊炎等疾病。

② 适量进食温热饮食的好处：元代著名养生家丘处机主张夏季应“饮食温暖，不令大饱，时时进之”。也就是说，夏季的饮食要稍温热一点，不要太寒凉。这里有两层意思：一是指饮食的温度不要太冷，以微温为好，也不宜太热，否则会出汗太多；二是指应适当进食温热性质的食品，如辣椒、大蒜、生姜等，可增进食欲，祛除湿气，有微微发汗的作用，利于散热。特别是夏至后，夜半一阴生以及长夏湿重之时，更宜服一些温热的食物。性温的食品还能助长阳气，所谓辛温养阳，符合春夏养阳的原则。

夏季的中药调养，主要应从以下几方面入手：

① 清心解毒消暑：夏季心火偏旺，暑热为夏季的主邪，故夏季常用一些药物来清心消暑解毒，如菊花、薄荷、金银花、连翘、荷叶等。根据“夏长”“、阳旺”特点，中医学认为夏季用药应偏于浮散，而不宜沉降，即所谓的“夏宜用浮”。在寒性清热药中应选用辛凉发散或甘寒之品，以利于暑邪的外散，而一般少用过于苦寒沉降的中药。

② 补气养阴生津：暑邪有容易伤津耗气的特点，故益气生津之品也为夏季所常用。无病及体质尚可者，可选用一些药性缓和偏凉的补益药，如沙参、玉竹、黄精、山药等；身体较虚弱者，可根据情况选择西洋参、党参、黄芪等作用较强而性质又相对于平和的补药。中医有“冬补三九，夏养三伏”的说法，特别应重视在三伏天的进补，天气越热，越要注意保护正气，避免其过于消耗。不过，夏季不宜选用过于温热、滋腻的补品。

③ 祛暑健脾利湿：因夏季气候潮湿，脾胃功能低下，应经常服用祛湿之品。但祛湿的药物大多性温燥，会助长暑热，故过于辛香燥烈的药物，如半夏、陈皮、厚朴、苍术等应慎用。而应选择相对温和或性偏凉的化湿渗湿药，如白术、莲子、茯苓、苡仁、藿香、白豆蔻等，既健脾胃，又祛暑湿。

④ 兼顾养肺和补肾：夏季心火旺而肺金、肾水虚衰，故还要注意养肺和补肾。如服用枸杞子、地黄、五味子、麦冬等，其中包括收敛肺气的酸味药，以防出汗太过，耗伤津气，甚至也不排除使用附子、肉桂之类的温热性补肾药，以防寒凉太过。

3. 食谱举例

（1）芹菜豆腐：芹菜150g，豆腐1块，食盐、味精、芝麻油少许，凉拌即可。用于平肝清热，利湿解毒。

（2）绿豆汤：绿豆，煮浓汤。用于清热解暑，泻火解毒。

（3）金银花茶：金银花、白糖，沸水冲泡带茶饮。用于清热解暑。

4. 饮食宜忌

（1）宜酸甘食物，以开胃生津。

（2）宜清淡易消化饮食，以顾护脾胃。

（3）宜新鲜洁净食物，以免损伤脾胃。

（4）宜多饮清凉饮料，如西瓜汁、金银花晶、菊花晶、绿茶、淡盐水等，以清热解暑，生津止渴。

（5）不宜过食生冷及冰镇饮料，以免损伤脾胃。

（6）不宜肥甘厚味，以免损伤脾胃。

（7）不宜热性食物，以免助热动火。

（8）不宜辛散开泄太过，以免耗气伤津。

（三）秋季食疗保健

1. 秋季食疗保健的特点

《素问·四气调神大论》中说:“秋三月，此谓容平，天气以急，地气以明。早卧早起，与鸡俱兴，使之安宁，以缓秋刑，收敛神气，使秋气平，无外其志，使肺气清，此秋气之应，养收之道也。逆之则伤肺，冬为飧泄，奉藏者少。”秋属金，其气燥，加之夏季余热未清，津液未复，人体偏于津亏体燥。燥邪当令，最易伤肺，人体又易为燥邪所伤而致津伤肺燥。有肺痨病史者，也易在此时因燥邪伤肺而引发，或加重病情。

《饮膳正要》中说“秋气燥，宜食麻以润其燥，禁寒饮食，寒衣服。”根据秋季津亏体燥、易致津伤肺燥的特点，秋季饮食养生宜生津润燥，滋阴润肺。

（1）秋季养阴　秋季是阳消阴长的时节，夏季六节气的炎热刚过，人体阳气逐渐内敛，阴精之气不断转盛。所以人与秋气相和，保持体内阴精，一方面适应自然界阴气渐生而旺的规律，人们应顺应自然界敛藏之势，收藏阴气，收精气内聚，以滋养五脏、抗病延年；另一方面也是为冬季的潜藏阴精做好准备，并进一步为来年阳气的生发打下基础，从而维护人体的阴阳平衡。所以在秋季不要损伤阴精之气，正所谓“秋冬养阴”。秋季还应防止劳伤太过，以免阴气外泄，因为过度剧烈运动能使人出汗过多，致使精气耗散。

（2）秋季防燥宜养肺　秋季气暑已过，燥气当令。我国医学认为，燥为秋季六节气的主气，称为“秋燥”，其气清肃，其性干燥。因此，燥邪伤人，容易耗人津液，所谓“燥胜则干”津液既耗，必现一派“燥象”，常见口干、唇干、鼻干、咽干、舌干少津，大便干结，皮肤干甚至皲裂等症状。

秋季在人体应肺。肺主气司呼吸，以鼻窍与大气相连，以皮肤干空与外界相通。由于肺脏娇嫩，“喜润恶燥”，容易受到外来邪气的侵袭，尤其是秋令时节之燥邪。“燥易伤肺”，容易发生咳嗽或干咳无痰、舌口干燥等症。肺津伤则见口干、舌燥、咽痛、目涩、鼻衄、干咳少痰、皮肤粗糙、大便干结等症状。所以秋令时节应注意滋养肺脏，防止秋燥伤肺，使肺气得清，呼吸平和，所谓秋季的“养收之道”。

2. 科学食疗与养生

（1）秋季时节应“滋阴润肺”　根据中医观点，秋气燥，肺应秋，燥气易伤肺，导致肺阴亏损不足。秋季除多喝开水、淡茶、菜汤和果汁饮料及豆浆、牛奶和其他的豆制品、新鲜蔬菜瓜果外，还可选择多进食一些具有润肺生津、养阴清燥作用的食物，正如《饮膳正要》中说“秋气燥，宜食麻以润其燥”。也可根据辨证，选择补阴润燥的药物，如北沙参、女贞子、黄精、当归、熟地、枸杞子、桑葚、百合、玉竹等及“仁”类的食物，如核桃、芝麻、花生、杏仁等进行调理或调制一些药膳。如《耀仙神隐》中就主张入秋宜食生地粥，以滋阴润燥。其他如大米百合粥、核桃粥、芝麻粥等。既补充营养，又能达到养阴润燥、润肠通便的目的。

（2）应多吃新鲜蔬菜和水果　蔬菜、水果性属寒凉，有生津润燥、清热通便之功能。所含大量水分，可补人体津液，内含丰富的维生素C、维生素B_1及无机盐、纤维素，可改善和调节秋季燥气对人体的不良影响，还可多吃些蜂蜜、百合等清补之品，以顺应肺脏的清肃之性。

3. 食谱举例

（1）冰糖银耳露　冰糖、银耳，隔水炖。用于滋阴润肺，防治肺痨。

（2）清汤银肺　猪肺、高汤，炖制。用于滋阴润肺。

（3）天生复脉汤　甘蔗榨浆饮。用于清燥润肺。

（四）冬季食疗保健

1. 冬季食疗保健的特点

《素问·四气调神大论》中说：“冬三月，此谓闭藏，水冰地坼。无扰乎阳，早卧晚起，必待日光，使志若伏若匿，若有私意，若已有得，去寒就温，无泄皮肤，使气亟夺，此冬气之应，养藏之道也。逆之则伤肾，春为痿厥，奉生者少。”冬属水，其气寒，通于肾，主收藏，寒邪当令。这一时期，北风凛冽，大地冰封，万物收藏，人体阳气偏虚，阴寒偏盛，腠理密闭，阴精内藏。寒为阴邪，易伤阳气，其性收引，凝滞主痛。有寒湿痹证、胃脘痛，特别是咳嗽、哮喘等呼吸道疾病易被寒邪引发或加重病情。

《饮膳正要》中说:“冬气寒，宜食黍以热性治气寒。”根据冬季属肾，主藏精的特点，为四季进步的最佳季节。有虚劳等慢性衰弱病症者，冬季也是一年四季中最有利于通过进补治愈衰弱病症的季节。又由于冬季阳气偏虚、阴寒偏盛以及脾胃运化功能较为强健，故冬季饮食养生宜温补助阳，补肾益精。

气候的变化对人体的生理机能均会产生一定的影响，不同季节滋补应因地制宜。冬季天气寒冷，阴盛阳衰，易患阳虚之症，无论是保健益寿，还是补虚祛病，都应注意以温补阳气为主，慎用或少用滋阴药物。敛阴护阳是冬季养生的一个特点，体质增强了，阴阳平衡了，自然可以延年益寿。

2. 冬季科学食疗与养生

（1）多补充热源性食物　膳食中应多补充产热营养素，如碳水化合物、脂肪、蛋白质，以提高机体对低温的耐受力。尤其应考虑补充富含蛋白质的食物，如瘦肉、鸡鸭肉、鸡蛋、鱼、牛奶、豆类及其制品等。

（2）多补充含蛋氨酸的食物　蛋氨酸通过转移作用可提供一系列耐寒适应所必须的甲基。寒冷气候使得人体尿液中肌酸的排出量增多，脂肪代谢加快，而合成肌酸及脂酸、磷脂在线粒体内氧化释放出热量都需要甲基。因此，在冬季应多摄取含蛋氨酸较多的食物，如芝麻、葵花籽、乳制品、叶类蔬菜等。

（3）适量补充无机盐　医学研究表明，人怕冷与饮食中无机盐缺少有很大关系。专家建议冬季应多摄取含根茎的蔬菜，如胡萝卜、山芋、藕及青菜、大白菜等，因为蔬菜的根茎里所含无机盐较多。钙在人体内含量的多少直接影响人体的心肌、血管及肌肉的伸缩性和兴奋性，补充钙可提高肌体御寒性。含钙较多的食物有虾皮、牡蛎、花生、蛤蜊、牛奶。

（4）多吃些富含维生素B_2、维生素A、维生素C的食物　寒冷气候使人体氧化功能加强，机体维生素代谢也发生了明显变化，饮食中要及时补充维生素B_2，以防口角炎、唇炎、舌炎等疾病的发生。维生素B_2主要存在于动物肝脏、鸡蛋、豆类等食物中。维生素A能增强人体的耐寒力，应多吃些富含维生素A的肝脏、胡萝卜、南瓜、白薯等食物。维生素C可提高人体对寒冷的适应能力，对血管具有良好的保护作用，应注意摄取新鲜蔬菜和水果。

3. 食谱举例

（1）羊肉海参汤　羊肉、海参，炖食。用于温补阳气，补肾益精。

（2）虫草炖鸭　冬虫夏草、鸭肉，炖食。用于补肾助阳，防治咳喘。

（3）胡桃粥　胡桃仁、粳米，煮粥。用于温补肾阳，温肺平喘，防治冬季老年人咳喘。

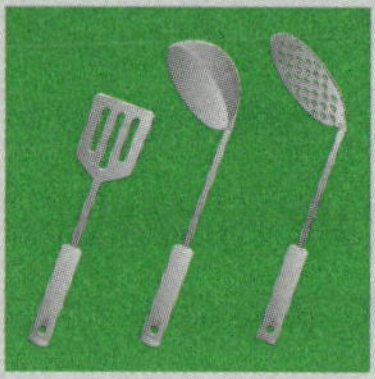

要点提示

1. 食疗保健的基本原则
2. 四季养生的特点

模块2 保健膳食用料的原则和禁忌

保健膳食在烹调时不但要掌握烹调的方法，还要掌握膳食用料的性能以及食物的配伍、组方、禁忌等。

1. 食物的配伍关系

各种食物都有各自的性能，它们在配合食用时，会产生各种变化。前人在总结配伍关系时提出了“七情”学说。在“七情”中，除“单行”是指用单味食物烹制以外，其余六个方面都是谈配伍关系的，它是我们组方配膳的基础。食物经过配伍后，可以满足食疗养生的多种要求，可以适应复杂的病情，扩大食疗范围，提高食疗效果，还可消除或减轻某些食物的副作用。

食物与食物之间的配伍关系主要有相须、相使、相畏、相恶、相反等。

2. 食谱的配方原则

配方是指在食疗保健理论的指导下，将两种以上的食物按照一定的配方原则加以组合，并确定一定的分量比例。各种养生保健食谱或食疗食谱就是在此基础上经过烹调制作而成的。

各种养生或食疗不是简单的几种食物的相加，而是按照一定的原则进行组合的。它与传统医学中方剂学的配方原则相一致，并与烹饪学有一定的联系，是通过配菜来体现的。有关食谱的配方原则，前人多以“君、臣、佐、使”来概括，这是根据《素问·至真要大论》中说：“主病之谓君，佐君之谓臣，应臣之谓使”的理论而提出的。它可与配菜中的主料、辅料和作料相联系，概括为主料、辅助料和佐助料。

（1）主料（君） 根据养生或食疗的需要而起主要作用的食物。可由一种或两种以上的食物所组成。由两种以上食物组成的主料大都选用相须或相使的配伍方法组成。

（2）辅助料（臣） 是辅助主料以加强养生或食疗的效用，或兼顾到养生的其他方面，或治疗兼证的食物。主料或辅料的配伍关系也多选用相须或相使的配伍方法来组成。

（3）佐助料（佐、使） 是消除主料的副作用或毒性，或调味增色，或引导主、辅料归入机体某脏腑经络的食物。其中用于消除主料的毒副作用的佐助料多选用相畏的配伍方法组成。此外，部分佐助料还可以起到养生或食疗以及食品防腐的作用。

各种食谱的配方如何，是衡量养生食谱或食疗食谱质量的一个重要标准。它除应符合以上原则外，同时还应适当兼顾到膳食的色、香、味、形，做到养生或食疗与色、香、味、形的统一。

3. 食物禁忌

由于不同的食物具有不同的性能和适用范围以及不同的人和不同的疾病对食养和食疗的要求不同。因此，大多数食物在具体使用时，既有其适宜于养生和食疗的一面，同时又有其不适宜的一面，有其一定的禁忌，这就是食物的禁忌。概言之，食物禁忌的主要内容有配伍禁忌、发物禁忌、妊娠禁忌、药食禁忌、疾病禁忌等。此外，还有忌生冷，忌暴饮暴食等养生禁忌的内容。

（1）配伍禁忌　配伍禁忌是指两种食物在配伍使用时，可降低食物的养生或食疗效果，甚或对人体产生有害的影响，也即俗称的“食物相克”。食物的配伍禁忌主要有相恶或相反两种情况，它是前人在漫长的饮食保健实践中观察和总结出来的，对指导膳食配方具有重要意义。

有关食物配伍禁忌的内容在历代有关文献中有较多的论述。如：猪肉反乌梅、桔梗（《本草纲目》），狗肉恶葱（《本草备要》），羊肉忌南瓜（《随息居饮食谱》），鳖肉忌苋菜、鸡蛋（《本草备要》），螃蟹忌柿、荆芥（《本草纲目》），茯苓忌醋（《药性论》），葱忌蜂蜜（《千金方·食治》），人参恶黑豆（《药对》）、忌山楂（《得配本草》）、萝卜、茶叶等。以上配伍禁忌在膳食配方时应避免或禁止同用。

近代研究也证实食物之间存在着配伍上的禁忌。如胡萝卜、黄瓜等食物含有分解维生素C的酶，不宜与白萝卜、旱芹等富含维生素C的食物配伍同用；牛奶等含钙丰富的食物不宜与菠菜等含草酸较多的食物配伍同用。但由于历史的原因，历代文献中某些食物配伍禁忌的内容还带有偶然性或片面性，尚需进一步的实践和研究。

（2）发物禁忌　所谓发物是指特别容易诱发某些疾病（尤其是旧病宿疾）或加重已发疾病的食物。发物禁忌在饮食养生和饮食治疗中都具有重要意义。在通常情况下，发物也是食物，适量食用对大多数人不会产生副作用或引起不适，只是对具有特殊体质以及与其相关的某些疾病才会诱使发病。

发物的范围很广，在我们的日常生活中，属于发物类的食物按其来源可分为以下几类。

① 海产类：主要有带鱼、黄鱼、鲫鱼、鲳鱼、蚌肉、虾、螃蟹等水产品。这类食品大多咸寒而腥，对于体质过敏者易诱导过敏性疾病发作，如哮喘、荨麻疹等。同时，也易催发疮疡肿毒等皮肤疾病。

② 食用菌类：主要有蘑菇、香菇等。这类食物多为高蛋白质，过食易致动风升阳，触发肝阳头痛、肝风眩晕等宿症。此外，有皮肤宿疾者，食之也多易复发。

③ 蔬菜类：主要有竹笋、芥菜、南瓜、菠菜等。这类食物易诱发皮肤疮疡肿毒。

④ 禽畜类：主要有公鸡、鸡头、猪头肉、鹅肉、鸡翅、鸡爪等。这类食物主动而性升浮，食之易动风升阳，触发肝阳头痛、肝风眩晕等宿疾。此外，还易诱发或加重皮肤疮疡肿毒。

⑤ 果品类：主要有桃子、杏等。前人曾指出，桃多食生热，发痈、疮、疽、痢、虫疳诸患；杏多食生痈疖、伤筋骨。

此外，属于发物类的还有獐肉、腐乳、酒酿及葱、椒、韭等。现代临床研究还证实，忌食发物在外科手术后减少创口感染和促进创口愈合上也具有重要意义。

发物能诱发或加重某些疾病，但另一方面，由于发物具有的催发或诱发作用，食疗上还用于治疗某些疾病。如麻疹初期，疹透不畅，食用蘑菇、竹笋等发物，可起到助其诱发，缩短病程的作用。又如多食海腥发物以催发牛痘等，都是利用了发物具有的诱发作用。

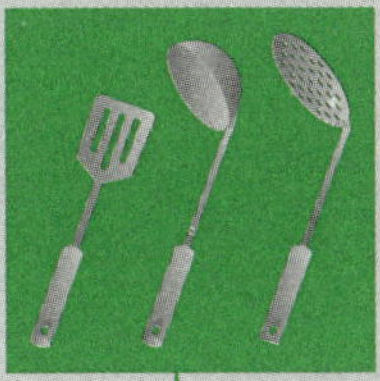

思考训练

1. 食疗的概念以及基本原则是什么？
2. 配伍禁忌的概念是什么？请举例说明。
3. 什么叫发物禁忌？请举例说明。

要点提示

1. 食物的配伍原则
2. 食物的禁忌

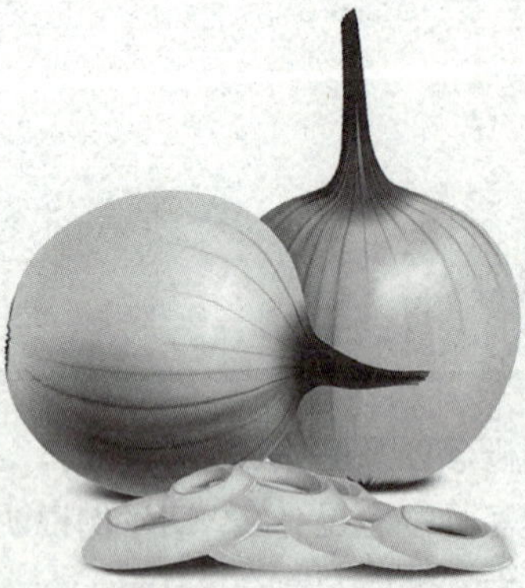

项目九

不同人群的食疗保健

主要内容

随着社会的不断发展和进步，食疗保健越发被人们所看重，对其进行系统地研究不仅具有积极的理论意义，而且对于指导餐饮企业及其他饮食服务机构进行食疗保健管理也具有参考价值。

通过本项目的教学，使学生了解孕妇、乳母、婴幼儿、老年人等不同人群的食疗方法和保健膳食的制作，糖尿病、肿瘤等慢性疾病及春、夏、秋、冬四季的食疗方法和保健膳食制作方法。

学习目标

模块1 各类人群的食疗保健方法与膳食的制作
模块2 常见疾病的食疗保健方法与膳食的制作
模块3 经典食疗保健膳食的制作

能力培养

任务1 熟悉各类人群的生理特点
任务2 掌握各类人群的食疗方法
任务3 掌握各类人群保健膳食的制作方法
任务4 了解常见慢性疾病的病因
任务5 掌握常见慢性疾病患者的食疗方法
任务6 掌握常见慢性疾病患者保健膳食的制作方法
任务7 熟悉四季饮食调养的方法
任务8 掌握四季保健膳食的制作方法

知识拓展

展点1 熟悉各类人群的营养需求
展点2 掌握适合常见慢性疾病患者食用的食物品种
展点3 了解适合四季食用的食物品种

模块1 各类人群的食疗保健方法与膳食的制作

【案例】

据报道称，2008年2月13日10时许，一个重达5200g的巨婴在黑龙江省哈尔滨市妇幼保健医院出生。据了解，这个大宝宝的妈妈身高158cm，体重达85kg，尤其是妊娠期间体重增长迅速，比孕前增长了25 kg。入院后检查发现，胎儿大小与骨盆明显不相称，不得不进行手术分娩。由于肥胖，孩子出生仅5h，下肢内侧皮肤便出现了自体摩擦损伤。此外，新生儿的日常护理、喂养、发育也将面临诸多问题。

另据天津某媒体报道，2008年1月4日，在天津医大总医院产科病房，有一个重达4950g的胖小子呱呱坠地。该产妇因患妊娠期糖尿病和高血压，胎儿巨大且胎位不正，只能通过剖宫产完成分娩，宝宝出生后还出现呼吸窘迫综合征，幸亏抢救及时才脱离危险。

国际公认的新生儿标准体重为3000~3250g。而据统计，近5年来出生的新生婴儿平均体重已从10年前的3147g上升至3740g，而新生婴儿体重在4000~4500g的竟占到了两成以上，这些都属于超重的婴儿。

案例分析:

产生巨大儿的原因主要是孕妇孕期营养过剩造成的。现在大多数准妈妈和家属都抱有一种为生个“大胖小子”而在怀孕期多吃多补的心理。虽然对于准妈妈来说孕期营养非常重要，孕妇缺乏营养也确实会影响到胎儿的发育。但不是营养越多就对胎儿越有利，过度补充营养同样不利于孕妇和胎儿的健康。

如今国内半数城镇孕妇出现营养过剩的情况，普遍原因是营养元素搭配不合理。医生指出，孕妇膳食品种要多样化，尽可能食用天然的食品，少食高盐、高糖及刺激性食物，特别是一些高糖水果也不要多吃，最好不要增加饭量，可以多吃些辅食。

随着文化生活和物质生活水平的提高，人们越发地看重饮食调补，而人体的生理状况随着性别的差异和年龄的变化而有所不同，因此对膳食的要求也不尽相同。人的一生按照年龄可分为以下几个阶段：

婴儿期：出生1~12个月，包括新生儿期（断脐至生后28天）。

幼儿期：1周岁到3周岁前儿童。

儿童期：3~12岁儿童。

少年期：12岁到18岁，或称青春期。

成年期：18岁到60岁。

老年期：60岁以上。

本模块内容以孕妇、乳母、婴幼儿、儿童、青少年以及老年人等不同人群的生理特点为依据，分别介绍这些人群的食疗保健和膳食制作的知识。

（一）孕妇的食疗保健方法与膳食制作

孕妇是指处于妊娠特定生理状态下的人群，孕期妇女通过胎盘转运供给胎儿生长发育所需的营养，经过280天，将一个肉眼看不到的受精卵孕育成体重约3200g的新生儿。与其他同龄未孕妇女相比，孕妇本身身体以及胎儿的生长和发育都需要更多的营养。

1. 孕妇生理特点

妊娠期间妇女体内各器官发生重大的生理变化，甲状腺功能亢进，基础代谢率增加；胃酸分泌减少，胃肠蠕动降低，胃肠道张力减低，常出现胃肠胀气及便秘；蛋白质合成增加，并储存大量氮；肠道吸收脂肪能力加强，血脂增高，脂肪储积增加等。

妊娠期分为孕前期、孕早期、孕中期、孕后期四个阶段。孕前期指的是怀孕前的3~6个月，需要调理营养，达到最佳的身体状态，利于妊娠的成功；孕早期指怀孕后的前3个月，营养素需要量增加不大；孕中期即怀孕4~6个月，胎儿的生长较快，对营养素的需要量增大；孕后期即怀孕7~9个月，胎儿的生长迅速，需要大量的营养素。为满足孕妇生理变化的需要，增强抵抗能力，防止合并症的发生，孕期妇女应在一般人群每日营养摄入量的基础上，增加热能、蛋白质、矿物质、维生素等营养素的供给（表9-1）。

表9-1 孕期营养素参考摄入量/日

营养素	摄入量（孕早/中/晚期）	营养素	摄入量（孕早/中/晚期）
热量①	200kcal	维生素A	900μg
蛋白质②	5g/15g/20g	维生素D	10μg
钙	1000mg（孕中期）/1200mg（孕晚期）	维生素E	14mg
铁	25mg	维生素B_1	1.5mg
碘	200μg	维生素B_2	1.7mg
锌	16.5mg	维生素B_6	1.9mg
叶酸	600μg		

注：① 孕早、中、后期，热量每日摄入量为在非孕期基础上增加200kcal。

② 孕早、中、后期，蛋白质每日摄入量为在非孕期基础上分别增加5g、15g、20g。

2. 孕期食疗保健方法

由于怀孕不同时期胚胎的发育速度不同、孕妇的生理状态、机体的代谢变化和对营养素的需求也不同。按妊娠的生理过程及营养需要特点，孕期食疗保健方法分为孕前期、孕早期和孕中晚期三部分。

（1）孕前期食疗保健方法　为提高生育质量，保证妊娠成功，夫妻双方都应做好孕前的营养准备。育龄妇女在计划妊娠前的3~6个月应通过以下四种方法调节自身营养，使身体达到最佳状态。

① 多摄入富含叶酸的食物：叶酸在体内参与氨基酸和核苷酸的代谢，是细胞增殖、组织生长和机体发育不可缺少的营养素。而妊娠的前4周是胎儿神经管分化和形成的重要时期，此期间叶酸缺乏会增加胎儿发生神经管畸形及早产的危险，还可导致眼、口唇、腭、胃肠道、心血管、肾、骨骼等器官的畸形。

由于怀孕的确定时间是在妊娠发生的5周以后或更晚，受孕者并不会意识到已经怀孕。且研究发现，妇女在服用叶酸4周以后，体内叶酸缺乏的状态才能达到明显改善。因此，至少应在计划妊娠前3个月开始每日补充叶酸600μg，并持续至整个孕期，尽可能早地多摄取富含叶酸的动物肝脏、深绿色蔬菜及豆类。

② 常吃含铁丰富的食物：育龄期妇女由于生育和月经等因素导致的失血，会使得体内铁的贮存量不足，易发生铁缺乏或缺铁性贫血。而孕前缺铁易导致早产，孕期母体体重增长不足以及新生儿低出生体重，故孕前女性应储备足够的铁为孕期利用。

孕前期妇女应适当多摄入含铁丰富的食物，如动物血、肝脏、瘦肉等动物性食物以及黑木耳、红枣等植物性食物。缺铁或贫血的育龄妇女可适量摄入铁强化食物或在医生指导下补充小剂量的铁剂（10~20mg/d）。同时，应注意多摄入富含维生素C的蔬菜、水果，或在补充铁剂的同时补充维生素C，以促进铁的吸收和利用，待缺铁或贫血得到纠正后，再计划怀孕。

③ 食用加碘食盐、适当增加海产品的摄入：甲状腺以碘和酪氨酸合成甲状腺激素，调节机体的新陈代谢。碘缺乏会引起甲状腺素合成减少以及甲状腺功能减退，并因此影响母体和胎儿的新陈代谢，尤其是蛋白质的合成。妇女孕期和孕早期碘缺乏均可增加新生儿患克汀病的危险性。

《中国居民膳食营养素参考摄入量》推荐孕期碘摄入量为200μg/d。由于孕前和孕早期对碘的需要相对较多，除摄入碘盐外，还建议至少每周摄入一次富含碘的海产食品，如海带、紫菜、鱼虾、贝类等。

④ 戒烟、禁酒：孕前如夫妻双方或一方经常吸烟，烟草中的有害成分会通过血液循环进入生殖系统，直接或间接发生毒性作用。如经常饮酒，将影响精子或卵子的发育，造成精子或卵子的畸形，影响受精卵在子宫的顺利着床和胚胎发育导致流产。因此，夫妻双方在计划怀孕前的3~6个月都应停止吸烟、饮酒；计划怀孕的妇女要远离吸烟的环境，减少被动吸烟的伤害。

（2）孕早期食疗保健方法　孕早期胎儿生长发育速度相对缓慢，但早期的妊娠反应会使得孕妇消化功能发生改变，出现恶心、呕吐、食欲下降等症状。而且妊娠前4周是胎儿神经管分化形成的重要时期，因此孕早期妇女在饮食上应遵循以下四点：

① 膳食清淡、适口：孕早期胚胎胚层分化以及器官形成容易受营养素缺乏的影响，而早孕反应导致的摄食量减少则会引起叶酸、锌、碘等微量营养素缺乏，进而增加胎儿畸形发生的风险，还可能引起B族维生素缺乏，进而加重妊娠反应；呕吐严重不进食者，会导致体内脂肪分解，出现酮症酸中毒，影响胎儿神经系统的发育。

新鲜蔬菜和水果、大豆制品、鱼、禽蛋以及各种谷类制品等富含维生素和矿物质且清淡、适口的食物则可以增进食欲、易于消化，并有利于降低孕早期的妊娠反应，使孕妇尽可能多地摄取食物，满足营养需要。

② 少食多餐：怀孕早期反应较重的孕妇，不必像常人那样强调饮食的规律性，更不可强制进食，进食的时间、次数、数量应根据孕妇的食欲和反应的轻重及时调整，采取少食多餐的办法，保证进食量。对于一般的妊娠反应，可以在医生的指导下补充适量的B族维生素以减轻妊娠反应的症状。或进食面包干、馒头、饼干、鸡蛋等食物来减轻恶心、呕吐的症状。

③ 摄入足量富含碳水化合物的食物：怀孕早期应保证每天至少摄入150g左右的碳水化合物，尽量多摄入富含碳水化合物的谷类、薯类或水果等食物。因妊娠反应严重而完全不能进食的孕妇，应及时就医，以免因脂肪分解产生酮体对胎儿早期脑发育造成不良的影响。

知识拓展：孕早期缺乏碳水化合物将会对母体和胎儿产生哪些影响？

孕早期胎儿组织中脂肪酸氧化酶活力极低，很少利用脂肪功能，葡萄糖几乎成为胎儿能量的唯一来源。母体内的葡萄糖以异化扩散方式进入胎盘，其中46%直接供给胎儿利用，其余大部在胎盘中合成糖原而被储存。在孕早期，胎儿的肝脏尚未开始发挥作用，需要通过胎盘的糖酵解酶，将储存的糖原转变成葡萄糖再供给胎儿。

怀孕早期的妊娠反应常使孕妇处于饥饿状态，尤其是严重孕吐者不能摄取足够的碳水化合物，这意味着机体将动员脂肪分解以产生能量供机体利用，而脂肪分解的代谢产物是酮体，并因此出现酮症或酮症酸中毒。血液中过高的酮体将通过胎盘进入胎儿体内，影响和损伤早期胎儿大脑和神经系统的发育。故孕早期必须保证每日摄取不低于150g的碳水化合物，以保障胎儿的能量需要，也可避免酮症酸中毒对胎儿早期神经系统的不良影响。那些严重呕吐、完全不能进食者，需在医生的指导下，通过静脉补充葡萄糖、维生素和矿物质。

④ 戒烟、禁酒：孕妇吸烟或经常被动吸烟，烟草中的尼古丁和烟雾中的氰化物、

一氧化碳可导致胎儿缺氧和营养不良、发育迟缓。孕妇饮酒，酒精则会通过胎盘进入胎儿血液，造成胎儿宫内发育不良、中枢神经系统发育异常、智力低下等，称为酒精中毒综合征。为了生育一个健康的婴儿，孕妇应继续戒烟、禁酒，并远离吸烟环境。

（3）孕中后期食疗保健方法　从孕中期开始胎儿进入快速生长发育期。同时，母体的子宫、乳腺等生殖器官也逐渐发育，并且母体还需要为产后泌乳开始储备能量以及营养素。因此，孕中后期均需要相应增加食物量，以满足孕妇显著增加的营养素需要。

① 增加鱼、禽、蛋、瘦肉、海产品的摄入量：鱼、禽、蛋、瘦肉是优质蛋白质的良好来源。其中鱼类除了提供优质蛋白质外，还可提供η-3多不饱和脂肪酸（如二十二碳六烯酸），这对孕20周后胎儿脑和视网膜功能发育极为重要。蛋类尤其是蛋黄，是卵磷脂、维生素A和维生素B_2的良好来源。

孕中后期每日增加总计50~100g的鱼、禽、蛋、瘦肉的摄入量。鱼类作为动物性食物的首选，每周最好能摄入2~3次，每天还应摄入1个鸡蛋。除食用加碘盐外，每周至少进食一次海产品，以满足孕期碘的需要。

知识拓展：孕期摄取动物性食物，为什么鱼类应为首选？

人类脑组织是全身含磷脂最多的组织，从孕20周开始，胎儿脑细胞分裂速度加快，作为脑细胞结构和功能成分的磷脂需要量增加，而磷脂上的长链不饱和脂肪酸为脑细胞生长和发育所必需。胎儿发育所需要的ARA、DHA在母体体内可分别由必需脂肪酸亚油酸和α-亚麻酸合成，也可由鱼类、蛋类等食物直接提供。胎盘对长链多不饱和脂肪酸有特别的运送能力。此外，鱼类的脂肪含量相对较低，选择鱼类可避免因孕中后期动物性食物摄入量增加而引起的脂肪和能量摄入过多的问题。因此将鱼类排在动物性食物之首位，充分考虑到孕中期以及末期对η-3多不饱和脂肪酸的特别需要。

② 增加奶类的摄入：孕20周后胎儿骨骼生长加快，孕28周胎儿骨骼开始钙化，仅胎儿体内每日需沉积约110mg的钙，钙需要量明显增加。《中国居民膳食营养素参考摄入量》建议，孕中期钙的摄入量为1000mg/d，孕后期为1200mg/d。

由于中国传统膳食不含或少有奶制品，每日钙的摄入量不到适宜摄入量的一半。因此，从孕中期开始，每日至少摄入250mL的牛奶或相当量的奶制品及补充300mg的钙，或喝450~500mL的低脂牛奶，以满足钙的需要。

③ 常吃含铁丰富的食物：怀孕28~32周，孕妇血浆容积增加达到峰值，最大增加量为50%；红细胞和血红蛋白的量也增加，至分娩时达到最大值，增加量约20%。

伴随着从孕中期开始的血容量和血红蛋白的增加，孕妇将成为缺铁性贫血的高危人群。此外，由于胎儿铁储备的需要，因此应从孕中期开始常摄入含铁丰富的食物，并配合补充维生素C以促进铁的吸收。

④ 维持体重的适宜增长：孕期对于多种微量营养素需求量的增加要多于对于能量需求量的增加，而通过增加食物摄入量来满足微量营养素的需求量极有可能造成体重增长过多，从而增加妊娠糖尿病和出生巨大儿的风险。因此，孕妇应适时地检测自身体重，根据体重的增长速率适当调节食物摄入量，并根据自身的体能每天进行不少于30min的低强度身体活动，最好是进行1~2h的散步、体操之类的户外运动，以此维持体重的适宜增长，改善维生素D的营养状况，促进母子的骨骼健康。

知识拓展：孕妇适宜增加多少体重？

体重适宜增加的目标值因孕前体重而异：

（1）孕前体重超过标准体重20%的女性，孕期体重增加以7~9kg为宜，孕中期开始每周体重增加不宜超过0.3kg；

（2）孕前体重正常，孕期体重增加的适宜值为12kg，孕中期开始每周体重增加0.4kg；

（3）孕前体重低于标准体重10%的女性，孕期体重增加的目标值为14~15kg，孕中期开始每周体重增加为0.5kg。

孕前标准体重可用下面公式粗略估计：

孕前标准体重（kg）=身高（cm）−105，孕前标准体重（kg）数值±10%都在正常范围。

⑤ 禁烟戒酒，少吃刺激性食物：烟草、酒精对胚胎发育的各个阶段都有明显的毒性作用，有吸烟、饮酒习惯的妇女，孕期必须禁烟戒酒，并要远离吸烟环境。浓茶、咖啡应尽量避免，刺激性食物也应尽量少吃。

3. 孕期膳食制作

（1）牛奶南瓜汤

【原料】甜南瓜300g，牛奶300g，奶酪50g，白糖15g。

【制作】

① 南瓜去皮、洗净、上锅蒸至酥烂，捣成泥蓉状备用；

② 起锅烧热，放入奶酪，文火加热至奶酪溶化，放入南瓜泥炒香后，加入适量清水、牛奶，旺火烧沸，放入冰糖，转文火加热至冰糖溶化即可。

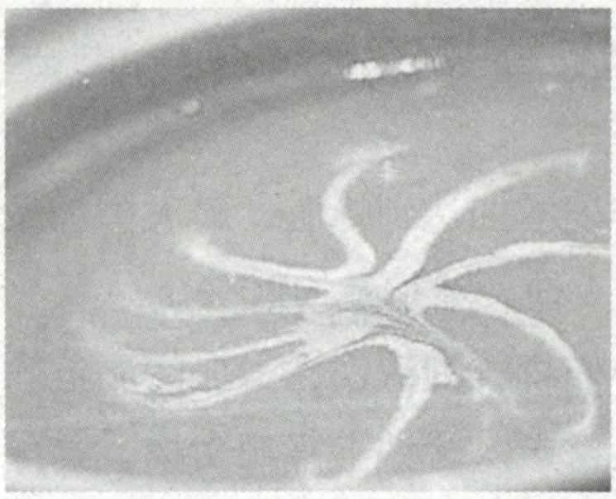

图9-1 牛奶南瓜汤

【功效】

南瓜营养充足，富含蛋白质、淀粉、糖、脂肪、维生素B及钙、磷、铁、钾、钴、锌等多种营养成分；牛奶营养全面，含有蛋白质、脂肪、碳水化合物、钙、磷、铁、维生素等，且其钙质很容易被人体消化吸收。两种原料配合烹调成香甜美味的南瓜牛奶汤，是孕妇补钙的理想食品（图9-1）。

（2）南瓜排骨盅

【原料】小南瓜1个（约300g），排骨20g，葱10g，生姜10g，精盐5g，味精3g，料酒5g，酱油5g。

【制作】

① 排骨洗净斩5cm长的排骨段，放入沸水锅中焯至七成熟捞出沥水备用；

② 将小南瓜从顶部1/3处切开，取出南瓜子，上笼旺火蒸15min后取出备用；

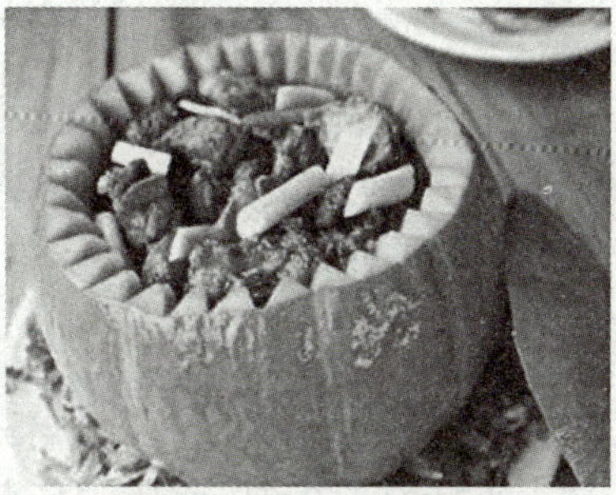

图9-2　南瓜排骨盅

③ 起锅加底油烧热，放入葱、姜、排骨炒香，烹入料酒，倒入适量清水，旺火烧沸，加入精盐、味精、酱油调味，转文火加热至排骨酥烂入味时出锅；

④ 将排骨装入蒸好的南瓜盅即可。

【功效】

南瓜排骨盅不仅能够促进胎儿的脑细胞发育，增强活力，而且有利于增强母体造血机能，加速细胞的修复及克服脑疲劳。还能够防治妊娠高血压、妊娠水肿、贫血、便秘等，更能促进血凝及预防产后出血（图9-2）。

（3）五色番茄酿

【原料】番茄6个，瘦猪肉100g，鲜虾仁50g，豌豆50g，香菇25g，洋葱15g，精盐5g，味精3g，酱油5g，芝麻油5g，清汤、水淀粉适量 。

【制作】

① 将瘦猪肉、鲜虾仁、豌豆、香菇（去蒂）、洋葱剁成馅料备用；

② 将番茄洗净去除根蒂，从顶部1/3处切开，取出内瓤部分备用；

③ 将剁制好的馅料，加入精盐、味精、酱油、芝麻油、适量清水调制成肉馅备用；

④ 取肉馅酿入番茄中，置于盘中备用；

⑤ 取蒸锅加入适量清水，置于旺火上，烧至沸水，放入番茄酿蒸熟取出装盘备用；

⑥ 另起锅加入适量清汤烧沸，加入精盐、味精、芝麻油、酱油、水淀粉调味勾芡，淋于番茄酿上即可。

【功效】

妊娠期经常食用番茄可以促进身体的新陈代谢，且番茄中的番茄红素是很好的抗氧化食物，可以使皮肤色素沉着减退或者消失，搭配瘦肉、豌豆、虾仁、洋葱、香菇等原料，在预防妊娠纹产生的同时，也提供了足够的营养成分（图9-3）。

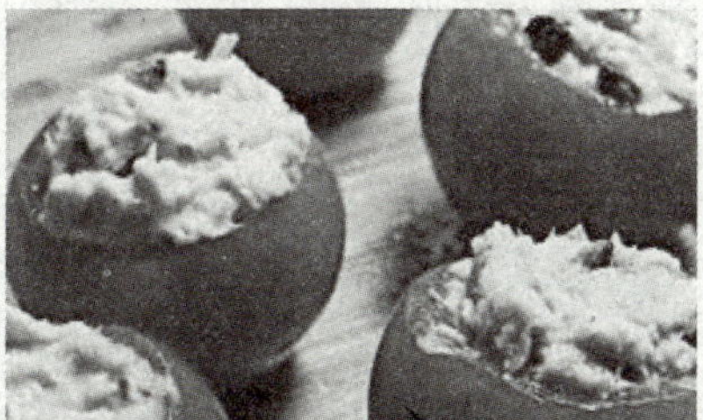

图9-3　五色番茄酿

（4）菠菜牛肉

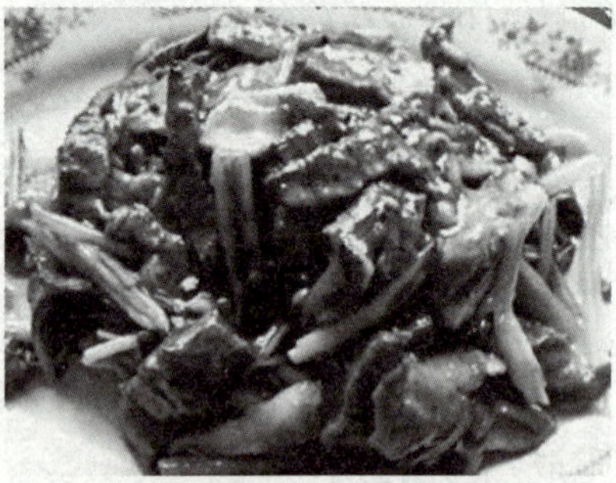
图9-4 菠菜牛肉

【原料】瘦牛肉200g，菠菜100g，葱5g，姜5g，精盐3g，味精3g，料酒5g，芝麻油5g，蛋白15g，嫩肉粉、水淀粉适量。

【制作】

① 瘦牛肉洗净、横切成5cm长、3cm宽、0.5cm厚的牛肉片，加入精盐、味精、料酒、蛋白、嫩肉粉、水淀粉腌制上浆备用；

② 菠菜洗净后去根，切段，放入沸水锅中焯熟捞出沥水备用；

③ 起锅倒油烧热至三成热，放入牛肉片滑散，至牛肉片断生变色后捞出沥油备用；

④ 另起锅留底油烧热，放入葱、姜、牛肉炒香，烹入料酒，加入精盐、味精、芝麻油调味，放入菠菜翻炒均匀即可。

【功效】

菠菜富含铁质、叶酸，对于预防胎儿发生神经管畸形及孕妇早产有一定功效，非常适合孕早期妇女食用（图9-4）。

（5）冬菇陈皮焖乌鸡

【原料】乌鸡400g，冬菇50g，胡萝卜20g，陈皮5g，姜10g，精盐5g，味精3g，白糖3g，料酒5g，酱油5g，清汤、花生油适量。

【制作】

① 乌鸡洗净斩块备用；生姜去皮洗净，切小菱形片备用；

② 冬菇泡发、洗净去蒂，切冬菇瓣备用；胡萝卜洗净去皮，切菱形片备用；

③ 起锅加水，旺火烧沸，依次分别放入冬菇、胡萝卜、鸡块焯水至七成熟，撇去浮沫，捞出沥水备用；

④ 另起锅加底油烧热，放入姜片、陈皮、鸡块、冬菇瓣、胡萝卜片炒香，烹入料酒，倒入适量清汤，旺火烧沸，加精盐、味精、白糖、酱油调味，转文火焖至乌鸡酥烂入味即可。

【功效】

冬菇可防治感冒、降低胆固醇、防治肝硬化；乌鸡富含众多维生素和铁、钾、磷等营养成分，具有很好的补虚强体的功效。将乌鸡与富含蛋白质和多种人体必需微量元素的冬菇结合烹制成菜，食用后可起到预防妊娠高血压和滋补身体的功效。

（二）乳母的食疗保健方法与膳食制作

哺乳期妇女（乳母）一方面要逐步补偿妊娠、分娩时所消耗的营养储备，促进各器官、系统功能的恢复；另一方面还要分泌乳汁、哺育婴儿。因此，乳母需要的能量及各种营养素多于一般妇女，甚至孕妇。

1. 乳母生理特点

乳母分泌的乳汁一部分是由食物中的营养素合成，另一部分则来自于母体自身的组织分解。乳汁中的营养素含量相对稳定，乳母的膳食营养状况一般不会明显影响乳汁中营养素的含量，但如果乳母在孕期和哺乳期的蛋白质与能量均处于不足或边缘缺乏状态，则会影响泌乳量和乳汁中的营养素水平。即使健康状况良好的乳母，如果哺乳期节制饮食，也会使得母乳量减少。在泌乳量下降不明显之前，母体内的分解代谢就已增加，会出现乳母体重减轻、甚至明显的营养不良症状。为保证乳母的正常泌乳以及恢复母体健康两方面的营养需求，哺乳期妇女应在一般人群每日营养摄入量的基础上，增加营养素的供给。哺乳期营养素每日参考摄入量见表9-2所示。

表9-2 哺乳期营养素参考摄入量（每日）

营养素	摄入量	营养素	摄入量
热量①	500kcal	维生素D	10μg
蛋白质②	20g	维生素B_1	1.8mg
钙	1200mg	维生素B_2	1.7mg
铁	25mg	维生素C	130mg
维生素A	1200μg		

注：① 热量每日摄入量为在非孕期基础上增加500kcal。
② 蛋白质每日摄入量为在非孕期基础上增加20g。

2. 哺乳期食疗保健方法

（1）增加鱼、禽、蛋、瘦肉及海产品摄入　婴儿母乳喂养最为理想，而乳母的蛋白质营养状况对泌乳有很大影响。《中国居民膳食营养素参考摄入量》建议，乳母每日应增加蛋白质20g，并保证优质蛋白质的供给。鱼、禽蛋、瘦肉是优质蛋白质的最好来源，乳母每天应增加总量100~150g的此类食物，如增加动物性食物有困难时，可多食用大豆类食品以补充优质蛋白质；同时，为预防缺铁性贫血，也应多摄入动物肝脏、动物血等含铁丰富的食物。此外，为了促进婴儿大脑和神经系统的发育，乳母还应多吃些海产品。海产鱼虾除蛋白质丰富外，其脂肪富含η-3多不饱和脂肪酸；牡蛎富含锌，海带、紫菜富含碘。这些营养素都是婴儿生长发育必需的营养素。

（2）适当增饮奶类、多喝汤水　乳母膳食中钙摄入量不足时，乳母骨骼中的钙将被动用来维持乳汁钙含量的稳定，乳母因此极易患骨质软化症，出现腰酸腿疼、肌肉痉挛等症状。《中国居民膳食营养素参考摄入量》建议，乳母每日应摄入1200mg的钙。由于我国多数地区传统膳食中奶类摄入量少，因此乳母应增加奶类等含钙丰富食物的摄入，同时注意补充维生素D，以利于钙的吸收、利用。

乳母的基础代谢较高，出汗多外加乳汁分泌，摄水量高于一般人。摄水量不足时，乳汁分泌量会随之减少，故乳母应每天多喝汤水。鱼汤、鸡汤、肉汤营养丰富，富含可溶性氨基酸、维生素和矿物质等营养成分，还可刺激消化液分泌、改善食欲、帮助消化、促进乳汁分泌。

（3）摄入充足的微量营养素　哺乳期间，需优先考虑维生素A、维生素D、维生素B_1、维生素B_2等营养素的摄入，因母乳中此类营养素的含量受乳母膳食营养的直接影响，且婴儿对此类微量营养素的储备通常较低而需要量相对较多，必须由母乳提供。《中国居民膳食营养素参考摄入量》建议，乳母维生素A的RNI为1200μg/d、维生素D的RNI为10μg/d、维生素B_1的RNI为1.8mg/d、维生素B_2的RNI为1.7mg/d。故乳母应多吃肝、蛋、蘑菇、紫菜等食物，并多进行户外活动。

（4）摄入适量蔬菜、水果　孕妇在分娩过程中体力消耗大、腹部肌肉松弛，且卧床时间长、运动量少、致使肠蠕动变慢，容易发生便秘。而新鲜蔬菜、水果含有多种维生素、矿物质、膳食纤维、果胶、有机酸等成分，可增加肠蠕动、防止便秘、促进乳汁分泌，是乳母不可缺少的食物。

（5）忌烟酒、浓茶、咖啡　乳母吸烟（包括间接吸烟）、饮酒、喝浓茶、咖啡会通过乳汁影响婴儿的健康。因此，为了婴儿的健康，哺乳期应继续忌烟酒、避免饮用浓茶和咖啡。

知识拓展：产褥期如何安排膳食？

产褥期，俗称“坐月子”。产褥期的膳食同样应为多样化的平衡膳食，以满足营养需要为原则，无需特别禁忌。我国有些地区乳母在产褥期膳食单调，大量进食鸡蛋等动物性食物，而很少食用蔬菜、水果等食品。过多地摄入动物性食物，会使得乳母蛋白质、脂肪摄入过量，加重消化系统、肾脏的负担，并致使维生素、矿物质的摄入减少，导致营养不均衡。故产褥期膳食应均衡多样而充足，以利于乳母健康，保证乳汁的质量。

3. 哺乳期膳食制作

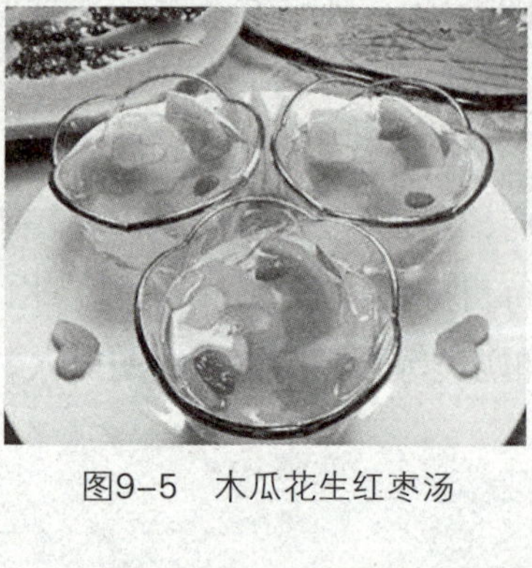

图9-5　木瓜花生红枣汤

（1）木瓜花生红枣汤

【原料】木瓜750g，花生150g，红枣5颗，白糖适量。

【制作】

① 木瓜去皮、去核、切块；

② 将木瓜、花生、红枣放入煲内，加入适量清水，放入白糖，旺火烧沸后改用文火煲2h即可饮用。

【功效】

部分妇女产后因乳汁不足，在喂哺婴儿时会产生缺乳问题。木瓜花生红枣汤对于增加乳汁有显著作用（图9-5）。

（2）鲫鱼炖木瓜

【原料】鲫鱼1尾（500g），木瓜200g，红枣10颗，姜5g，精盐、料酒适量。

【制作】

① 将鲫鱼刮磷去鳃，开膛去内脏，撕去腹内黑膜洗净备用；

② 木瓜去皮切块，红枣去核，冲洗干净；

③ 锅内倒油烧热，放入姜片煸香，加入鲫鱼煎至两面呈金黄色；

④ 另起锅加水烧开，放入鲫鱼、木瓜、红枣、料酒，用小火煲2h，加精盐调味即可。

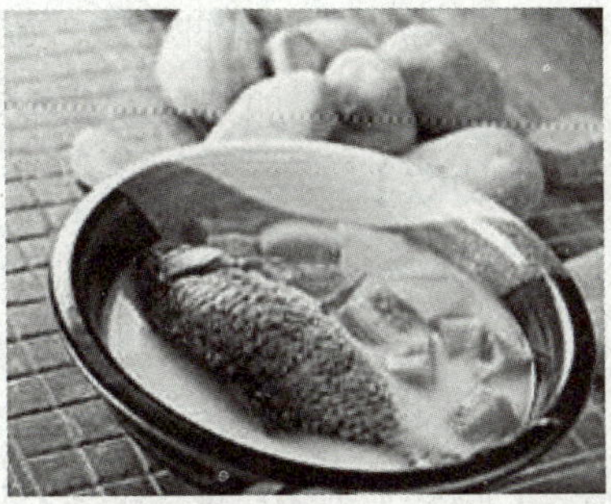

图9-6　鲫鱼炖木瓜

【功效】

木瓜性平味甘，具有清心润肺、健胃益脾、通乳的作用；鲫鱼具有利水、通乳的功效，搭配在一起煮汤不仅可以提高催乳效果，还有利于产妇身体复原（图9-6）。

（3）奶油白菜

【原料】白菜300g，牛奶150g，枸杞10粒，精盐5g，白糖3g，高汤、水淀粉各适量。

【制作】

① 白菜洗净后切4cm长的小段备用；

② 枸杞洗净温水浸泡备用；

③ 起锅加水烧沸，放入白菜段焯至六成熟捞出沥水备用；

④ 另起锅加入高汤、牛奶，旺火烧沸，加入精盐、白糖调味，放入白菜段，转文火加热至白菜入味，勾薄芡，撒枸杞出锅即可。

【功效】

白菜富含维生素C、矿物质以及膳食纤维，可以提高机体免疫力；牛奶的营养成分仅次于母乳，且易于消化。将牛奶和白菜搭配，营养较全面，且清爽可口，具有产后泌乳的功效。

（4）三鲜汇

【原料】鸡脯肉100g，胡萝卜100g，豌豆25g，番茄50g，蛋白20g，精盐3g，味精3g，清汤、牛奶、鸡油、淀粉各适量。

【制作】

① 鸡脯肉、胡萝卜、番茄切豌豆粒大小的粒备用；

② 将鸡脯粒加入精盐、味精、蛋白、淀粉腌制上浆，放入到三成热的油锅中滑油至断生后捞出沥油备用；

③ 起锅加水烧沸，放入胡萝卜粒、番茄粒、豌豆粒焯熟后捞出沥水备用；

④ 另起锅加鸡油烧热，放入鸡丁、胡萝卜粒、番茄丁、豌豆粒炒香，倒入清汤、牛奶，旺火烧沸，加精盐、味精调味，转文火加热至汤汁稠浓后，勾芡出锅即可。

【功效】

鸡脯肉同胡萝卜、番茄、豌豆搭配成菜，具有大补气血，养肝明目，健脾开胃的功效，可促进孕妇产后康复。且对于平时肝血不足，视力较差者也有一定滋补功效。

（5）海米粳米粥

【原料】海米30g，粳米100g。

【制作】

① 粳米淘洗干净备用；

② 海米温水浸泡备用；

③ 起锅加入适量清水，倒入粳米、海米，置于旺火上烧沸，转文火熬煮成粥后即可。

【功效】

海米粳米粥营养丰富，含有蛋白质、脂肪、钙、磷、铁等多种营养素，可补肾壮阳，益精通乳，适合产后乳母乳汁分泌不足者食用。

（三）婴幼儿的食疗保健方法与膳食制作

婴儿期良好的营养是体格和智力发育的基础。由于婴儿期的生长极为迅速，对营养素的需要很高，因此科学喂养、确保婴儿的生长发育极为重要。

幼儿期是1~3周岁，婴儿逐渐由婴儿食品过渡到摄取普通食物，这一时间，幼儿各器官系统发育尚不完全，对食物的消化、吸收能力有限，而同时又是饮食习惯形成的重要时期，因此需要对其食物营养给予特别照顾。

1. 婴幼儿的生理特点

婴儿的生长发育是机体各器官组织形态的增长和功能成熟的过程。婴儿发育速度最快，其所需营养素质量最高，但其消化器官发育尚未成熟，功能未健全，口腔狭小，唾液分泌较少，消化能力较弱，如喂养不当，易造成消化紊乱而导致营养不良，影响健康生长。

2. 婴幼儿的食疗保健方法

婴儿6月龄以后，在母乳喂养的基础上，应逐步为婴儿添加辅助食品以补充营养需要，并使婴儿逐步适应母乳以外的食物，接受咀嚼和吞咽的训练等，但在这个过程中，母乳仍是主要的。

（1）婴儿的食疗保健方法

① 奶类优先、继续喂母乳：除母乳以外，乳类制品应是6~12月龄婴儿的重要食物内容。乳类制品富含钙、优质蛋白质、维生素A，且有利于婴儿从母乳到其他食物的过渡。但由于普通鲜奶、蛋白粉等食物中的蛋白质和矿物质的含量远高于母乳，可能会对婴儿造成较大的肾脏负担，故6~12月龄的婴儿不宜直接喂食普通液态奶或蛋白粉，而应

首选适于6~12月龄的婴儿配方奶。

② 及时合理添加辅食：婴儿出生4个月后，体内储存的铁逐渐消耗殆尽，而母乳中含铁量较低，因此随着婴儿的生长发育和营养素需要量的增加，仅靠母乳或牛乳无法保证婴儿所需营养素的供给。为了增强婴儿的消化机能、促进神经系统的发育、培养婴儿良好的饮食习惯，故从婴儿6月龄开始需要逐渐给婴儿补充一些非乳类食物，包括果汁、菜汁之类的液体食物；果泥、菜泥等泥糊状食物以及切成小块的水果、蔬菜等固体食物，这类食物称为辅助食品。

添加辅食的顺序应首选谷类食物，其次是蔬菜汁、水果汁和动物性食物（建议动物性食物添加的顺序是：蛋黄泥、鱼泥、全蛋、肉末）。

知识拓展：如何为婴儿添加辅助食品？

由于婴儿的生长发育以及对食物的适应性和爱好都存在一定的个体差异，辅食添加的时间、数量以及快慢等都要根据婴儿的实际情况灵活掌握，应遵照循序渐进的原则：

（1）从一种到多种　开始添加的食物应遵循从一种到多种的原则，要一种一种地逐一添加，当婴儿适应一种食物后再开始添加另一种新食物。

（2）由少量到多量　添加辅食的量要根据婴儿的营养需要和消化道的成熟程度，开始添加的食品可先每天1次，以后逐渐增加次数和量，并逐步减去母乳喂哺1~3次，逐渐达到停止母乳喂养的目的。

（3）逐渐从稀到稠、从细到粗　给予的食物应逐渐从稀到稠、从流质开始，逐渐过渡到半流质，再到软固体食物，最后到固体食物。给予食物的性状应从细到粗，例如从先喂菜汤开始，逐渐试喂细菜泥、粗菜泥、碎菜和煮烂的蔬菜。

（4）注意观察婴儿的消化能力　添加一种新的食物，婴儿如有呕吐、腹泻等消化不良反应时，可暂缓添加，待症状消失后再从小量开始添加，但是不能认为是孩子不适应此种食物而不再添加辅食。如婴儿患病时，可根据当时情况暂停添加新的辅食。

（5）不要强迫进食　当婴儿不愿意吃某种新食品时，切勿强迫，可改变方式，这样常常会收到良好的效果。例如，可在婴儿口渴时给予新的饮料，在婴儿饥饿时给予新的食物等。

（6）单独制作　婴儿的辅食要单独制作，应少用盐或不用盐。添加的食物应新鲜，制作过程要卫生，防止婴儿食入不干净的食物而导致疾病。喂给婴儿的食物最好现做，不要喂剩存的食物。

③ 食物多样、膳食少糖、无盐、不加调味品：婴儿6个月龄时，日常膳食可逐渐尝试搭配谷类、蔬菜、动物性食物和水果，让婴儿逐渐开始尝试和熟悉多样化的食物。由于我国成人高血压高发与食盐的高摄入量有关，要控制和降低成人的盐摄入量，必须从

婴儿期开始。而婴儿食品少糖的目的是为了预防龋齿，不加调味品是为了防止外来调味品刺激婴儿正处于发育过程中的味觉。

④ 注意饮食卫生：6~12月龄的婴儿其免疫功能尚未发育完善，对各种有毒有害物质缺乏抵抗力。给婴儿选择食物时应重点关注食物是否新鲜、无污染，膳食制作和进餐环境要卫生，餐具要彻底清洗消毒，食物储存要合理防止腐败变质，预防食物中毒，并且婴儿的辅食应根据需要现制现食，剩下食物不宜再次食用。

（2）幼儿的食疗保健方法

① 继续母乳喂养，逐步过渡到多样食物：幼儿2岁之前，可持续母乳，也可每日给予相当于350mL液体奶的幼儿配方奶粉，而不宜直接喂食普通液态奶、成人奶粉或大豆蛋白粉等。如条件所限，无法应用配方奶，可将液态奶稀释后饮用。对于不能食用奶制品的婴幼儿，可用100g左右的鸡蛋制作蒸蛋羹等食物代替。

当幼儿满2周岁时，可逐渐停止母乳喂养，但每日应继续提供幼儿配方奶粉或其他乳制品。同时，应根据幼儿的牙齿发育情况，适时增加细、软、碎、烂的食物，且种类不断丰富、数量不断增加，逐渐向食物多样化过渡。

② 选择营养丰富、易消化食物：保证能量、优质蛋白质的摄入以满足幼儿生长发育的需要；增加铁质的供应，避免铁缺乏和缺铁性贫血的发生。多食用海鱼、猪肝、鸡肝等制成的泥蓉状食物，以促进幼儿神经系统发育，增加维生素A的摄入量。不宜让幼儿直接食用坚硬食物、易误吸入气管的坚果类食物、油炸食物等。

③ 合理加工、烹调：幼儿食物应切碎、煮烂，以便于幼儿咀嚼、吞咽和消化。特别注意要完全去除食物的皮、骨、刺、核等；大豆、花生等硬果类食物应先磨碎，制成泥蓉状后进食；烹调时，应采用蒸、煮、炖等方法，不宜采用油炸、烤等方式。

食物口味以清淡为好，不应过咸，少用味精或鸡精、色素、糖精等调味品。经常变换花色品种，以利于幼儿保持进食的兴趣。

④ 足量饮水、少饮含糖高的饮料：幼儿需要的水除来自营养素在体内代谢生成的水和膳食食物中所含的水分外，有一半需要通过直接饮水来满足，每天600~1000mL。

幼儿的最好饮料是白开水，如长时间饮用含糖高的饮料，易诱发龋齿，同时造成过多能量的摄入，导致肥胖，影响幼儿正常发育。

3. 婴幼儿膳食制作

（1）红枣泥

【原料】红枣100g，白糖20g。

【制作】

① 红枣洗净，放入锅内，加入清水煮15~20min至烂熟；

② 去掉红枣皮、核，捣成泥状，加水少许再煮片刻，加入白糖调匀即可喂食。

【功效】

红枣泥含有丰富的钙、磷、铁，还含有蛋白质、脂肪、碳水化合物及多种维生素，具有健脾胃、补气血的功效，对婴儿缺铁性贫血、脾虚消化不良有较好的防治作用。适合于4~6个月婴儿添加辅食时选用。

（2）牛奶香蕉糊

【原料】牛奶200g，香蕉100g，玉米面15g，白砂糖5g。

【制作】

① 将香蕉洗净，去皮，然后用勺子碾碎；

② 将牛奶倒入锅内，加入玉米面和白糖，边煮边搅匀；

③ 煮好后倒入研碎的香蕉中调匀即可食用。

【功效】

香甜适口，奶香味浓，含有丰富的蛋白质、碳水化合物、钙、磷、铁、锌、维生素C等多种营养素。碳水化合物的主要成分是淀粉和糖类，故味甜而软糯，适宜6~9个月婴儿添加辅食时选用。

（3）火腿土豆泥

【原料】土豆100g，火腿10g，黄油2g。

【制作】

① 将土豆去皮洗净，切成小块，放入锅内，加入适量的水煮烂，用汤匙捣成泥状；

② 将火腿去皮，去肥肉，切碎；

③ 把土豆泥盛入小盘内，加入火腿末和黄油，搅拌均匀后用小勺喂食。

【功效】

火腿土豆泥含有丰富的蛋白质、脂肪、碳水化合物、钙、磷、钾及维生素A、维生素B、维生素C等多种营养素。适宜6~9个月婴儿食用。

（4）蜂蜜橘糊

【原料】橘子30g，蜂蜜4g。

【制作】

橘子洗净、剥皮，研碎，食用时加入蜂蜜搅拌均匀即可。

【功效】

橘子酸甜适口，是婴儿补充维生素C的最好食物，适宜6~9个月婴儿食用。

（5）蛋麦糊

【原料】燕麦片60g，全脂牛奶粉25g，鸡蛋75g，白糖50g。

【制作】

① 将奶粉、糖放入锅内，倒入适量开水，搅拌均匀，再加入鸡蛋搅匀，备用；

② 锅内倒入适量水烧沸，放入燕麦片及蛋乳液搅匀，煮沸3min，呈糊状即可食用。

【功效】

蛋麦糊含有蛋白质、碳水化合物、维生素A、维生素B_2、维生素E、钾、铁、锌、硒等营养物质，能促进宝宝生长发育，有利于预防夜盲症、口角炎、贫血。适宜4~5个月婴儿食用。

（四）儿童的食疗保健方法与膳食制作

儿童各器官持续发育并逐渐成熟，供给满足其生长发育所需的足够营养，并帮助其建立良好的饮食习惯，可以为其一生建立健康饮食模式奠定坚实的基础，是儿童时期的饮食关键。

1. 儿童的生理特点

儿童的生长发育速度很快，随着身体的增长，他们的活动量及活动范围也快速扩展，能量消耗以及营养素的需求增长很快，这必然要求有更多的营养素摄入才能保证成长发育所需。儿童这个时期的乳齿质软而脆，恒齿釉质比成人薄，很容易损伤或侵蚀成龋齿。儿童的胃液酸度较成人低（为成人的65%~70%），消化能力较成人差，胃的容量不大，胃壁又薄，容易发生消化不良。

2. 儿童的食疗保健方法

（1）食物多样、谷类为主　儿童正处于生长发育阶段，新陈代谢旺盛，对各种营养素的需求量相对高于成人。任何一种天然食物都不可能提供给人体所必需的全部营养素，因此儿童的饮食必须是由多种食物组成的平衡膳食，才能满足其各种营养素的需要，故提倡广泛食用多种食物。

谷类食物是人体能量的主要来源，也是我国传统膳食的主体，可以提供碳水化合物、蛋白质、膳食纤维和B族维生素等。因此儿童的膳食应以谷类食物为主，并适当注意粗细粮的合理搭配。

（2）多摄入新鲜蔬菜和水果　蔬菜和水果所含的营养成分完全不同，不能相互替代，故应鼓励儿童适当地多吃些蔬菜和水果。儿童食用时应将蔬菜、水果切细、切小，以利于儿童咀嚼和吞咽，同时还要注意蔬菜、水果品种、颜色和口味的变化，以引起儿童多吃蔬菜、水果的兴趣。

（3）经常摄入适量的鱼、禽、蛋、瘦肉　鱼、禽、蛋、瘦肉等动物性食物富含优质蛋白质、脂溶性维生素和矿物质。动物蛋白的氨基酸组成更适合人体需要，且赖氨酸含量较高，有利于补充植物蛋白中赖氨酸的不足；肉类中铁的利用率较好，鱼类特别是海产鱼所含不饱和脂肪酸有利于儿童神经系统的发育；动物肝脏含维生素A极为丰富，还富含维生素B_2、叶酸等。

（4）每天饮奶，经常摄入大豆及其制品　儿童摄入充足的钙有助于增加骨密度，延缓成年后患发骨质疏松征的年龄。儿童每日平均骨骼钙储存量为100~150mg，适宜的钙摄入量应为800mg/d。奶及奶制品钙含量丰富，吸收率高，是儿童最理想的钙来源。每日饮用300~600mL牛奶，可保证学龄前儿童钙摄入量达到适宜水平。

大豆是我国的传统食品，富含优质蛋白质、不饱和脂肪酸、钙及维生素B_1、维生素B_2、烟酸等。为提高农村儿童的蛋白质摄入量及避免城市中由于过多摄入肉类带来的不利影响，建议儿童应常吃大豆及其制品。

（5）膳食清淡少盐　烹调儿童食物时，应尽可能保持食物的原汁原味，让其首先品尝和接纳各种食物的自然味道。为保护儿童较为敏感的消化系统，预防偏食和挑食的不良饮食习惯，儿童的膳食应清淡、少盐、少油脂，并减少辛辣等刺激性调味品的添加。

3. 儿童的膳食制作

（1）蔬菜沙拉

【原料】生菜50g，小番茄50g，黄瓜1根，玉米粒，沙拉酱适量。

【制作】

① 将所有蔬菜洗净、黄瓜切片、小番茄切片备用；

② 将玉米粒放入开水锅中焯熟捞出、沥水、晾凉备用；

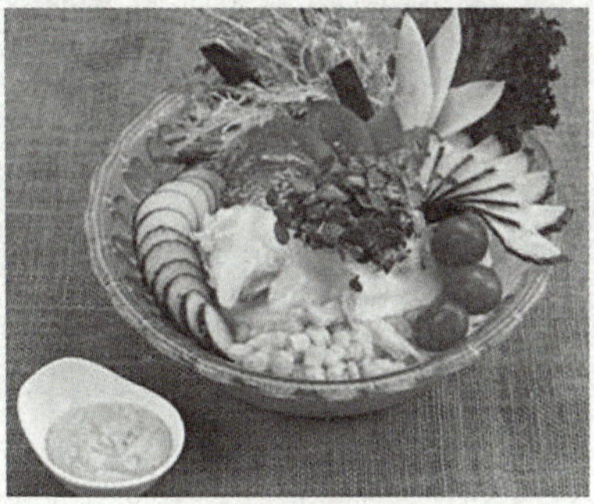

图9-7　蔬菜沙拉

③ 将以上三种蔬菜拌入沙拉酱，搅匀后放入生菜垫底的盘子中即可。

【功效】

蔬菜是低糖、低盐、低脂的健康食物，含有丰富的维生素以及钾、钠、钙、镁等微量元素，对各种疾病具有预防作用。蔬菜还含有丰富的纤维素和果胶，可促进肠道蠕动，有利于肠道废物排出。因此在为孩子提供富含蛋白质的食物同时，也要保证摄取足够的蔬菜（图9-7）。

（2）鲜虾冬瓜羹

【原料】冬瓜200g，丝瓜20g，虾仁20g，香菇20g，精盐3g，味精3g，蛋白、胡椒粉适量。

【制作】

① 冬瓜去皮、去瓤、切粒，香菇、丝瓜洗净切粒，放入开水锅中焯熟捞出备用；

② 虾仁用精盐、味精、蛋白腌制上浆备用；

③ 起锅烧油至四成热，放入虾仁滑油至熟，捞出沥油备用；

④ 另起锅加入清水，旺火烧沸，加入精盐、味精调味，放入冬瓜粒、香菇粒、丝瓜粒、虾仁，文火略烧后，调入胡椒粉即可。

【功效】

鲜甜可口，生津止渴，适合少儿夏秋季节饮用（图9-8）。

（3）番茄牛肉

【原料】牛肉500g，番茄150g，葱10g，姜10g，盐3g，味精3g，糖2g，酱油、油、料酒、芝麻油、蛋白、淀粉各适量。

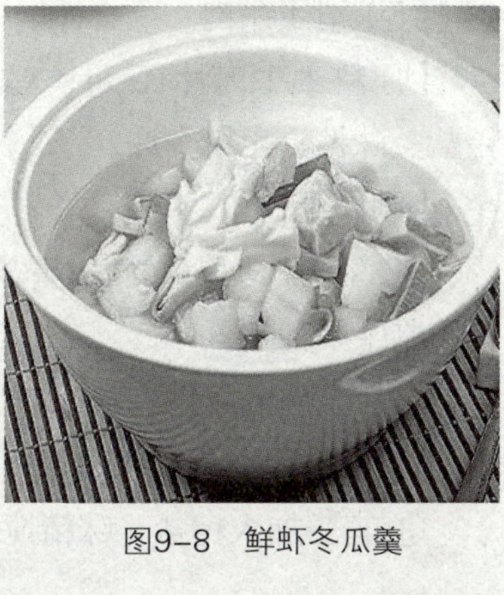

图9-8　鲜虾冬瓜羹

【制作】

① 牛肉切片，加盐、料酒、蛋白、淀粉拌匀，腌制半小时备用；

② 番茄洗净切片备用；

③ 炒锅置火上，油温烧至四成热，放入牛肉片滑油至断生，捞出沥油备用；

④ 另起锅内留底油，放入姜片、葱段、番茄炒香，加适量清水、盐、味精、糖、酱油、淀粉调味勾芡，放入牛肉片翻炒均匀，淋入麻油即可。

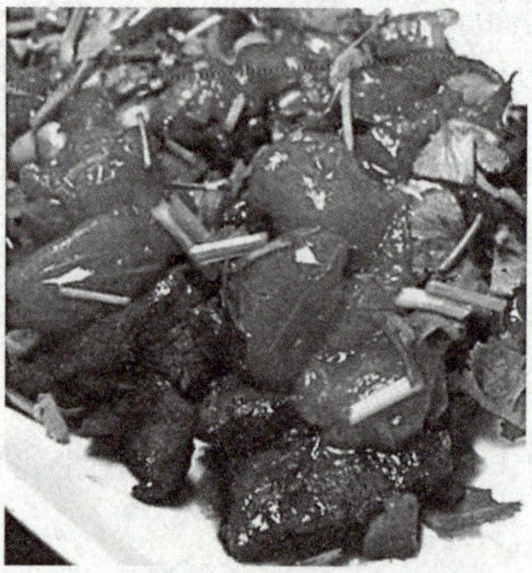

图9-9　番茄牛肉

【功效】

牛肉中的蛋白质含量高达20%，氨基酸组成比猪肉更接近人体需要，其中高含量的肌氨酸对肌肉增长特别有效。它还含有丰富的钙、铁、磷、维生素B_1等，营养成分极易被人体吸收。番茄富含类胡萝卜素、维生素B_1、维生素C，维生素B_1的含量居蔬菜之冠，经常食用可以提高儿童的免疫力（图9-9）。

（4）芹菜炒猪肝

【原料】芹菜300g，猪肝300g，精盐2g，味精3g，糖2g，生抽5g，料酒3g，淀粉、生姜汁、胡椒粉各适量。

【制作】

① 将猪肝洗净，切成1厘米厚的片，加适量生抽、料酒、糖、生姜汁、淀粉进行腌制；

② 芹菜洗净，切成3cm长的段，放入开水锅中烫熟捞出，沥出水分备用；

③ 起锅热油烧至三成热，下猪肝煸炒至断生变色，放入芹菜段，加入盐、胡椒粉和生姜汁炒匀即可。

【功效】

芹菜中维生素丰富，含有粗纤维，利于消化排出；猪肝补肝养血，明目，对增血、保眼有利。此菜很适合儿童生长发育需要（图9-10）。

（5）滑蛋牛肉

【原料】牛肉片100g，鸡蛋2个，料酒5g，酱油3g，精盐、味精、生粉少许。

【制作】

① 牛肉片加入料酒、精盐、味精、酱油、蛋白、淀粉腌制上浆备用；

② 起锅烧油至四成热，放入牛肉片滑油至断生，捞出沥油备用；

③ 鸡蛋加入精盐、味精搅匀备用；

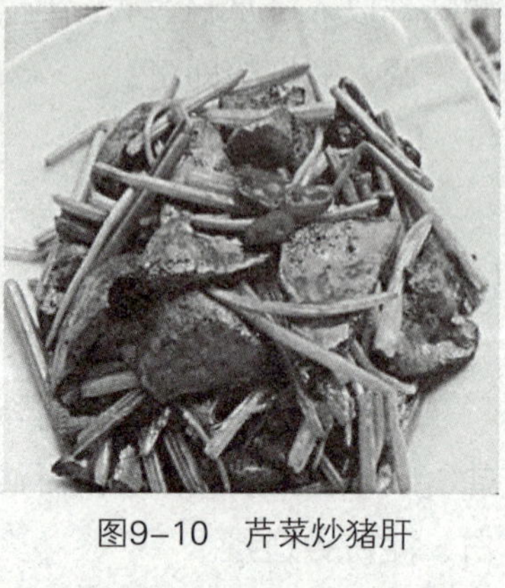

图9-10　芹菜炒猪肝

④ 另起锅留底油，倒入鸡蛋浆，炒至半熟时，加入牛肉片，再炒至鸡蛋熟透后装盘即可。

【功效】

滑嫩鲜香、美味可口。富含蛋白质、铁、锌及维生素，适合生长发育的少儿食用。

（五）青少年的食疗保健方法与膳食制作

1. 青少年的生理特点

青少年时期是生长发育的第二个高峰期，身体生长发育速度加快，各器官逐步发育成熟，是一生中长身体、长知识的最重要时期。这个时期食欲旺盛，对食物的摄取量猛增。各种营养素需求量大，需要量要多于成人，而且个体差异较大。

2. 青少年的食疗保健方法

（1）三餐定时定量、早餐营养充足　2002年中国居民营养与健康状况调查结果显示，一日三餐不规律，不吃早餐的现象在儿童青少年中较为突出，影响到青少年的生长发育。三餐定时定量，保证吃好早餐对于儿童青少年的生长发育、学习都非常重要，还应注意不要盲目节食。

知识拓展：青少年盲目节食的危害

一些青少年为了追求体型完美，有意进行节食，继而出现过度地节制饮食。这种情况多见于青春期女孩，青春期女孩伴随第二性征发育而来的是逐渐成熟的体型，对此她们容易产生恐惧不安、羞怯，有使自己的体型保持“苗条”的愿望。因此，她们过分关注体型，过度节食以致体重明显降低。有少数女生盲目节食，甚至用催吐、吃泻药等极端做法减重。久而久之形成条件反射，逢吃饭就恶心或一听到与吃饭有关的词就呕吐，最终导致神经性厌食症，导致营养不良，骨瘦如柴；神经性厌食征还可引起身体内分泌的改变，少女乳房发育停滞，月经迟迟不来，已来月经者会出现停经、闭经、阴毛稀少等现象。长期营养不良会造成机体电解质平衡紊乱，有的会诱发癫痫发作，出现精神症状，如焦虑不安、抑郁、失眠、注意力不集中、易激怒、强迫性思维等，严重者会导致死亡。现实生活中，有很多体重正常的儿童青少年盲目地进行节食减重，这对于儿童青少年的健康成长有着巨大的危害。因此，儿童青少年不应盲目地进行节食减重。在不能确定自己的体重是否正常，需不需要控制时，可以向营养专家、医生、校医或家长咨询。

早餐提供的能量应占全天总能量的25%~30%，早餐的食物量应相当于全天食物量的1/4~1/3。早餐的营养是否充足可根据早餐中食物的种类来评价。谷类食物在人体内能很快转化为葡萄糖，有利于维持血糖稳定，保证大脑活动所需的能量。因此，谷类食物是早餐不可缺少的，合理的早餐食品还应包括牛奶或豆浆，再加上鸡蛋、豆制品、瘦肉等富含蛋白质的食物，这些食物可在胃里停留较久，使整个上午精力充沛。

（2）摄取富含铁和维生素C的食物　铁、叶酸和维生素B_{12}等营养素缺乏都会引起营养性贫血，其中最常见的是缺铁性贫血。在我国青少年中缺铁性贫血患病率较高，这是因为处于生长发育期的青少年，由于生长迅速，血容量增加，因此对铁的需要量明显增加，而体内铁相对不足，容易发生贫血；青春期女孩加之月经来潮后的生理性失血，更易发生贫血。

为了预防贫血的发生，青少年应注意饮食多样化，注意调换膳食品种，经常吃含铁丰富的食物，如动物血、肝、瘦肉、蛋黄、黑木耳、大豆等；另外，还可以增加铁强化食品的摄入，如铁强化酱油、铁强化面包来改善铁营养状况。维生素C可以显著增加膳食中铁的消化吸收率，单独补充维生素C就可以在一定程度上改善人体的铁营养状况。因此，儿童青少年每天的膳食均应含有新鲜的蔬菜、水果等维生素C含量丰富的食物，也可以通过摄取强化食品或营养素补充剂补充维生素C。诊断为缺铁性贫血的儿童青少年，应在医生指导下及时服用铁剂。

（3）不抽烟、不饮酒　青少年的大支气管比较直，烟雾很容易进入肺泡。支气管和纤毛容易受到焦油的刺激，会影响到青少年大脑机能、性发育、呼吸系统发育。同时青少年的食道、胃黏膜细嫩、管壁浅薄，对酒精更敏感。饮酒影响胃酸及胃酶的分泌，导致胃炎或胃溃疡的发生，而且酒精进入人体后，要靠肝脏来分解，但青少年的肝脏分化尚不完全，肝组织较脆弱，饮酒会破坏肝的功能，甚至引起肝脾肿大、酒精性肝硬化。因此吸烟、饮酒对儿童青少年的危害更大，应养成不吸烟、不饮酒的好习惯。

3. 青少年的膳食制作

（1）排骨黄豆汤

【原料】猪排750g，黄豆250g，葱5g，姜5g，精盐3g，味精3g，料酒3g，鲜汤适量。

【制作】

① 猪排斩段，黄豆用清水洗净待用；

② 起锅烧水至沸，依次放入黄豆、猪排后捞出沥水备用；

③ 另起锅加入鲜汤，旺火烧沸，放入猪排、黄豆，转文火煲至猪排酥烂，加入精盐、味精、料酒、葱、姜调味即可。

【功效】

猪排骨味甘，性平，具有滋阴润燥功效。黄豆具有健脾宽中，润燥作用。适合气血不足的女性食用，也适合脾胃气虚或阳虚所致的食少乏力，四肢无力，长期病后体弱的病人食用。

（2）枸杞炖鹌鹑

【原料】鹌鹑2只，枸杞30g，盐、味精少许。

【制作】

① 将鹌鹑宰杀，去毛及内脏，洗净备用；

② 起锅烧水至沸，放入鹌鹑焯至半熟后捞出沥水备用；

③ 另起锅留底油，放入鹌鹑炒香，倒入适量清水，旺火烧沸，加入枸杞子、精盐、味精调味，转文火炖至鹌鹑入味即可。

【功效】

滋养肝肾，补精益智。鹌鹑是良好的益智食品，含有丰富的蛋白质、无机盐、维生素等，有助于青少年发育、增进食欲、提高记忆力。脑力劳动者常食，能消除眩晕健忘症状，能提高智力，有健脑养神之作用；枸杞子能补肾益精、养肝明目、抗疲劳、增强体力和智力。

（3）粉蒸南瓜

【原料】南瓜500g，籼米粉15g，大葱15g，姜15g，色拉油8g，料酒8g，白砂糖8g，胡椒粉5g，腐乳（白）5g，精盐3g，味精1g。

【制作】

① 鲜嫩南瓜去皮，切滚刀块备用；

② 米粉用热水泡透；

③ 葱、姜切末；

④ 料酒和酱豆腐同放在碗中，碾成蓉状；

⑤ 南瓜、色拉油、米粉、葱末、姜末、酱豆腐、白糖、精盐、味精、胡椒粉一起放在碗中，大火蒸熟，翻扣在盘中即可。

【功效】

南瓜有解毒、保护胃黏膜、帮助消化、促进生长发育等众多功效。

（4）香蕉菠萝汁

【原料】香蕉2根、菠萝1/4个、苹果1个。

【制作】

① 将香蕉、菠萝、苹果去皮洗净，切成2cm见方的块状；

② 将三种水果放入榨汁机中榨汁搅匀即可饮用。

【功效】

香蕉能够减轻心理压力、缓解疲劳，适合于青少年考前饮用，且睡前饮用可镇静神经，有助于睡眠。

（六）老年人的食疗保健方法与膳食制作

1. 老年人的生理特点

老年人新陈代谢减慢，加上活动量较少，导致蛋白质合成速度减慢、脂肪蓄积、血脂上升、骨质密度降低、生理功能逐渐衰退、各器官随年龄和体内自由基伤害的增加而衰退，免疫功能下降，对外界和体内环境改变的适应能力降低、体力下降；老年人因牙周病、龋齿、牙齿的萎缩性变化，而出现牙齿脱落或明显的磨损，影响对食物的咀嚼和消化；胃黏膜变薄、肌纤维萎缩、胃排空时间延长、消化道运动能力降低，尤其是肠蠕动减弱易导致消化不良及便秘；舌乳头上的味蕾数目减少，使味觉和嗅觉降低，影响食欲；消化腺体萎缩，消化液分泌量减少，消化能力下降。

2. 老年人的食疗保健方法

人体衰老是不可逆转的发展过程，随着年龄的增加，老年人器官功能逐渐衰退，容易发生代谢紊乱，导致营养缺乏病和慢性非传染性疾病的危险性增加。合理饮食是身体健康的物质基础，对改善老年人的营养状况、增强抵抗力、预防疾病、延年益寿、提高生活质量具有重要作用。

（1）食物粗细搭配、易于消化吸收　许多老年人发生便秘，患高血压、血脂异常、心脏病、糖尿病等疾病的危险性增加。而且随着人们生活水平提高，我国居民主食的摄入减少、食物加工越来越精细、粗粮摄入减少、油脂及能量摄入过高，导致B族维生素、膳食纤维和某些矿物质的供给不足，慢性病发病率增加。而粗粮含丰富的B族维生素、膳食纤维、钾、钙、植物化学物质等，因此老年人选择食物要粗细搭配。

知识拓展：粗粮富含哪些营养素？

① 粗粮富含B族维生素、矿物质：B族维生素包括维生素B_1、维生素B_2、烟酸等，在体内主要以辅酶的形式参与三大营养素的代谢，使这些营养素为机体提供能量，还有增进食欲与消化功能，维护神经系统正常功能等作用。B族维生素主要集中在谷粒的外层，相比较而言，粗粮的加工一般不追求精细，所以B族维生素含量比细粮高。此外粗粮中的钾、钙及植物化学物质的含量也比较丰富。

② 粗粮膳食纤维含量高：膳食纤维进入胃肠道，能吸水膨胀，使肠内容物体积增大，大便变软变松，促进肠道蠕动，起到润便，防治便秘的作用；同时缩短粪便通过肠道的时间，使酚、氨及细菌毒素等在肠道内停留的时间缩短。另外，粗粮中膳食纤维多、能量密度较低、可使摄入的能量减少，有利于控制体重，防止肥胖。

③ 调节血糖：粗粮或全谷类食物，餐后血糖变化小于精制的米面，血糖指数较低，可延缓糖的吸收，有助于改善糖耐量及糖尿病患者的血糖控制。世界卫生组织、联合国粮农组织和许多国家糖尿病协会、营养师协会都推荐糖尿病患者采用高纤维低血糖指数的粗粮搭配控制血糖和体重。

④ 防治心血管疾病：粗粮中含丰富的可溶膳食纤维，可减少肠道对胆固醇的吸收，促进胆汁的排泄，降低血胆固醇水平。同时富含植物化学物如木酚素、芦丁、类胡萝卜素等，具有抗氧化作用，可降低发生心血管疾病的危险性。

老年人消化器官生理功能有不同程度的减退，咀嚼功能和胃肠蠕动减弱，消化液分泌减少，因此宜选用柔软的米面及其制品，如面包、馒头；细软的蔬菜、水果、豆制品、鸡蛋、牛奶等；适量的鱼虾、瘦肉、禽类等易于消化吸收的食物，并且在适合老年人咀嚼功能前提下，要兼顾食物的色、香、味、形，要注意烹调的方法，以蒸、煮、炖、炒为主，避免油腻、腌制、煎、炸、烤的食物。

（2）保证优质食物的摄入　老年人食物摄入量少，应首先选择优质食物，瘦肉、鱼、奶、蛋及动物肝脏是优质蛋白质和钙、铁、维生素A、维生素D的良好来源，应予保证。鱼的脂肪较好，老年人易于吸收，可多食鱼。

（3）适量食用膳食纤维　膳食纤维能增加肠蠕动，起到预防老年性便秘的作用，改善肠道菌群，使食物容易被消化吸收。近年的研究还说明膳食纤维尤其是可溶性纤维对血糖、血脂代谢都起着改善作用，这些功能对老年人特别有益。随着年龄的增长，非传染性慢性病如心脑血管疾病、糖尿病、癌症等发病率明显增加，膳食纤维还有利于这些疾病的预防。

（4）口味宜清淡　选择植物油作为烹调用油，可供给机体不饱和脂肪酸和维生素E，少用动物脂肪，减少氯化钠用量，防止高血压发生。

（5）控制适宜体重　老年人基础代谢下降，从老年前期开始就容易发生超重或肥胖。肥胖将会增加非传染性慢性病的危险，故老年人要积极参加适宜的体力活动，如走路、打太极拳等，以改善其各种生理功能。但因老年人血管弹性减低，血流阻力增加，心脑血管功能减退，故活动不宜过量，否则超过心脑血管承受能力，反使功能受损，增加该类疾病的危险。

3. 老年人的膳食制作

（1）牛肉菠菜汤

【原料】瘦牛肉200g，菠菜150g，胡萝卜50g，鸡蛋20g，葱10g，精盐5g，味精3g，胡椒粉3g，料酒5g，黄油15g，清汤、嫩肉粉、淀粉各适量。

【制作】

① 将瘦牛肉切0.5cm厚的牛肉片，加入精盐、味精、嫩肉粉、蛋白、淀粉腌制上浆，放入三成热油锅中滑油，至牛肉片断生后捞出沥油备用；

② 菠菜洗净去根、切段，放入沸水锅中焯熟捞出备用；

③ 将胡萝卜切菱形片，葱切段备用，剩余鸡蛋搅打呈蛋液备用；

④ 起锅加黄油烧热，放入葱段、胡萝卜片炒香，烹入料酒，加入适量清汤旺火烧沸，加入精盐、味精、胡椒粉调味，倒入牛肉片、菠菜段，转文火熬煮4min后，倒入蛋液搅散成蛋花即可。

【功效】

菠菜具有润肠通便、增强抗病能力、抗衰老的功效；牛肉则安中益气、健脾养胃、强筋壮骨。两者配合烹调，食用后可提高老年人机体免疫力。

（2）鸡肉炖银耳

【原料】鸡脯肉100g，银耳75g，胡萝卜25g，黄瓜25g，牛奶50g，精盐5g，味精

5g，白糖3g，料酒5g，蛋白、淀粉、花生油适量。

【制作】

① 鸡脯肉切0.5cm厚的鸡肉片，加入精盐、味精、料酒、蛋白、淀粉腌制上浆，放入三成热油锅中滑油，成熟后捞出沥油备用；

② 银耳温水泡发，洗净去蒂，手撕成小朵状，放入沸水锅中焯熟捞出备用；

③ 胡萝卜、黄瓜切菱形片备用；

④ 起锅加入适量清水，旺火烧沸，加入精盐、味精、白糖、牛奶调味，放入鸡肉片、银耳，转文火加热至鸡肉、银耳酥烂入味即可。

【功效】

鸡肉炖银耳可补益五脏，适用于脾胃虚弱、肺阴不足等症，尤其适合老年人，有健身益寿，抗衰老之功效。

（3）杏仁牛奶芝麻糊

【原料】杏仁50g，核桃仁50g，白芝麻50g，糯米100g，黑芝麻50g，淡奶200g，冰糖50g，枸杞子适量。

【制作】

① 糯米先用温水浸泡30min备用；

② 起锅文火将芝麻炒香备用；

③ 将杏仁、核桃仁、白芝麻、黑芝麻、糯米捣碎成糊状，用纱布过滤备用；

④ 起锅加适量清水、冰糖，旺火烧沸，加入芝麻糊顺时针搅匀，撒上枸杞子文火煮沸即可。

【功效】

杏仁牛奶芝麻糊具有润肤养颜、延缓皮肤衰老及抗皱祛皱的功效（图9-11）。

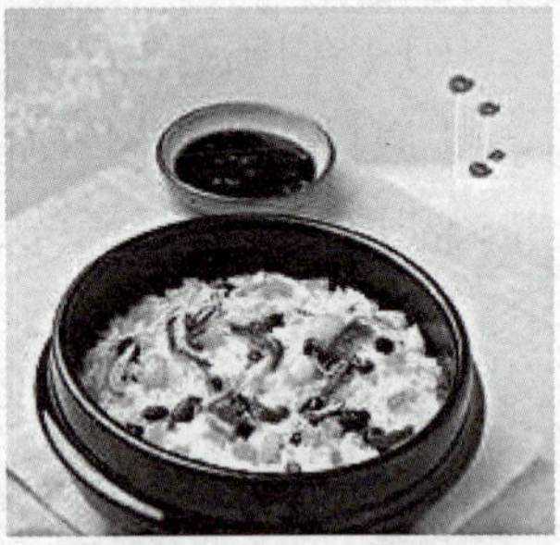

图9-11　杏仁牛奶芝麻糊

（4）姜枣桂圆

【原料】红枣250g，桂圆肉250g，姜汁、蜂蜜适量。

【制作】

① 红枣洗净、温水浸泡备用；桂圆肉洗净备用；

② 起锅加入适量清水，旺火烧沸，放入红枣、桂圆，转文火加热至红枣、桂圆软烂，倒入姜汁、蜂蜜，煮沸搅匀即可。

【功效】

姜枣桂圆具有抗衰延年功效（图9-12）。

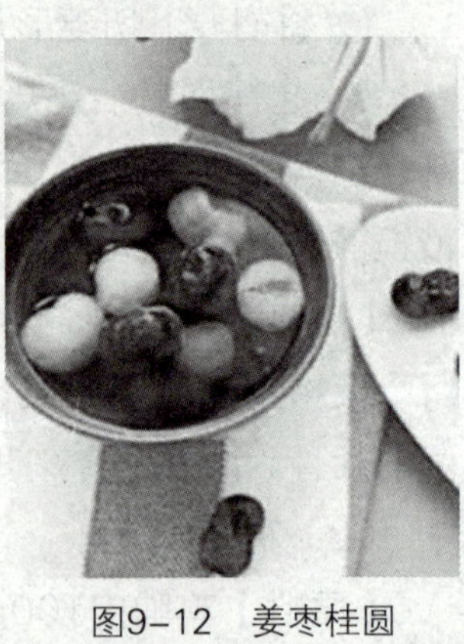

图9-12　姜枣桂圆

（5）木瓜生姜蜂蜜粥

【原料】木瓜10g，生姜10g，蜂蜜10g，粳米100g。

【制作】

① 木瓜、生姜去皮切小菱形块备用；

② 起锅加入适量的清水，倒入粳米、生姜块、木瓜块，旺火烧沸，转文火烧至成粥，并趁热加入蜂蜜搅匀即可。

【功效】

木瓜可治湿痹，生姜辛温散寒，两种原料均具有镇痛的作用，相互搭配烹煮成粥，对于患有类风湿性关节炎的老年患者有一定的食疗作用。

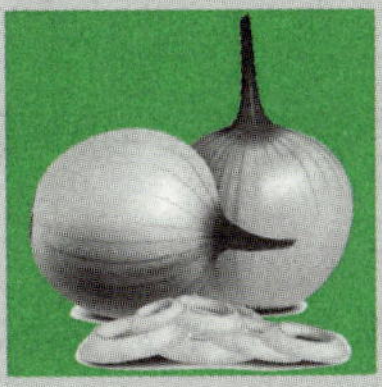

要点提示

本模块主要讲述了孕妇、乳母、婴幼儿、青少年、老年人等人群的生理特点、食疗方法和保健膳食的制作，通过学习需要重点掌握各类人群食疗的方法和保健膳食的制作方法。

模块2 常见疾病的食疗保健方法与膳食的制作

【案例】

黄驰，男28岁，武汉市人，体重419斤，号称“武汉第一巨胖”。

莎朗·梅夫斯姆勒，体重285公斤，有“英国最胖女人”之称。由于心肺功能受到严重影响，每天必须依靠氧气罩呼吸，主治医生说其只剩下几个月的寿命。

2010年7月16日，为期5天的第11届国际肥胖症大会在瑞典闭幕。大会资料显示，目前全世界体重超标的人口已经接近10亿，其中肥胖症患者达4.75亿。大会主席罗斯纳教授在开幕式上警告，肥胖症将是21世纪人类面临的最严峻的公共卫生危机之一。

案例分析:

国际肥胖特别工作组（TOTF）指出，肥胖将成为21世纪威胁人类健康和生活满意度的最大杀手。肥胖症是一种慢性疾病，主要源于不良的饮食习惯，人体摄入过多食物，而运动量偏小等原因造成的。挪威奥斯陆大学研究发现，肥胖者死于癌症的几率比体重正常者高出21%，而超重者面临的同类风险也比体重正常者高6%。我国居民超重和肥胖的发生率在逐年增加。2002年中国居民营养状况和健康调查的数据显示，我国居民超重和肥胖发生率已达24.2%，比1992年升高了19.2%，其中成人超重和肥胖发生率达29.9%，儿童青少年超重和肥胖发生率达12%，即我国儿童人口的近1/8，成人人口的近1/3发生体重超重或肥胖。

研究资料表明，近10年来，我国城乡居民的膳食状况明显改善，儿童青少年平均身高、体重增加，营养不良患病率下降；另外，部分人群膳食结构不合理及身体活动减少，引起如肥胖、高血压、糖尿病、高脂血症等慢性疾病的患病率增加，已成为威胁国民健康的突出问题。而人体慢性疾病的产生与发展同膳食的选择有着密切联系。合理的膳食结构和食疗方法对于预防疾病，乃至促进某些疾病的康复都起着重要的作用。本模块根据近年我国居民营养与健康的调查结果，简要介绍肥胖、糖尿病、高血压、痛风、肿瘤等几种常见慢性疾病的食疗方法和保健膳食制作方法。

(一)肥胖病的食疗保健方法与膳食制作

1. 肥胖病的病因

肥胖病又名肥胖症，肥胖病的诱因一般分为两大类：一类是因病而引起的肥胖，诸如脑炎、脑瘤、关节炎或需服用激素的慢性疾病而引起内分泌紊乱造成的肥胖，这种肥胖称为症状性肥胖。这类肥胖病人占肥胖总人数的5%左右。另一类肥胖病则是由于饮食中所摄入的热量，超过其本身所消耗的热量，而使多余的热量及其他养料转化成脂肪在体内积蓄起来，从而导致肥胖，这类肥胖称为单纯性肥胖，这类肥胖人数占肥胖人总数的 95%。

知识拓展：如何判断是否患有肥胖症？

对于一般人而言很难分辨肥胖症与普通肥胖。根据世界卫生组织（WHO）推荐的国际统一鉴定方法，可以通过体质指数、腰围、腰臀比、肥胖度等数据来判断。

① 体质指数（BMI）=体重（kg）÷身高（m）(kg/ m)

中国居民标准：正常为18.5~23.9；超重≥24；肥胖≥28

② 腰围（WC）标准：男性＞94cm，女性＞80cm

③ 腰臀比（WHR）标准：男性＞0.9，女性＞0.8

④ 肥胖度=[（实测体重-理想体重）÷理想体重]×100%

体重超过理想体重10%为超重；超过20%以上为肥胖；超过20%~30%为轻度肥胖；超过30%~50%为中度肥胖；超过50%以上为重度肥胖；超过100%为病态肥胖。

理想体重（kg）=身高（cm）-105

肥胖病不仅是一种独立的疾病，也是高血压、心脑血管疾病、糖尿病等多种慢性疾病的重要病因。

2. 肥胖病的食疗方法

肥胖病的预防重于治疗，预防效果也大于治疗。一旦患了肥胖病应当通过调节饮食来配合治疗，对肥胖者的食疗方法应遵循以下几点：

（1）控制能量的摄入量　肥胖者必须彻底改变原有的生活方式、饮食习惯，坚持长期控制能量的摄入和增加能量的消耗。在保证机体蛋白质及其他各种营养素需要的情况下，使机体处于能量摄入与消耗的负平衡状态，以达到体重下降的目的。

降低体重最有效的方法就是减少能量的摄入和增加能量的消耗。在实施能量控制时，不可操之过急，以免出现由于能量摄入过低而引起血糖降低、头昏、四肢无力，代谢紊乱、酸中毒等反应，对机体造成损伤。

一般全天能量的分配比为：一日三餐，早餐30%、午餐40%、晚餐30%；而合适的能量摄入量则应根据肥胖的不同程度来掌握。一般为成人轻度肥胖者，每月减少0.5~1kg体重为宜，每天能量减少为125~250kcal；成人中度以上肥胖者应每周减少0.5~1kg体重为宜，每天能量减少为552~1104kcal。但要注意，不论是轻度肥胖，还是中度以上肥胖，每天的能量摄入不能低于1000kcal，否则会有损健康。

（2）调整营养素结构　低能量膳食期间，要注意各种营养素的摄入。食物摄入量降低，易引起维生素和矿物质的不足，应注意适量补充。同时注意三大生热营养素的比值。膳食营养结构主要由低脂肪、适量蛋白质、适量碳水化合物、膳食纤维组成。

① 低脂肪：限制脂肪的摄入量，特别是动物脂肪的摄入量。避免因脂肪摄入过多，引起高血脂症、心脑血管疾病等并发症。肥胖者的脂肪摄入量应控制在总能量的20%~25%为宜。

② 适量蛋白质：蛋白质与脂肪一样，是产热营养素，如果过多摄食，也会使能量摄入量增加，引起肥胖并引起肝肾功能损伤。因此，蛋白质的摄入量应控制在总能量的15%~20%。蛋白质的选择中动物性蛋白质可占总蛋白质的50%左右，以便完成机体代谢、组织修补等功能。

③ 适量碳水化合物：不提供碳水化合物的做法是错误的。碳水化合物可维持血糖水平，防止酮症酸中毒，节约蛋白质，防止糖原异生现象出现，减少肝肾损伤。碳水化合物的摄入量应控制在总能量的60%~65%。

④ 增加膳食纤维量：保证每天的膳食纤维摄入量为30g左右。膳食纤维可以降低胆固醇，促进胃肠蠕动，促进脂肪分解。富含膳食纤维的蔬菜和水果属低热量食物，且能增加饱腹感而不会导致进食过量。

食物选择方面，动物性食品以鱼、虾等水产品、禽类和瘦肉为好，配以新鲜蔬菜、水果、豆类、牛奶作为维生素和矿物元素的来源，减少烹调油的摄入（一天的摄入量应少于25g），适当地增加粗杂粮，限制甜食、含糖饮料。

（3）良好的饮食习惯　要想取得良好的减肥效果，就要有良好的饮食习惯，如：定时定量用餐，不随意吃东西，睡觉前不进食，多吃清淡的食物等。

（4）选择恰当的烹调方法　适宜采用拌、蒸、煮、烧、焖等烹调方法，忌用油炸、煎炸、烤、熏等烹调方法，减少油脂的摄入。

3. 减肥食物介绍

（1）牛奶　牛奶含有丰富的乳清酸和钙质，它既能抑制胆固醇沉积于动脉血管壁中，又能抑制人体内胆固醇合成酶的活性，减少胆固醇产生。

（2）茶叶　茶叶中含有咖啡碱、肌醇、叶酸和芳香类物质等多种化合物，能增强胃液分泌，调节脂肪代谢，对蛋白质和脂肪有很好的分解作用，故能减肥。

（3）冬瓜　冬瓜不含脂肪，含维生素C较多，且冬瓜中的丙醇二铵能有效地抑制糖类转化为脂肪，阻止体内的脂肪堆积，是预防肥胖的佳品。

（4）黄瓜　黄瓜中丙醇和乙醇的含量居瓜菜类的首位，主要作用是抑制糖类转变为脂肪，但不妨碍糖代谢提供能量，有减肥的作用。

（5）香菇　香菇能明显降低血清胆固醇、甘油三酯及低密度脂蛋白水平。

（6）洋葱　洋葱中含前列腺素A，具有降血压的功能，可以增强体力，帮助分解体内的毒素，促进血液循环，防止脂肪在体内堆积。

（7）魔芋　魔芋中含有大量的植物纤维和水分，含有葡萄甘露聚糖。葡萄甘露聚糖是可溶性膳食纤维，吸水性强，不被吸收，不含热量，既能增加饱腹感，减轻饥饿感，又能降低体重。

（8）苦瓜　苦瓜中含有一种极具生物活性的高能清脂素，这种物质只作用于人体吸收脂肪的重要部位——小肠。通过改变肠细胞孔网，阻止脂肪、多糖等热量大分子物质的吸收，但并不影响维生素、矿物质等营养素的吸收。

（9）山楂　山楂有健胃消食、特别是对肉食积滞的消食效果更好。现代医学研究发现，山楂含有黄酮类化合物，具有降低血压和降血脂、软化血管、利尿、镇静、强心等作用，常食用对冠心病、高脂血症等疾病均有良好的辅助治疗功效。

（10）苹果　苹果中所含的果酸可使积存在体内的脂肪分解，防止发胖，所含的果胶与果酸能吸附胆固醇，调节血脂。

4. 肥胖病的食疗膳食

（1）三鲜冬瓜

【原料】冬瓜500g，熟火腿30g，冬笋25g，蘑菇25g，葱花5g，味精2g，精盐3g，鸡汁、胡椒粉、芝麻油、花生油适量。

【制作】

① 将冬瓜切成方形块，再放入沸水锅中焯至熟后捞出；熟火腿、冬笋、蘑菇切成2cm见方的菱形片；

② 炒锅置中火上，放入花生油烧热，放入冬瓜块、火腿片、冬笋片、蘑菇片炒香后，加入鸡汁、精盐、胡椒粉、味精烧至入味，勾芡、撒葱花、淋芝麻油出锅。

【功效】

消热化痰，减肥瘦身（图9-13）。

（2）香菇蒸鸡

【原料】母鸡500g，香菇50g，笋片25g，油菜心25g，生姜10g，清汤、精盐、糖、味精、芝麻油适量。

【制作】

① 把鸡肉洗净斩块，入开水锅中焯熟，撇去血水，捞出备用；香菇洗净切块、生姜切片，将鸡块、香菇、生姜、笋片一同码入碗中，加精盐、白糖、味精、清汤调味；

② 汤碗置于蒸笼中，旺火蒸1h左右，取出放入焯过水的油菜心，淋芝麻油即可。

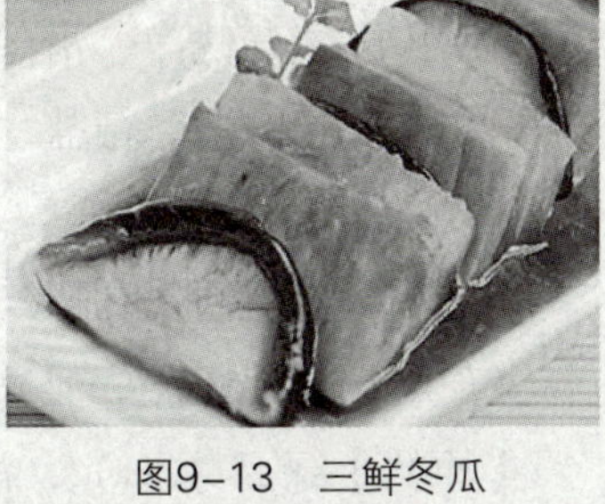

图9-13　三鲜冬瓜

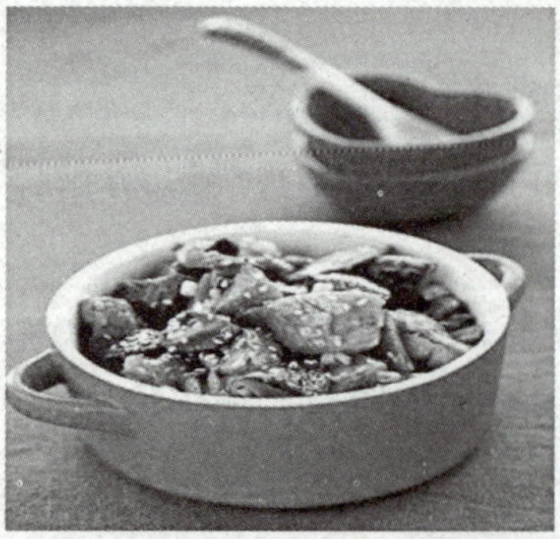

图9-14　香菇蒸鸡

【功效】

补脾益气，养颜轻身（图9-14）。

（3）红烧猪肚

【原料】猪肚200g，冬瓜300g，酱油15g，精盐5g，味精5g，糖色10g，葱15g，姜15g，水淀粉、花生油、清汤适量。

【制作】

① 将猪肚洗净、放入冷水锅中，加葱、姜逐渐加热焯至五成熟，捞出后切成3cm见方的菱形片；冬瓜洗净，切成菱形片，焯水捞出备用；

② 炒锅上火加入花生油、清汤、精盐、味精、酱油、糖色调味，旺火烧开后下入肚片，转中小火煨烧至七成熟后下入冬瓜，至汤汁浓稠后旺火收汁，勾芡，淋芝麻油出锅即可。

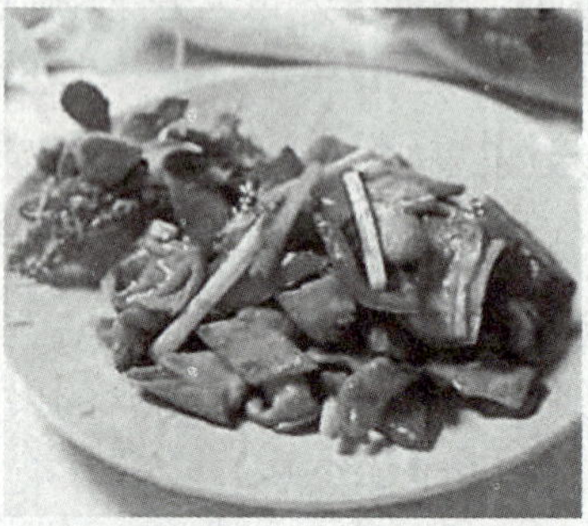

图9-15　红烧猪肚

【功效】

补益脾胃，减肥健美（图9-15）。

（4）鸡汤黄豆芽

【原料】黄豆芽400g，鸡骨汤300g，鸡肉丝200g，葱10g，姜10g，味精2g，八角2g，精盐、料酒适量。

【制作】

① 鸡肉切丝炒熟、黄豆芽洗净、葱姜拍松备用；

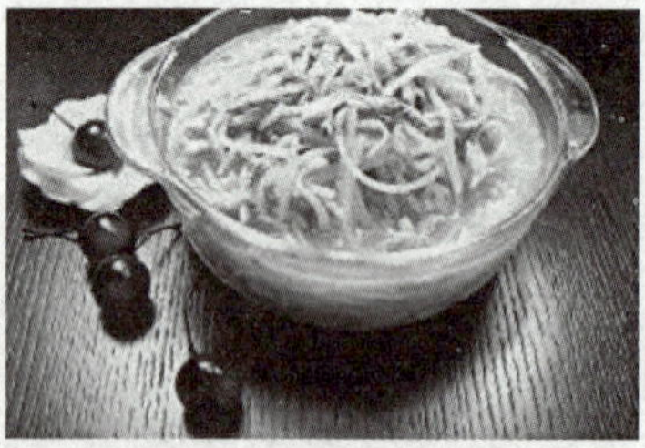

图9-16　鸡汤黄豆芽

② 砂锅内加入鸡汤、葱、姜、八角、清水大火烧开，撇去浮沫，下入黄豆芽、鸡肉丝，加料酒、精盐调味，小火煨20分钟，至熟烂入味即可。

【功效】

清热利湿，益气瘦身（图9-16）。

（5）清蒸凤尾菇

【原料】鲜凤尾菇500g、精盐、芝麻油、鲜汤适量。

【制作】

① 将凤尾菇洗净、沿菌褶撕开，菌褶向上，平放在汤碗中；

② 加入芝麻油、精盐、鲜汤，置笼内蒸至熟烂入味即可。

【功效】

补脾益气，降脂减肥。

（6）金钩炒银芽

【原料】绿豆芽300g，海米30g，葱5g，姜5g，精盐、味精、料酒、花生油适量。

【制作】

① 绿豆芽掐去豆瓣、根须，洗净后备用；葱、姜切丝；海米用黄酒浸泡；

② 炒锅置火上，烧热加花生油，下葱姜丝、海米炒香，放入绿豆芽，烹入料酒，加精盐、味精调味翻炒均匀即可。

【功效】

清热消渴，减肥健美。

（二）糖尿病的食疗保健方法与膳食制作

糖尿病是由多种病因引起胰岛素分泌不足以及靶组织细胞对胰岛素敏感性降低，从而引发蛋白质、脂肪、水和电解质等一系列代谢紊乱综合征。以高血糖为主要特点，可出现多尿、多饮、多食、消瘦等表现，即“三多一少”的症状。是具有遗传倾向的、常见的内分泌疾病。

1. 糖尿病的病因

糖尿病分Ⅰ型糖尿病和Ⅱ型糖尿病，Ⅰ型糖尿病多见于青少年、Ⅱ型糖尿病多见于中、老年人。诱发糖尿病的病因主要有遗传因素、肥胖、年龄、不良饮食结构、吸烟、运动量小等因素。

（1）遗传因素　Ⅰ型和Ⅱ型糖尿病均具有遗传性，Ⅱ型糖尿病更强，中国人属于Ⅱ型糖尿病易患人群。

（2）肥胖　80%的糖尿病患者有肥胖的病史，据我国调查资料显示，超重者糖尿病的患病率是正常体重者的5倍。

（3）年龄　老年人糖尿病患病率较高。

（4）不良的饮食结构　高能量、高脂肪、低膳食纤维不仅是肥胖和高脂血症的诱因，同样也会引发由胰岛素抵抗引发的糖尿病。

（5）吸烟　长期大量吸烟易发生血红蛋白糖化，相同体重的人，吸烟者内脏脂肪含量、空腹血糖和胰岛素水平均高于不吸烟者。

（6）运动量少　体力运动减少是肥胖发病的原因，同样也是发生糖尿病的重要因素。

2. 糖尿病的食疗方法

治疗糖尿病长期坚持规范治疗是最重要的，除合理用药，坚持适量的运动锻炼外，采用高碳水化合物量、降低脂肪比例、控制蛋白质摄入的饮食治疗方法，对于改善血糖耐量同样有较好的效果，具体食疗方法如下。

（1）合理控制能量　糖尿病患者每天的能量摄入大约是同类人群的80%左右，大多为1000~2600kcal。合理控制能量是治疗糖尿病的总原则，要在总热量确定的前提下，再考虑三大营养素的分配，碳水化合物约占总能量的60%、脂肪占总能量的25%、蛋白质占总能量的15%。

（2）合理选择碳水化合物、提高膳食纤维的摄入　糖尿病人每天碳水化合物的摄入量应控制在200~300g，在合理控制能量的基础上供给高碳水化合物饮食，可以节约蛋白质、减少糖原异生作用和抗生酮作用、预防酮血症，并且有助于提高胰岛素的敏感性、刺激葡萄糖的利用、减少肝脏葡萄糖的产生和改善葡萄糖耐量。

在选择碳水化合物时还要注意，不要选择简单碳水化合物，如食用糖等单糖或双糖类碳水化合物，而应选择吸收较慢的多糖类碳水化合物，如谷物中的玉米、荞麦、燕麦、红薯、米、面等。同时进餐时要注意，如果非主食类食物中有含淀粉较多的根茎类和鲜豆类蔬菜等，应替代部分主食，以免碳水化合物的摄入过量。

膳食纤维的摄入量以每天40g左右为宜，其具有明显的去脂降糖、助消化、通便功能，能有效减肥和防治糖尿病等代谢性疾病。高纤维膳食还可以降低餐后血糖，改善葡萄糖耐量或减少胰岛素的用量。饮食中应多选用粗粮、麸皮和蔬菜这类天然高纤维食物。

（3）限制脂肪和胆固醇的摄入　糖尿病患者因胰岛素分泌不足，造成体内脂质代谢紊乱。如果不控制膳食脂肪摄入，易引发或加重高脂血症，导致糖尿病并发症出现。高血脂可使糖尿病患者冠心病的发病率增高。因此，应限制脂肪的种类，限制动物脂肪和饱和脂肪酸的摄入，增加不饱和脂肪酸的摄入。少食用猪油、牛油等饱和脂肪酸含量丰富的动物油脂；多食用橄榄油、花生油、豆油、玉米油、葵花籽油等多不饱和脂肪酸含量丰富的植物油脂。植物油脂的摄入量为每天20g左右。

胆固醇的摄入量为每天300mg以下，高胆固醇血症者应限制在每天200mg以下。

（4）合理选择蛋白质　糖尿病是以代谢紊乱为特征的内分泌疾病。糖尿病人会发生糖代谢和脂肪代谢紊乱，并导致蛋白质代谢紊乱。蛋白质代谢紊乱，机体蛋白质消耗增加，出现负氮平衡，严重者会出现酸中毒，因此要保证蛋白质的摄入量和蛋白质的质量。不同生理状态和病理表现的糖尿病患者，应供给不同量值的蛋白质。一般占总能量供给的10%~15%，其中优质蛋白质应占总量的三分之一以上。可选择瘦肉、鱼、乳、蛋、豆制品等优质蛋白质作为蛋白质来源。

（5）维生素与矿物质应全面供给　糖尿病是一种慢性消耗性疾病，维生素与矿物质与胰岛素功能和分泌量及体内电解质平衡有关，在一定程度减少或延缓并发症的发生，因此应强调从食物中补充营养素。

含钙丰富的食物主要有奶及奶制品，水产品、豆类及其制品等。含锌丰富的有海产品、干果类、瘦肉等。铁富含于动物血、肝和大豆，鸡鸭猪血是铁的好来源。海产食物如海带、紫菜、海鱼中含碘较多。

（6）注意餐次和能量分配　糖尿病患者的临床症状之一即是“多饥”，糖尿病人易出现低血糖。如果每天餐次少于三次，除易造成低血糖外，也可出现正餐过食现象，造成餐后血糖升高，两者均对糖尿病病人不利。因此，糖尿病人用餐要定时、定量。对易出现低血糖的患者，两次正餐之间应有加餐，每天餐次为3~6次，但总能量不变，加餐从正餐中分出。不同类型糖尿病病人每日餐次及能量分配见表9-3。

表9-3 糖尿病病人每日餐次及能量分配

糖尿病	病情	早餐	午前加餐	午餐	午后加餐	晚餐	寝前加餐
Ⅰ型	病情稳定	2/7	—	2/7	—	2/7	1/7
	病情多变	2/10	1/10	2/10	1/10	3/10	1/10
Ⅱ型	病情稳定	2/7	—	2/7	—	3/7	—

3. 防治糖尿病食物介绍

（1）枸杞　枸杞含有生物碱，以及维生素A、维生素B_1、维生素B_2、维生素C和钙、磷、铁等。具有降压、降低胆固醇和降低血糖作用。

（2）大蒜　大蒜具有很强的杀菌力，还可以降低血清胆固醇、甘油三酯，增加高密度脂蛋白和减少低密度脂蛋白。蒜胺可以促进和发挥维生素B_1的作用，还可降低血糖提高胰岛素水平。

（3）荞麦　荞麦含有丰富的维生素P、维生素B_1、维生素B_2、多种生物类黄酮，可以提高人体免疫力。大量的膳食纤维，也可预防便秘，降低胆固醇，适合糖尿病患者食用。

（4）黄瓜　黄瓜含有葡萄糖苷、果糖、甘露醇、木糖等不参与糖的代谢，所以很适合糖尿病人食用。

（5）苦瓜　苦瓜富含多种营养成分，尤其维生素C的含量丰富。苦瓜中所含的苦瓜皂苷有非常明显的降血糖作用，有类似胰岛素的作用，还能刺激胰岛素的释放。糖尿病病人常吃些苦瓜，有利于控制血糖。

（6）南瓜　南瓜中含有葫芦巴碱、腺嘌呤、戊聚糖、甘露醇等许多对人体有益的物质，可促进胰岛素的分泌。

（7）莴笋　莴笋中糖和脂肪含量低，并且含胰岛素激活剂，对糖尿病病人有益。

（8）竹笋　竹笋属高纤维素食物，可延缓糖尿病病人肠道中食物的消化和葡萄糖的吸收，有助于控制餐后血糖。

（9）大豆　大豆含有40%的优良蛋白质，并且大豆中的多不饱和脂肪酸，可以降血脂。

（10）鸡肉　鸡肉性温，味甘。具有温中，补气养血，归脾、胃经、消渴、补虚、驱寒的功效。每100g鸡肉中含优质蛋白质23.3g，且富含矿物质、维生素、不饱和脂肪酸。低脂肪低胆固醇，适合糖尿病人食用。

4. 防治糖尿病膳食制作

（1）萝卜牛肚汤

【原料】白萝卜150g，牛肚100g，陈皮5g，生姜6g，葱6g，精盐3g，味精3g，植物油10g，胡椒粉适量。

【制作】

① 牛肚炒熟切菱形块，白萝卜洗净切菱形块，生姜切小菱形片，葱切段，陈皮用纱布包好备用；

② 炒锅加花生油，加入葱、姜、牛肚炒香后取出，同陈皮包一同放入瓦罐中，加入适量清水，小火煲至牛肚熟烂，加入精盐、味精、胡椒粉调味即可。

【功效】

健脾胃，适用于因糖尿病并发胃肠感染、呼吸系统感染等症。

（2）栗子猪腰粥

【原料】栗子50g，猪腰250g，粳米150g，精盐2g，味精2g，葱3g，姜3g，花椒粉少许。

【制作】

① 猪腰洗净剖开、剔去筋膜，去除腰臊，切2cm见方的小丁；葱、姜切末；栗子去壳、洗净备用；

② 粳米淘洗干净，同猪腰、栗子一起放入锅中，加入适量清水，置旺火上煮成粥，加入精盐、花椒粉、葱、姜调味即可。

【功效】

补肾气、健脾胃、强筋骨。适用于因糖尿病引起的肾虚腰痛、小便频繁等症。

（3）苦瓜酿

【原料】苦瓜80g，瘦猪肉120g，葱5g，姜5g，蚝油5g，精盐3g，植物油15g，生粉10g。

【制作】

① 瘦猪肉洗净剁成肉馅，加蚝油、精盐、生粉搅拌均匀；苦瓜洗净，横切成高约3cm筒状，挖去瓜瓤，添入瘦肉馅；

② 炒锅烧油，放入苦瓜略炒后，加入适量清水，加精盐、味精调味后慢火焖1h，至苦瓜酥烂味香后撒葱、姜即可。

【功效】

清热解毒，适用于因糖尿病导致多食消瘦、烦渴多饮等症（图9-17）。

（4）粟米冬瓜汤

【原料】粟米50g，冬瓜300g，鸡肉100g，葱5g，姜5g，精盐3g，味精3g，料酒5g。

【制作】

① 冬瓜、鸡肉切块、葱、姜切块、粟米洗净备用；

② 将加工好的原料一起放入汤煲中，加入料酒、清水，旺火烧开后，转用中火煲1h以上，至粟米酥烂，加入精盐、味精调味即可。

【功效】

滋肺养肾，利水降浊。适用于因糖尿病引发的肺肾阴虚、口干口渴、心烦气促、小便频繁而量少、全身水肿、血压偏高等症（图9-18）。

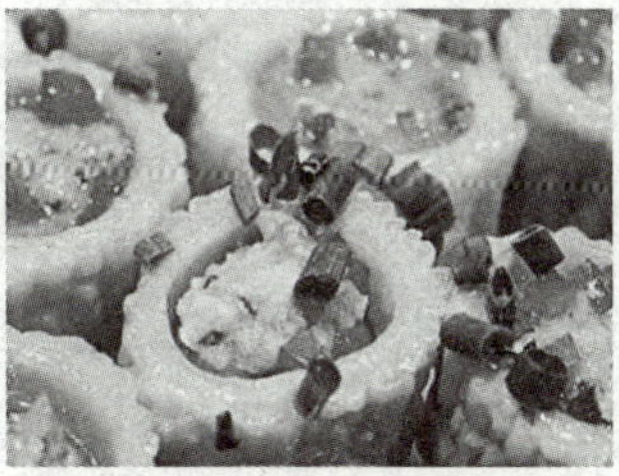

图9-17 苦瓜酿

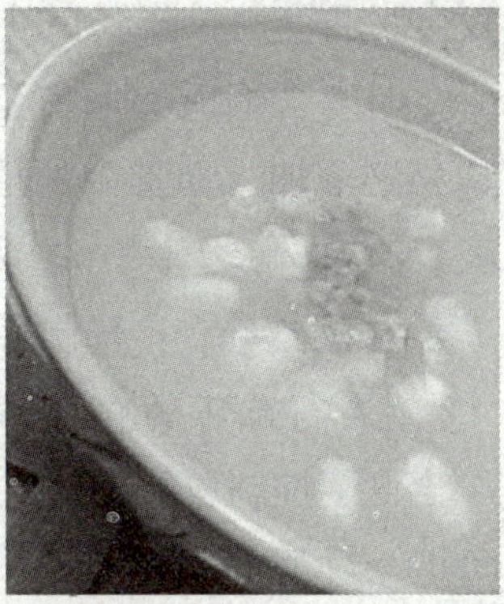

图9-18 粟米冬瓜汤

（5）荷叶蒸凤脯

【原料】鲜荷叶2张，火腿肉30g，乌鸡肉150g，香菇30g，葱10g，姜10g，精盐4g，味精4g，芝麻油5g，花椒粉、生粉适量。

【制作】

① 鸡肉、香菇、火腿切成1cm厚的片、姜切片、葱切段、荷叶洗净、用沸水稍烫，去掉蒂梗，分成10等分。

② 鸡肉、香菇焯水后捞出，加入精盐、味精、姜片、葱段、胡椒粉、料酒、芝麻油、生粉搅拌入味，分10等分放入荷叶中，放入火腿片，包好码入盘中，上笼蒸2h即可。

【功效】

清热解暑，适用于糖尿病患者食用。

（6）青瓜拌海蜇

【原料】青瓜300g，海蜇150g，芝麻油10g，醋10g，精盐5g，味精5g，白糖10g。

【制作】

① 海蜇洗净、清水浸泡2日（注意换水），漂洗干净后切丝，放入沸水锅中焯熟，冷水冲凉后沥干水分；

② 青瓜去皮切丝；

③ 将青瓜、海蜇、醋、芝麻油、味精、精盐、糖一同拌匀即可。

【功效】

滋阴润肺、清热解毒。适用于糖尿病人。

（三）高血压的食疗保健方法与膳食制作

高血压是多种心脑血管疾病的主要病因，会引发冠心病、糖尿病、心力衰竭、高血脂、肾病、中风等并发症，严重影响心、脑、肾等重要脏器的功能，最终导致这些器官功能衰竭。具有“发病率高、致残率高、死亡率高、复发率高、并发症多”的特点，属于严重威胁当代人健康和生命的慢性疾病。

1. 高血压的病因

（1）遗传因素　国内调查发现，与无高血压家族史者相比，双亲一方有高血压者的高血压患病率高1.5倍，双亲均有高血压病者则高2~3倍。

（2）职业环境　从事需长期精神紧张的工作，或长期在噪声环境下工作的人群易患高血压病。

（3）不良饮食结构

①大量食用高盐、高脂肪、高胆固醇食物：大量食用蛋黄、猪脑、动物内脏等高脂肪、高胆固醇食物，会提高血液中脂肪、胆固醇的含量。

②酗酒、吸烟：大量饮酒可促使肝胆固醇的大量合成，引起血浆胆固醇及甘油三酯浓度的升高，促使血液中的脂肪沉积在血管壁上，使血管腔变小。过量饮酒可使心肌发生脂肪变性，降低心脏的弹性收缩力，影响心脏正常机能。

烟内含烟碱和尼古丁，能促使血管痉挛、降低大脑皮层的功能，也可促使肾上腺素分泌增加。烟雾中的尼古丁和一氧化碳是公认的引起冠状动脉粥样硬化的主要有害因素。

③暴饮暴食：暴饮暴食使得体重过度增加而导致肥胖，肥胖者容易患心脑血管疾病。

2. 高血压的食疗方法

（1）控制总能量摄入、降低体重　控制总能量摄入、降低体重，可以减轻心血管的负担，对预防高血压有一定作用。

（2）经常摄入低钠高钾食物　高血压病人的食盐摄入量最好控制在3~5g，严重高血压患者要控制在1~2g。而钾是人体内重要的一种元素，往往高血压病人体内会出现钠潴留而钾减少的现象，特别是在服用排盐利尿剂降压时，钾的排出量会多于钠，因此高血压患者应多摄入豆类、笋、豌豆、番茄等低钠高钾的食物。

（3）适当补充镁　高血压患者使用某些利尿剂可使镁的排泄增加，可适当地摄入香菇、菠菜、豆芽等镁含量较高的食物。

（4）摄入低脂肪、低胆固醇食物　高血压患者为避免引起心脏负担过重，应忌食肥肉、动物内脏等高胆固醇食物。

（5）保证膳食纤维及维生素的摄入　膳食纤维有助于抑制胆固醇的吸收，促进胆固醇的排泄，故应多食用蔬菜、水果，补充维生素，有利于脂肪代谢。

3. 降压食物介绍

（1）茶叶　茶叶含有咖啡碱与茶多酚，有提神、强心、利尿、消腻和降脂的功效。经常饮茶可以防止人体内胆固醇的升高。

（2）牛奶　牛奶可以降低血清胆固醇的浓度，并且含有大量的钙质，也能起到减少胆固醇的吸收作用。

（3）黄瓜　黄瓜具有清热、解渴、利尿作用。其所含的纤维素能促进肠道排出食物废渣，从而减少胆固醇的吸收。

（4）茄子　茄子含有较多的维生素P，以增强毛细血管的弹性，因此对防治高血压、动脉粥样硬化及脑出血有一定作用。

（5）玉米　玉米含有丰富的钙、镁、硒等物质以及卵磷脂、亚油酸、维生素E，它们均有降低血清胆固醇的作用。

（6）裙带菜　裙带菜含有丰富的钙、铁、碘等矿物质，还含有大量的维生素E、维生素C和膳食纤维。裙带菜含有的昆布氨酸和褐藻酸有降低血压和防止动脉硬化的作用，还能降低血液中的胆固醇。裙带菜中的藻聚糖，能降低胆固醇，防止血液凝固，防血栓，减少脑卒中和心肌梗死的发生几率。

（7）大豆　大豆中含有丰富的大豆蛋白，还含有丰富的植物固醇，可以降低血液中胆固醇的含量。大豆中含有的卵磷脂可运转胆固醇。多食大豆及豆制品对人体极有好处。

（8）海鱼　海鱼类的鱼油中有较多的不饱和脂肪，有降血脂功效。

（9）蜜橘　蜜橘含有丰富的维生素C，多吃可以提高肝脏解毒能力，加速胆固醇转化，降低血清胆固醇和血脂的含量。

（10）山楂　山楂含黄酮类成分，具有加强和调节心肌，增强心脏收缩的功能及冠脉血流量的作用，还能降低血清胆固醇，心血管病人多食有益。

4. 降压膳食制作

（1）天麻蒸鹌鹑

【原料】天麻12g，鹌鹑2只，葱10g，姜10g，精盐5g，料酒5g，鸡汤适量。

【制作】

① 天麻用淘米水浸泡3h，切片；鹌鹑宰杀后除去毛、内脏及爪，入沸水锅中焯熟捞出备用；姜去皮切片；葱切葱花；

② 鹌鹑加精盐、料酒腌制，放入盘中，加入鸡汤、姜片、葱花、天麻片备用；

③ 盘子上笼，旺火大气，蒸2h即可。

【功效】

适用于高血压症，肝阳上亢型患者。

知识拓展：天麻的食疗功效

天麻为多年生共生植物，分布于全国大部分地区。其干燥块茎称天麻，是一味常用而较名贵的中药，临床多用于头痛眩晕、肢体麻木、小儿惊风、癫痫、抽搐、破伤风等症。

天麻有镇静、镇痛、抗惊厥作用，能增加脑血流量，降低脑血管阻力，轻度收缩脑血管，增加冠状血管流量，能降低血压，减慢心率，对心肌缺血有保护作用。天麻多糖有免疫活性。

（2）菊花炒鸭片

【原料】鲜菊花30g，鸭脯肉300g，鸡蛋3个，葱10g，姜10g，精盐5g，白糖3g，料酒5g，芝麻油5g，胡椒粉、水淀粉、鸡汤适量。

【制作】

① 鲜菊花清水冲洗干净、鸭脯肉切1cm厚的片、姜切小菱形片、葱切段；

② 鸭脯肉加入蛋清、精盐、料酒、胡椒粉、水淀粉腌制上浆；

③ 精盐、白糖、鸡汤、胡椒粉、芝麻油、水淀粉调制芡汁；

④ 炒锅上火，加入花生油烧至三成热，放入鸭片滑油至熟后捞出；另起锅，留底油，下葱、姜炒香，放入鸭脯肉，烹入料酒，倒入调好的芡汁翻炒均匀，撒入菊花瓣即可。

【功效】

适用于高血压症，肝阳上亢型患者食用。

知识拓展：菊花的食疗功效

菊花可以扩张血管，调节血管运动中枢，抗肾上腺素，扩张冠状动脉。

（3）山楂降压汤

【原料】山楂15g，猪瘦肉200g，葱10g，姜10g，花生油30g，精盐3g，上汤500g。

【制作】

① 山楂洗净待用；

② 猪瘦肉焯水至熟，撇去血水，切成4cm长、2cm宽的块；姜去皮切片；葱切段；

③ 起锅加花生油烧热，下葱、姜炒香，加入上汤，大火烧开后加入猪瘦肉、山楂、精盐，用文火炖90min即可。

【功效】

化食降脂、降低血压。适用于高血压症，肝阳上亢型患者食用（图9-19）。

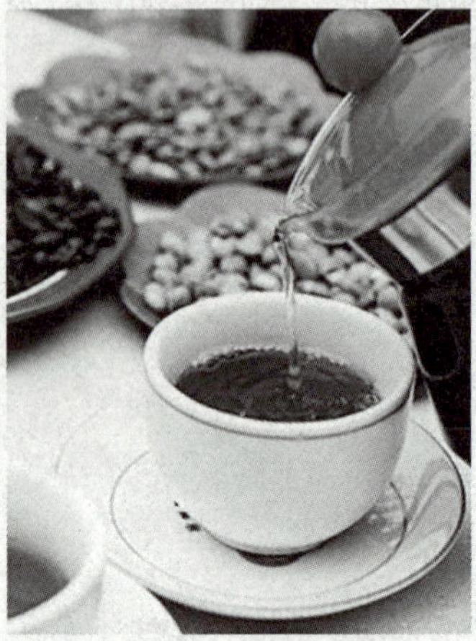

图9-19　山楂降压汤

知识拓展：山楂的食疗功效

山楂具有缓慢而持久的降压作用，可以扩张血管，调节中枢神经系统功能，并具有显著的降血脂作用。

（4）菊花山楂茶

【原料】菊花10g，山楂6g，白糖10g。

【制作】

① 菊花去杂质、洗净；山楂洗净、去核，切片；

② 将菊花、山楂、白糖放入瓦罐中，加入适量清水；

③ 瓦罐置旺火上烧开，转中火烧10min即可。

【功效】

清热解毒、降低血压。适用于高血压症，肝阳上亢型患者饮用（图9-20）。

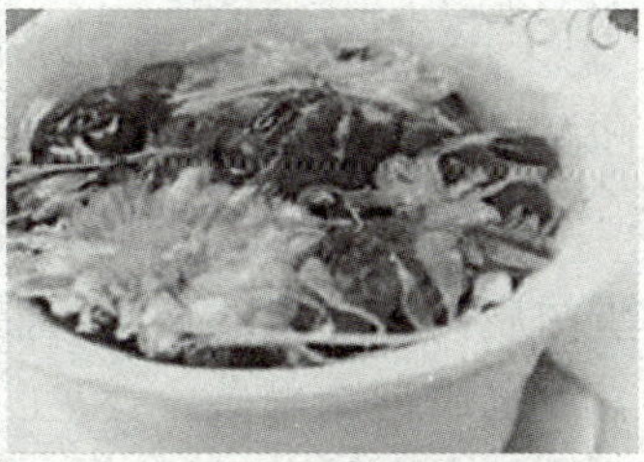

图9-20 菊花山楂茶

（5）牡蛎炖豆腐

【原料】牡蛎肉300g，豆腐300g，小白菜50g，葱10g，姜10g，精盐5g，味精5g，料酒5g，胡椒粉3g，芝麻油适量。

【制作】

① 牡蛎肉洗净，切成薄片；豆腐切1cm厚的片；姜去皮、切片；葱洗净、切段；小白菜洗净备用；

② 炒锅留底油烧热，下葱、姜、牡蛎肉炒香，烹入料酒，加入清水、豆腐，加入精盐、味精调味，置于旺火上烧开，转中火烧10min，加入小白菜，撒胡椒粉，淋芝麻油即可。

【功效】

平肝潜阳、降压止痛。适用于高血压症，肝阳上亢型患者食用。

（6）银耳拌海蜇

【原料】海蜇100g，银耳50g，大蒜20g，葱10g，姜5g，精盐5g，醋15g，糖15g，芝麻油5g。

【制作】

① 大蒜去皮、洗净、剁成蓉；银耳浸泡、洗净、去根蒂、切成丝、下沸水锅焯熟；海蜇发透、洗净、切丝；姜去皮、切丝；葱切葱花；

② 将银耳、海蜇加入大蒜、葱、姜、糖、醋、精盐、芝麻油拌匀即可。

【功效】

养血、降压、化痰。适用于高血压症，风痰上逆型患者食用。

（四）痛风的食疗保健方法与膳食制作

痛风又称高尿酸血症，是因人体内的嘌呤物质发生代谢紊乱，使得尿酸的合成增加而排除减少，造成高尿酸血症。当血尿酸浓度过高时，尿酸即以钠盐的形式沉积在关节、软组织、软骨和肾脏中，引起组织的异物炎性反应。痛风属于关节炎的一种，又称代谢性关节炎。

1. 痛风的病因

痛风除有一定遗传因素外，主要是营养过度丰富的“产物”。患者以肥胖者居多，肥胖人群一方面经常进食过量高嘌呤、高胆固醇的食物，同时，肾功能也偏差，以致影响排尿机能。从中医角度来说“肾主骨”，肾气亏虚，会造成关节疼痛。

2. 痛风病的食疗方法

痛风常并发肥胖、糖尿病、高血压及高脂血症，患者安排日常饮食时应遵循以下几点：

（1）限制总能量、防止肥胖　总能量一般按20~25kcal/d。肥胖者减轻体重时应循序渐进，否则容易导致酮症或痛风急性发作。

（2）建立良好的膳食结构　在控制总能量的前提下，应合理分配三大营养素比例：蛋白质占总能量的15%、脂肪占总能量的25%、碳水化合物占总能量的60%，并且注意补充维生素和微量元素。

（3）少食盐　每天应该限制在2~5g。

（4）充足饮水　充足饮水可以增加尿酸溶解，有利于尿酸的排除。每日饮水应在2000mL以上，即8~10杯水。饮料应以普通开水、淡茶水、矿泉水、鲜果汁、菜汁、豆浆等为宜。

（5）禁酒　酒精容易使体内乳酸堆积，对尿酸排出有抑制作用，易诱发痛风。

（6）选择低嘌呤食物　嘌呤是细胞核中的一种成分，只要含有细胞的食物就含有嘌呤，动物性食品中嘌呤含量较多。患者禁食内脏、骨髓、海味、发酵食物、豆类等。一般人膳食摄入嘌呤为600~1000mg/d，而痛风患者发病期间，应控制在150mg/d。表9-4所示为低嘌呤食物含量表。

表9-4　低嘌呤食物含量表

单位：mg/100g

食物名称	嘌呤含量	食物名称	嘌呤含量	食物名称	嘌呤含量
小米	6.1	大米	18.1	面粉	17.1
白菜	5.0	土豆	5.6	胡萝卜	8.0
芹菜	10.3	番茄	4.2	黄瓜	3.3
大豆	27.0	核桃	8.4	栗子	16.4
花生	33.4	洋葱	1.4	南瓜	2.8

3. 缓解痛风病食物制作

（1）樱桃　樱桃中含有丰富的花青素、花色素及维生素E等，均是很有效的抗氧化剂，可以促进血液循环，有助尿酸的排泄，能缓解因痛风、关节炎所引起的不适，特别是樱桃中的花青素，对消除肌肉酸痛和发炎十分有效。

一般痛风或关节炎病人，食用樱桃几天之内能起到消肿、减轻疼痛的作用。长期面对电脑工作的人常常会有头痛、肌肉酸痛等毛病，多吃些樱桃也可以缓解或消除这些症状。

（2）番茄　番茄味甘、酸，性凉。能清热止渴，养阴，凉血。含糖类（葡萄糖、果糖）、蛋白质、脂肪、苹果酸、柠檬酸、胡萝卜素、维生素B_1、维生素B_2、维生素C、烟酸、钙、磷、锌、铁、硼、锰、铜、碘、腺嘌呤、胡芦巴碱、胆碱、番茄碱等成分，可以降低血压和毛细血管的通透性，并有一定抗炎、利尿作用。痛风发作时生吃3~5个番茄可以减轻疼痛与浮肿，对多数患者有效。

（3）车前草　车前草煮水饮用可治疗痛风。

4. 痛风的膳食制作

（1）桃仁煮牛奶

【原料】桃仁10g，冰糖15g，牛奶250g。

【制作】

① 桃仁去皮，研磨成粉；冰糖碾碎成屑；

② 将牛奶倒入炖杯中，置旺火烧沸，加入核桃粉，中火煮5min，放入冰糖屑即可。

【功效】

破血祛淤、润肠通便。适用于肿块、伤痛、淤血疼痛、痛风等。

（2）川芎当归炖兔肉

【原料】川芎15g，当归10g，丁香6g，兔肉400g，葱5g，姜5g，精盐5g，味精5g，料酒5g，胡椒粉3g，鸡油35g。

【制作】

① 将川芎等中药洗净，用纱布包好；兔肉斩4cm见方的块；姜切片；葱切段；

② 起锅烧热底油，下入葱、姜、兔肉炒香，烹入料酒，倒入适量清汤，加入中药包、旺火烧开后转中火炖煮至兔肉半熟后，加入精盐、味精、胡椒粉、鸡油调味，继续用中火炖至兔肉酥烂即可。

【功效】

祛湿、散寒、止痛。适用于风寒湿痹，腰膝酸痛及头痛、痛风等。

知识拓展：川芎的传说

唐朝初年，药王孙思邈带着徒弟云游到了四川的青城山，披荆斩棘采集药材。一天，师徒二人累了，便在混无顶的青松林内歇脚。忽见林中山洞边有一只大雌鹤，正带着几只小鹤嬉戏。药王正看得出神，猛然听见几只小鹤惊叫，只见那只大雌鹤头颈低垂，双脚颤抖，不断地哀鸣。药王当即明白，这只雌鹤患了急病。

第二天清晨，天刚亮，药王师徒又到青松林。在离鹤巢不远的地方，巢内病鹤的呻吟声清晰可辨。又隔了一天，药王师徒再次来到青松林，但白鹤巢里已听不到病鹤的呻吟了。抬头仰望，几只白鹤在空中翱翔，嘴里掉下一朵小白花，还有几片叶子，很像红萝卜的叶子。药王让徒弟捡起来保存好。

几天过去了，雌鹤的身子竟已完全康复，率领小鹤们嬉戏如常了。药王观察到，白鹤爱去混无顶峭壁的古洞，那儿长着一片绿茵，花、叶都与往日白鹤嘴里掉下来的一样。药王本能地联想到，雌鹤的病愈与这种药有关。经过实验，他发现这种植物有活血通经、祛风止痛的作用，便让徒弟携此药下山，用它去为病人对症治病，果然灵验。药王兴奋地随口吟道："青城天下幽，川西第一洞。仙鹤过往处，良药降苍穹。这药就叫川芎吧！""川芎"由此而得名。

（3）生姜大枣饮

【原料】生姜30g，白糖15g，大枣4颗。

【制作】

① 生姜洗净、切片；大枣去核、去皮；

② 生姜、大枣放入炖杯内，加入适量清水，置于旺火上烧沸，再转文火煮25min后关火，滤去残渣，加入白糖搅匀即可。

【功效】

滋补气血。适用于中寒呕吐、胃纳不佳、腹中冷气、气血两亏及痛风。

（4）白芷粥

【原料】白芷15g，白糖15g，大米60g。

【制作】

① 白芷研磨成粉，大米淘洗干净；

② 白芷、大米同放锅内，加水600g，置于旺火上烧沸，再转中火煮30min加入白糖即可。

【功效】

祛风燥湿、消肿止痛。适用于寒湿腹痛、痛风。

知识拓展：白芷的食疗功效

白芷味辛，性温；归肺、胃、大肠经；芳香升散。具有祛风解表，散寒止痛，除湿通窍，消肿排脓的功效；主治风寒感冒，头痛，眉棱骨痛，齿痛，目痒泪出，鼻塞，鼻渊，湿盛久泻，肠风痔漏，赤白带下，痈疽疮疡，瘙痒疥癣，毒蛇咬伤。

（五）肿瘤的食疗保健方法与膳食制作

目前肿瘤的发病率和死亡率较高，是危害人类健康的主要疾病之一。肿瘤的发病原因比较复杂，有内源性因素，也有外界环境因素。环境因素中膳食营养的影响较大，一般认为有30%以上的肿瘤与饮食有关。

1. 肿瘤病的食疗方法

肿瘤病食疗方法的核心是预防和减少肿瘤的发生，要保证合理营养，平衡膳食。

（1）控制能量　合理摄入能量、避免出现体重超重或过轻的现象。按不同人群的年龄、性别、基础代谢、体力活动等情况确定能量摄入，并且合理分配三大营养比例，蛋白质占总能量的12%~15%，其中优质蛋白质占蛋白质总量的1/3~1/2；脂肪占总能量的25%~30%；碳水化合物占总能量的65%左右。

（2）食物应多样化　以植物性食物为主，应占每餐的2/3，膳食应含有豆类和粗加工的淀粉类主食，保证有足量的营养素摄入，适当摄取一定量的天然抗癌防癌食物。

（3）限制高脂饮食　摄食过多的动物脂肪可诱发大肠癌。应少吃肥肉和动物性油脂，多吃富含不饱和脂肪酸的鱼类和植物油。

（4）保证膳食纤维的摄入　每天食用400~800g的蔬菜和水果，应保证种类多样，占一天总能量的7%~14%；注意多摄食含维生素C和维生素A丰富的蔬菜和水果。

（5）保证矿物质含量丰富的摄入　摄取含碘、铜、铁、钼、硒、钙等矿物质丰富的食物。

（6）注意盐的摄入量　成年人每天吃盐量不超过6g，儿童按能量计算，每1000kcal摄入3g食盐。

（7）节制饮酒　尽量不饮酒，禁止酗酒。饮酒会对肝脏造成伤害，易诱发肝癌；饮酒还会增加口腔癌、食管癌、乳腺癌、甲状腺癌等疾病的发病率。

2. 预防肿瘤的食物介绍

（1）水果和蔬菜

① 葡萄：葡萄含有白藜芦醇及葡萄糖苷，具有抑制肿瘤、防癌与抗癌作用。

② 柑橘：柑橘有抑制癌症发生的效用。

③ 无花果：无花果含有多种成分，如β-谷甾醇、β-香树脂醇、蛇麻脂醇等，能阻止癌细胞的合成，达到防癌、抗癌的作用。

④ 番茄：番茄主要的抗癌成分是番茄红素，是一种强抗氧化剂，能保护人体细胞免受自由基侵害，阻止DNA的氧化，同时能帮助修复体内受损细胞、激发抗体、使癌细胞失去活性。摄取高量的番茄红素可预防前列腺癌、消化道癌、乳癌、宫颈癌、肺癌等多种癌症的发生。

番茄宜熟食，熟食的番茄红素吸收率比生食高，能更好地发挥其抗癌功效。

⑤ 花椰菜：花椰菜含有吲哚类化合物，主要是芳香异硫氰酸和二硫醇硫酮，能促进人体产生细胞保护酶，杀死癌细胞。另外，吲哚化合物还可分解3，4-苯并芘，能使黄曲霉毒素诱发的肝癌发病率下降50%，对细胞癌化有抑制作用。同类蔬菜还有卷心菜、洋白菜等。

⑥ 洋葱：洋葱中含有大量的抗变异原性物质和微量元素硒，能抑制致癌的变异原物质产生，能降低癌症的发病率。

⑦ 萝卜：萝卜含有木质素和多种维生素、叶酸，能提高巨噬细胞吞噬细菌、异物和坏死细胞的功能，从而加强机体的抗癌能力。

⑧ 胡萝卜：胡萝卜含有丰富的胡萝卜素，能减少咽喉、食管和胃肠等器官的上皮组织的炎症，从而阻止器官的癌前病变，并能使细胞内的溶酶体破裂放出水解酶，使癌

细胞溶解、消退。

⑨ 莴苣：莴苣含有一种芳香烃羟化酶，能分解食物中的亚硝胺，阻止癌细胞的产生，对于消化系统癌症有一定的预防作用。

⑩ 苦瓜：苦瓜中的蛋白质（脂）类成分可以提高人体免疫细胞的功能，预防癌症。

（2）粮食类

① 大豆：大豆中的蛋白酶抑制剂有抗氧化活性，能抑制化学促癌剂的活力，防止自由基的产生；大豆异黄酮能降低体内雌激素的促癌作用，降低乳腺癌和前列腺癌的发生率。

② 荞麦：荞麦含有黄酮、槲皮素、儿茶素、芦丁、荞麦碱等成分，具有抗感染、抗突变、抗肿瘤等作用，芦丁与槲皮素能减少结肠癌的危险性。荞麦中含有的B族维生素和微量元素硒也具有一定的抗癌作用。

③ 芝麻：研究证实，芝麻中所含的芝麻明能消除体内有害物质，具有明显的抗癌功能。

④ 甘薯：甘薯含有名为脱氢表雄甾酮的特殊化学物质，可以预防结肠癌和乳腺癌。另外，甘薯含有的黏蛋白胶原和黏多糖类物质，具有保持消化系统和呼吸系统润滑，提高人体免疫力的作用。甘薯中所含的纤维素比较多，对促进胃肠蠕动和防止便秘非常有益，对预防直肠癌和结肠癌也有一定的作用。

（3）茶叶　茶叶具有一定的抗癌作用。茶叶的主要成分茶多酚是一种生物黄酮类化合物，具有清除自由基和增强免疫力的功能。所含有的其他成分如维生素C、维生素E、胡萝卜素、微量元素等也起一定防癌作用。

（4）食用菌

① 香菇：香菇中含有的抗癌成分主要是香菇多糖，它能提高T细胞的活力，诱发体内干扰素的产生，增强人体免疫功能。香菇中含有的葡萄糖苷酶成分能提高机体的抗癌能力。

② 金针菇：金针菇中含有一种称为枯菇素的物质，有增强机体对癌细胞的抗御能力。金针菇含有氨基酸和核酸，能降低胆固醇、预防肝病和肠胃溃疡。

③ 草菇：草菇中含有一种异种蛋白物质，有消灭人体癌细胞的作用。草菇中丰富的核酸、维生素C，有助于增强机体免疫功能、促进新陈代谢、增强抗病能力。

④ 银耳：银耳中含有银耳酸性多糖，能提高人体的免疫功能，有抗癌作用。

⑤ 猴头菌：猴头菌中含有多肽、多糖等抗癌物质，具有很好的增强人体免疫功能的作用，可预防和治疗消化道肿瘤。

3. 肿瘤的膳食制作

（1）高良姜煮鱼肚

【原料】鱼肚50g，高良姜15g，小白菜100g，精盐5g，味精5g，料酒5g，白胡椒粉15g。

【制作】

① 鱼肚发透，切4cm长、2cm宽的条状；高良姜浸泡后切丝；小白菜洗净备用；

② 炒锅留底油烧热，下鱼肚、高良姜炒香，烹入料酒，加适量清水，大火烧开，中火炖煮25min，加入小白菜，用精盐、味精调味即可。

【功效】

健脾胃、消癌肿。胃癌患者食用有辅助疗效。

（2）田七炖甲鱼

【原料】田七25g，甲鱼1只（500g），猪瘦肉100g，葱10g，生姜10g，精盐5g，味精5g，料酒10g。

【制作】

① 甲鱼宰杀后，去内脏、头、尾，留壳切块；田七打碎；猪瘦肉洗净，切成3cm见方的块；姜拍碎，葱切段；

② 起锅留底油烧热，加入葱、姜、田七、甲鱼块炒香，烹入料酒，加入适量清汤，大火烧沸，转中火炖煮50min，加精盐、味精调味即可。

【功效】

止血、散淤、消肿。肝癌患者食用有辅助疗效（图9-21）。

（3）赤豆生姜鲤鱼汤

【原料】赤小豆50g，鲤鱼1尾（500g），生姜20g，红糖30g，料酒10g。

【制作】

① 赤小豆淘洗干净，去泥沙杂质；生姜洗净、切片；鲤鱼宰杀后去鳞、内脏、鳃，切花刀；

② 起锅烧热，冷油滑锅，放入鲤鱼煎至两面呈金黄色，变脆，烹料酒，倒入赤小豆、适量清汤，大火烧开，加精盐、红糖调味，中小火炖煮50min即可。

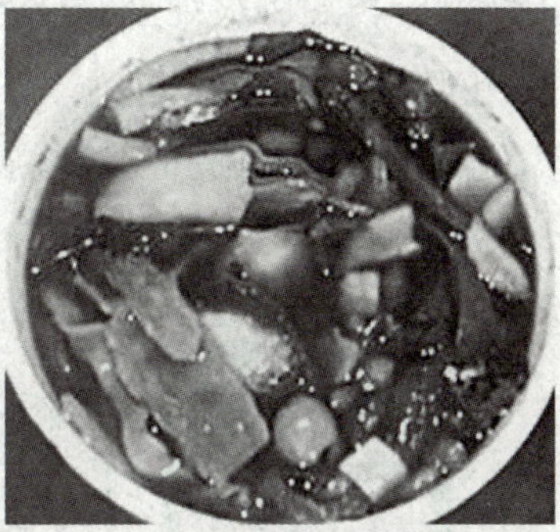

图9-21　田七炖甲鱼

【功效】

补虚损、消癌肿。对肝癌患者有辅助疗效（图9-22）。

（4）百合烧兔肉

【原料】百合20g，兔肉150g，田七15g，葱10g，姜10g，精盐5g，味精5g，料酒10g，花生油15g。

【制作】

① 百合洗净、清水浸泡2h备用；

② 兔肉洗净，切成薄片；田七碾成粉，姜切片、葱切段；

③ 炒锅上火，底油烧热，加入葱、姜、田七、兔肉炒香，烹入料酒，加入适量清水，大火烧开，加入百合、精盐、味精调味，中火烧至汤汁浓稠即可。

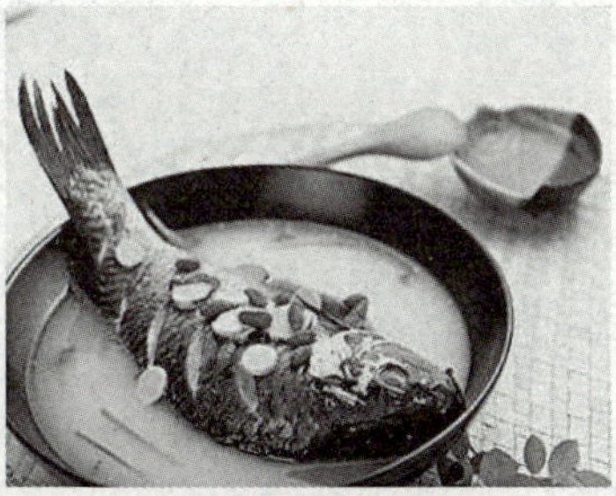

图9-22　赤豆生姜鲤鱼汤

【功效】

凉血、祛淤，消肿。对肝癌患者有辅助疗效。

（5）甘蔗生姜汁

【原料】甘蔗250g，生姜30g。

【制作】

① 将甘蔗洗净、切碎，压榨成汁液去渣；生姜洗净、切碎，压榨成汁液去渣；

② 将两种汁液混合搅匀即可。

【功效】

生津、止渴、止呕。胃癌初期患者饮用有辅助疗效。

（6）菱角炖猪肚

【原料】菱角100g，猪肚200g，生姜5g，精盐6g，料酒10g。

【制作】

① 猪肚洗净；菱角洗净，带壳切开；

② 将菱角、生姜放入猪肚内，扎紧口，放入炖锅中，加入料酒、清水适量。置旺火上烧沸，再用中火炖至猪肚八分熟后，加入精盐调味，炖至猪肚酥烂后即可。

【功效】

健脾胃、消癌肿。对胃癌患者有辅助疗效。

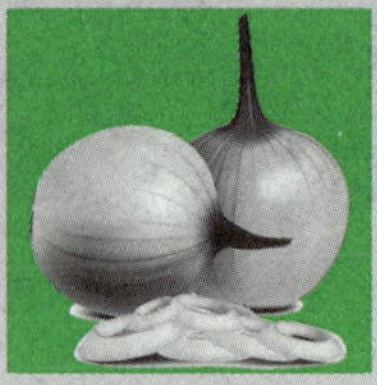

要点提示

本模块主要讲述了肥胖、糖尿病、高血压、痛风、肿瘤等疾病的发病原因、食疗方法和膳食制作，通过学习需要重点掌握防治各类疾病的食物功效和食疗膳食的制作。

模块3 经典食疗保健膳食的制作

【案例】

2010年8月27日，《家庭医药》杂志社对17865名读者完成了一份疾病和养生调查。结果显示，在各式各样的养生中，81%的读者推崇食疗；41%的读者看重药物养生；32%的读者青睐于运动；不到10%的读者喜欢心理养生。

案例分析:

随着社会文明的发展，人们开始逐渐地注重养生，而在花样繁多的养生方法中，广大百姓的心中最为看重的还是食疗。原因就在于食疗的方法简单、易做、便宜，在吃菜喝汤的过程中便完成了治疗。而对于药物养生，比如虫草炖鸭子，党参炖鸡汤等，因为食药同源，人们也愿意接受。

食疗是中国人的传统习惯，通过饮食达到调理身体、强壮体魄的目的。食疗文化源远流长，是一种长远的养生行为。饮食是人体与外界联系的一个方面，所以在饮食方面也应该适应自然界四时气候的变化而做出相应地调整。

“四时调食”是建立在中医养生学基础上的观点，是中国传统食疗保健的经典理论，即顺应自然界四时的变化，适当地调节自己的饮食。本模块根据我国食疗保健的传统理论“四时调食”，简要地介绍春季、夏季、秋季、冬季四季的食疗膳食制作方法。

（一）春季的食疗保健膳食制作

春季，天气逐渐暖和，万物开始复苏，人体内的变化也与自然气候变化相一致。“由静转动、阳气渐升”是人体在春季的重要生理变化，是“人与天应”的结果。历代养生家对于春天的食疗保健都非常地重视，因为这个季节阳气生发、生机盎然，但同时也是各种病菌和微生物繁殖、复苏的季节，疾病很容易流行，只有合理的饮食才可以提高人体免疫力，预防疾病的发生。

中医认为，春季与五脏中的肝脏相对应，很容易发生肝气过旺，对脾胃产生不良影响，妨碍食物正常消化吸收。而甘味食物可以滋补脾胃，酸味食物则易入肝，多吃不利于春天阳气的生发和肝气的疏泄，还会使本来就偏旺的肝气更旺，对脾胃造成更大伤害。这正是慢性胃炎、胃溃疡等疾病在春季容易复发的原因之一，所以春季饮食宜减酸益甘，以免肝气生发过盛。

中医所提到的甘味食物，不仅指食物的口感有点甜，更重要的是要有补益脾胃的作用。在这些食物中，首推大枣和山药。现代医学经研究表明，经常食用山药或大枣，可以提高人体免疫力。如果将大枣、山药、大米、小米一起煮粥，不仅可以预防胃炎、胃溃疡的复发，还可以减少患流感等传染病的几率，因此非常适合春天食用。除了大枣和山药之外，大米、小米、糯米、高粱、豇豆、扁豆、黄豆、甘蓝、菠菜、胡萝卜、芋头、红薯、土豆、南瓜、黑木耳、香菇、桂圆、栗子等食材均属于甘味食物。安排春季饮食时还特别要注意应少吃黄瓜、冬瓜、绿豆芽等寒性食品，因其会阻碍春天体内阳气的生发；而应多吃大葱、生姜、大蒜、韭菜、洋葱等温性食物，从而起到祛阴散寒的作用。

我国北方大部分地区春季多风干燥，很多人常被咽喉疼痛、口臭、便秘等“上火”的症状困扰，此时应适当多吃点养阴润燥的食物，如蜂蜜、梨、香蕉、百合、冰糖、甘蔗、白萝卜等，可以起到一定的缓解作用。同时春天是各种慢性胃炎、胃溃疡、胆结石、肝炎等疾病最容易复发的季节。因此，患有上述疾病的人在饮食上应格外注意，平时最好多喝点山药粥、小米粥，对山楂、乌梅等酸性食物一定要敬而远之。对于患有胆结石和肝炎的人而言，春天在饮食方面除了要注意遵循“减酸增甘”和“养阳”的原则外，还应该少吃油腻的食物，以防肝胆疾病复发。

（1）天麻蒸鱼

【原料】天麻25g，川芎10g，鲤鱼1尾（1500g），葱10g，姜10g，芝麻油5g，酱油、料酒、精盐、味精、白糖、清汤、水淀粉适量。

【制作】

① 鲤鱼去鳞、鳃和内脏，洗净；川芎切片，泡洗1小时；天麻切片浸泡4~6小时；

② 将川芎、天麻放入鱼头和鱼腹内，置于盘中，加入葱、姜上笼蒸10min；

③ 鱼蒸好后，拣去葱和生姜。另用水淀粉、清汤、白糖、精盐、味精、胡椒粉、料酒、芝麻油烧开勾芡，淋浇在鱼身上即可。

【功效】

天麻性平、味甘，归肝经，对春季头痛有较好疗效。平肝熄风、行气活血。适用于春季虚火上扰导致的头晕头痛、眼黑肢麻、神经衰弱等症。

（2）芝麻升麻猪肠面

【原料】芝麻30g，升麻10g，猪大肠50g，面条150g，葱、姜、精盐、料酒适量。

【制作】

① 将猪大肠用盐搓洗干净；升麻、黑芝麻装入大肠内，两端用线扎紧；

② 将猪大肠放入砂锅中，加葱、姜、精盐、料酒、清水适量，置旺火上烧沸后，转用文火炖3h至猪大肠熟透，捞起，倒掉芝麻、升麻，切成1cm长的节；

③ 砂锅中再加入适量水，放入切好的猪大肠烧沸，下入面条，面熟即可。

【功效】

芝麻具有补肝肾，润燥缓急之效；升麻辛温偏燥，有升阳、解毒功效；猪大肠有一定养阴益气的作用，三者一同煮熟，弃芝麻与升麻而只用肠，则养阴益气之中有润肠升提之功，与面同食，可升提中气，适用于春季阳气回升时食用。

知识拓展：升麻的传说

升麻是中医治疗子宫脱垂、脱肛的要药。它性味甘辛、微寒，有发表透疹解毒、升阳举陷之功效。说起升麻药名的由来，还有个故事。

从前，有一户姓赵的人家，爹在外做小买卖，娘在内持家，女儿青梅帮助别人家洗点衣服补贴家用。日子虽然清苦，倒也和和美美。不料青梅娘得了子宫脱垂病，没几天竟卧床不起，不能进食，面色苍白。青梅父女急得像热锅上的蚂蚁，请郎中治疗，几剂药下去没见好转，看来青梅娘快要不行了。

一天，青梅对双眉紧锁的爹说："爹，发愁也没有用，这样吧，我们贴个告示，谁能治好娘的病，我就嫁给他。"青梅爹十分吃惊："女儿呀，婚姻大事岂能儿戏！"青梅劝道："家中穷苦，我们没有钱给娘治病。娘劳苦一生，我们可不能让她就这么走了。我已经决定了，不论富贵贫贱，只要能治好娘的病，我就嫁给他。"青梅爹看看女儿，想想日子一贫如洗，只得同意了，于是贴出了治病招亲的告示。晚上，青梅梦见了一位老神仙对她说："青梅呀，你救母的一片孝心感动了上苍。玉帝派我告诉你一句话：'竹马到来日，洞房花烛时。'切记切记！"青梅醒来后百思不解其意。

说来也巧，有一个穷苦的青年，父母双亡，以采药为生。一天晚上，他也梦见一位老神仙对自己说："牢记'竹马送来日，洞房花烛时'，快上山挖仙药，能成就好姻缘。"第二天，他就听说了青梅家治病招亲的事儿。于是，他立刻背上药篓去找老人们曾说过能治疗子宫脱垂病的"竹马"。真是工夫不负有心人，他终于在一片野草下发现了跟传说吻合的棕黑色的"竹马"，急忙挖出来，给青梅家送去。青梅娘喝了几天用"竹马"熬的药后，病渐渐地好了起来。青梅和那位青年成了亲，一家人恩恩爱爱，过着幸福生活。人们由此知道了"竹马"的神奇功效，一传十，十传百，天长日久，"竹马"被传成了"升麻"，于是就作为一味中药名传了下来。

（3）姜汁菠菜

【原料】菠菜300g，生姜100g，精盐、酱油、芝麻油、味精、醋、花椒油适量。

【制作】

① 菠菜去除根须，保留红头，切成长段，清水洗净备用；生姜洗净榨汁；

② 菠菜焯水后，晾凉备用；

③ 菠菜加入姜汁、精盐、酱油、醋、味精、芝麻油、花椒油搅拌入味即可。

【功效】

菠菜性味甘、凉。含有蛋白质、脂肪、糖类、钙、磷、铁、胡萝卜素、维生素等成分，具有滋阴润燥，养血止血之效，与辛温之生姜相配，健胃增食相结合，可起到通肠胃，解酒毒。适宜于春季调理肠胃之用（图9-23）。

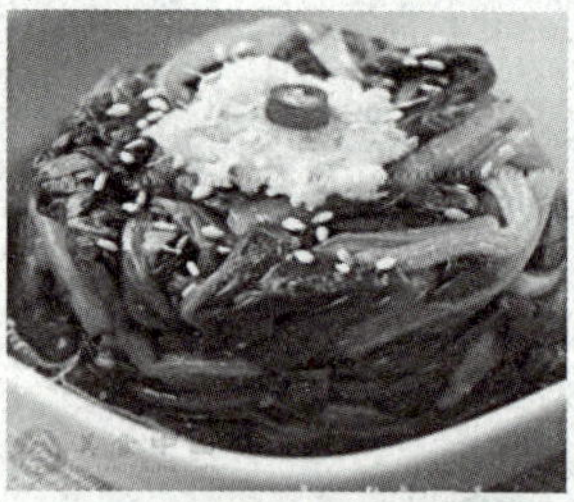

图9-23 姜汁菠菜

（4）葱白炖豆腐

【原料】豆豉30g，葱白50g，豆腐150g，精盐、味精适量。

【制作】

① 豆腐切块，葱白切段；

② 起锅留底油烧热，放入豆豉、葱白炒香，加适量清汤、精盐、味精调味。旺火烧沸后，转中火炖至豆腐入味即可。

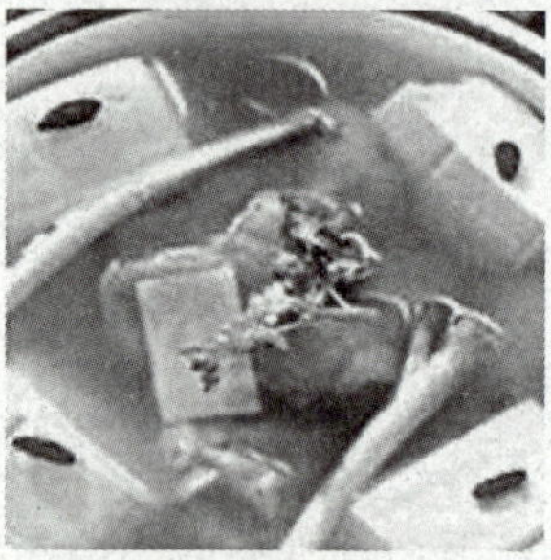

图9-24 葱白炖豆腐

【功效】

豆豉辛温，有解毒之功效；葱白有痛阳、解毒的作用；而豆腐有益气和中、生津润燥、清热解毒的作用。豆豉、葱白、豆腐一起烹制，可解表发汗、祛痰利尿。尤其适宜早春季节外感风寒的咳嗽、伤风鼻塞等症（图9-24）。

（5）萝卜白菜汁

【原料】白萝卜250g，白菜250g，白糖30g。

【制作】

① 萝卜去皮、洗净、切丝；白菜洗净、切丝；将萝卜丝、白菜丝分别榨汁；

② 将汁液混合，加入白糖，搅拌均匀即可。

【功效】

萝卜性凉，具有健胃消积，止咳化痰，利尿之功效；白菜性凉，具有止咳通便功效。二者加入白糖制成饮料，可增强消食、清热、化痰、解毒之功效。适用于饮用，对于春季易发生的鼻出血、便秘、小便不畅、咳嗽等症有一定功效。

（6）姜醋

【原料】生姜100g，米醋250g。

【制作】

生姜洗净，切丝，浸泡于米醋中，装入容器中，密封保存半日后即可。

【功效】

生姜辛温，具有散寒、止呕，开痰之功效。米醋酸温，有散瘀、止血、解毒的作用。二者结合食用，可温胃止痛、解鱼蟹毒。适用于胃寒疼痛、虚寒性的慢性胃炎、蛔虫性腹痛等。

（7）桂枝红枣粥

【原料】桂枝15g，红枣5颗，粳米100g。

【制作】

① 桂枝加清水适量，煮25min后滤去残渣，留汁液；

② 将粳米、红枣洗净，放入砂锅内加入清水，与桂枝液和大米熬煮35min即可。

【功效】

温经通络，适用于风寒感冒、关节酸疼、水湿痰饮、胸闷、胸痛等症（图9-25）。

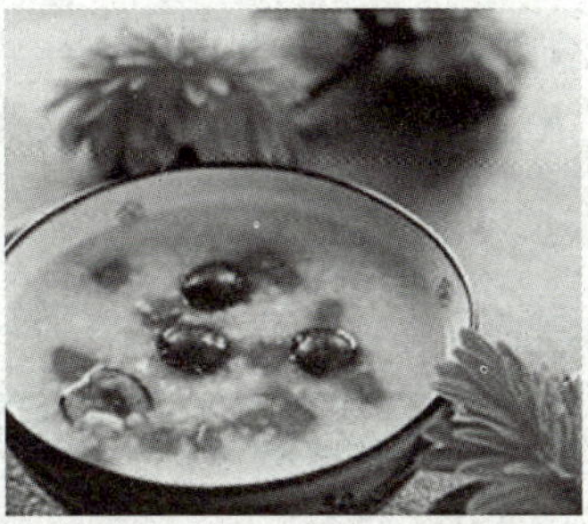

图9-25 桂枝红枣粥

知识拓展：桂枝的食疗功效

桂枝味辛、甘，性温。发汗解表、温通经脉、散寒止痛，对于感冒风寒、发热恶寒、寒湿痹症、肢节酸痛等症有一定功效。

（8）冰糖银耳羹

【原料】干银耳10g，冰糖15g。

【制作】

① 干银耳洗净、温水泡发，去蒂头，撕成瓣状；冰糖碾碎成屑；

② 起锅烧水至沸，加入银耳、冰糖，用文火炖煮40min即可。

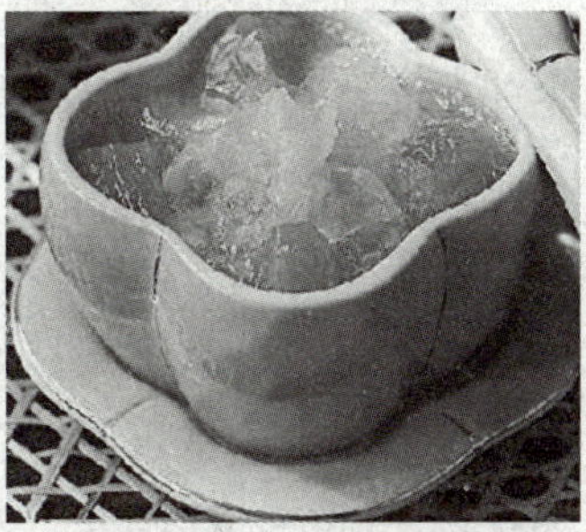

图9-26 冰糖银耳羹

【功效】

滋阴、润肺、止咳。适用于阴虚咳嗽，肺燥热等症（图9-26）。

（9）莲子煮猪肚

【原料】莲子50g，猪肚200g，姜5g，葱10g，精盐5g，味精3g，料酒、鸡油适量。

【制作】

① 莲子洗净、去莲心；猪肚反复冲洗干净；将莲子放入猪肚内，扎紧猪肚口；

② 起锅烧水至沸，放入猪肚、葱、姜、料酒、精盐、味精、鸡油调味，用文火炖煮55min捞出，切成小块即可。

【功效】

宁心安神、滋补气血。适用于春季气血不足、失眠等症。

（10）黄鸡炖甲鱼

【原料】甲鱼750g，黄鸡1500g，葱10g，姜5g、精盐5g，鸡精3g，料酒适量。

【制作】

① 甲鱼宰杀，去头尾及内脏（留甲鱼壳）切块；黄鸡宰杀，去毛、内脏及爪，洗净切块备用；姜拍松；葱切段；

② 起锅留底油烧热，放入葱、姜、甲鱼、黄鸡炒香，加入适量清水，旺火烧沸，加入精盐、鸡精调味，转文火炖45min即可。

【功效】

滋阴潜阳、补肾健骨。适宜于阴虚潮热、腰膝酸软、盗汗、结核病等症。

（二）夏季的食疗保健膳食制作

夏季，天气炎热，万物都处于旺盛的生长阶段，人体在此时的代谢也是一年之中最旺盛的时期。

夏季由于高温炎热或者暑热兼湿过重等原因，人们常会感到食欲不振、四肢乏力、脾胃功能较差，这主要是因为暑热过盛，人体出汗较多，加上喜欢食用生冷寒凉的食物，很容易造成对脾胃的伤害。因此，夏季应以清淡、苦寒、有营养、易消化的食物为主，避免黏腻碍胃难以消化的食物，安排饮食时应遵循以下几点：

1. 进餐定时

夏季要按时进餐，不可以随性而食，这样会打乱脾胃功能正常的生理活动，使脾胃生理功能紊乱，导致胃病发生。

2. 饮食宜清淡

夏季气温高、出汗多、饮水多，胃酸极易被冲淡，消化液分泌相对减少，使得消化功能减弱导致食欲不振；如果过量贪食生冷食物，则易造成胃肠功能紊乱。因此，夏季饮食应清淡，这样不仅能促进食欲，还能达到食疗保健的目的。如果过多食用油腻大补的食物，则会损伤脾胃，影响营养消化吸收，有损健康。夏季饮食宜注重选择绿豆、西瓜、荔枝、莲子、荞麦、大枣、猪肚、猪肉、牛肉、牛肚、鸡肉、鸭肉、鹅肉、鸽肉、鹌鹑肉、鲫鱼、甲鱼、蜂乳、蜂蜜、牛乳、豆浆、甘蔗、梨等易于消化的食物。

3. 合理搭配食材

夏季暑热，肠胃功能受到影响而减弱，因此在饮食方面，应该合理搭配食材，以助于脾胃功能的增强。食材选择方面可以细粮与粗粮适当搭配；荤食与蔬菜合理配制，以青菜、瓜类、豆类等蔬菜为主，辅以猪瘦肉、牛肉、鸭肉及鱼虾类等肉类荤食。老人则以鱼类为主，辅以猪瘦肉、牛肉、鸭肉等。

4. 忌过食生冷

夏季应少吃生冷食物，少饮冷饮，特别是冰。老年人脾胃消化吸收能力已逐渐衰退，儿童消化机能尚未发育完全，在夏季又易感暑热湿邪，影响脾胃消化吸收功能，如常吃生冷食物、常饮冷饮，就会损害脾胃。且生冷食物是寒性食物，寒与湿互结，就会使脾损胃耗，导致泄泻、腹痛之症发生。

5. 忌暴饮暴食

夏天的饮食不能过饱，尤其晚餐更不应饱食。《黄帝内经》中也提到过“饮食有节”、“无使过之”。尤其是老年人、小孩消化能力较差的人群，更需要注意。

6. 宜常吃酸苦味

夏季酷暑炎热、湿气较重，常吃苦味食物，既能清泄暑热，又可燥湿健脾，增进食欲；味酸的食物可以生津止渴、健胃消食、凉血平肝、清热解毒、降低血压、敛汗止泻。因此，建议夏天适当多吃苦瓜、番茄之类的食物。

（1）地黄鸡

【原料】生地黄100g，母鸡1只（1500g），红枣10颗，精盐、味精适量。

【制作】

① 母鸡宰杀、除去内脏、去除爪后洗净焯水；

② 生地黄洗净后，切成0.5cm见方的小丁，放入鸡腹内，再将鸡与红枣一同放入瓦罐内，灌入清汤，封口；

③ 瓦罐上火，武火蒸2~3h，蒸至酥烂后取出，加精盐、味精调味即可。

【功效】

鸡肉具有温中益气、补精添髓之功效；生地黄具有清热凉血、养阴益肾的作用。两者结合烹调，有益气生精、养阴补肾的作用，很适用于原本气阴偏虚，至夏季炎热，导致气阴不足的中老年人食用。青年人因工作烦劳，心脾气血不足，阴虚烦躁者也可食用。

（2）银杏蒸鸭

【原料】银杏100g，鸭子1只（1500g），猪肘肉250g，葱15g，生姜15g，精盐5g，味精3g，料酒、胡椒粉、清汤适量。

【制作】

① 将银杏去壳，沸水煮熟。葱、姜洗净、切段；

② 将鸭子宰杀后，除去内脏，洗净，用精盐、胡椒粉、料酒将鸭身内外抹匀，加入葱、姜腌制1h；猪肘肉切成银杏大小的肉丁；将猪肘肉丁同银杏一起放入盛器中，上笼蒸2~3h后装盘；

③ 起锅加入适量清汤烧沸后，加入适量的精盐、味精、胡椒粉、料酒，用水淀粉勾芡，淋浇在鸭肉上即可。

【功效】

煮熟的银杏性温，具有敛肺气，定喘嗽，止带浊，缩小便功效；鸭肉性凉，有补益脾肾，补虚劳的功效。二者结合烹调，有益肺肾、定喘咳的功效。适用于夏季食补，尤其是虚喘频发的人群。

（3）枸杞肉丝

【原料】枸杞30g，猪瘦肉500g，青笋100g，猪油15g，精盐5g，味精3g，白糖3g，料酒3g，芝麻油3g，蛋白、水淀粉、酱油适量。

【制作】

① 猪瘦肉洗净，切丝，加精盐、味精、白糖、料酒、蛋白、水淀粉腌制上浆；青笋切同样长短笋丝；枸杞洗净待用；

② 炒锅烧热，冷油滑锅，放入猪油，将肉丝放入滑散至断生，再加入笋丝，烹入料酒，放入精盐、白糖、味精、酱油调味，放入枸杞，翻炒均匀，淋入芝麻油即可。

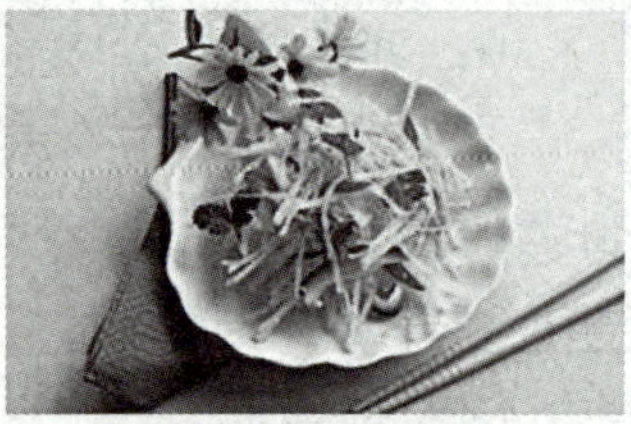

图9-27　枸杞肉丝

【功效】

枸杞性甘、平，可滋肾、润肺、补肝、明目；瘦猪肉具有滋阴润燥的功效，配以性凉爽口的青笋，可起到滋肝补肾、抗老强身益寿的功效。适用于夏季体弱乏力，视物昏花等人群食用（图9-27）。

（4）果仁排骨

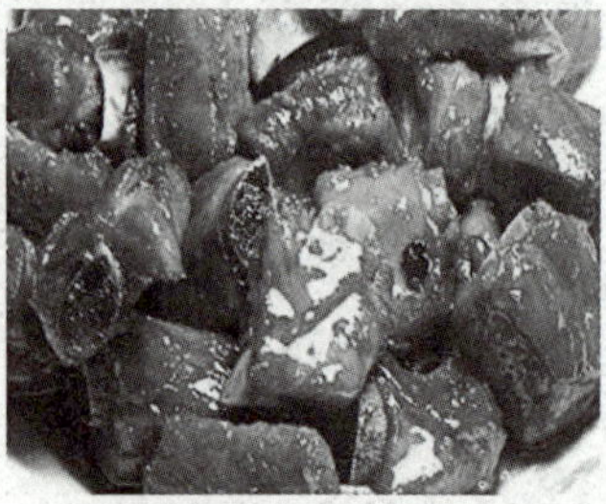

图9-28　果仁排骨

【原料】猪排骨500g，草果仁5g，葱10g，姜10g，八角5g，精盐5g，味精3g，冰糖10g，料酒3g，酱油5g，胡椒粉3g，水淀粉适量。

【制作】

① 猪排骨斩5cm长的段，起锅烧水至沸，放入猪排段焯至七分熟，捞出沥水备用；

② 葱洗净，切段；姜去皮洗净，切小菱形片备用；

③ 起锅放底油烧热，倒入草果仁，炒香草果，捣碎，加适量清水熬煮30min后，提取滤液备用；

④ 另起锅放底油烧热，加葱、姜、八角、猪排炒香，烹入料酒，倒入草果仁水，大火烧沸，加精盐、味精、冰糖、胡椒粉、酱油调味；转用文火加热，至猪排酥烂入味后捞出，装盘；

⑤ 将剩余汤汁烧沸，加水淀粉勾芡后，淋浇于排骨上即可。

【功效】

草果辛温燥，具有燥湿除寒、消食化积的功效；排骨可滋阴润燥。药食结合烹制菜肴，可健脾益气、行气止痛、消食和胃。适用于脾虚湿重、骨节酸疼等症的患者夏季食用（图9-28）。

（5）海蜇荸荠汤

【原料】海蜇100g，荸荠200g，精盐5g，味精3g。

【制作】

① 将海蜇温水泡发、洗净、切菱形片备用；

② 将荸荠去皮、洗净备用；

③ 起锅烧水至沸，放入海蜇、荸荠，加入精盐、味精调味，小火熬煮1h即可。

【功效】

海蜇具有清热、化痰、消积、润肠的功效；荸荠具有消除痹热之功效。海蜇、荸荠均属凉性，均具有一定的滋阴清热的作用，搭配烹调，非常适合肺胃阴津不足、痰火为患的人群夏季食用。

知识拓展：什么是阴津不足？

阴津不足，中医术语，是指人体津液（机体一切正常水液的总称，包括各脏腑的内在液体及其正常的分泌物，如胃液、肠液、唾液、关节液等）在数量上的亏少，进而导致内在的各脏腑，外在的孔窍、皮毛，失去湿润滋养的作用，因而产生一系列干燥失润的病理状态。

（6）菊花粥

【原料】菊花15g，粳米100g。

【制作】

① 将菊花洗净备用；

② 将粳米淘洗干净，放入锅中，加入适量水，置于旺火上烧沸后，加入菊花；转用文火熬煮至熟即可。

【功效】

菊花辛甘苦、性凉，具有疏风、清热、明目、解毒之功效；粳米可健脾养胃。两种原料搭配食用，可散风热、清肝火、降血压。适用于夏季解暑热之用，对头痛、眩晕、心胸烦热等症有一定功效。

（7）茉莉银耳

【原料】银耳20g，茉莉花15朵，清汤1500g，精盐3g，味精3g，糖2g。

【制作】

① 将银耳洗净后，用冷水泡发备用；

② 茉莉花去蒂，清水洗净后备用；

③ 起锅，加入清汤，放入银耳；旺火烧沸后，撇去浮沫，加入精盐、味精调味；文火加热10min后，撒入茉莉花即可。

【功效】

银耳性凉，具有滋阴、润肺、养胃、生津的功效；茉莉花性稍凉，具有清热解表、利湿的功效。两者搭配烹调成汤，夏季饮用可起到滋阴化湿的功效；另外对饮肺阴虚引起的咳嗽等症也有一定功效。

（8）胡椒炖牛肚

【原料】牛肚250g，白胡椒10g，葱10g，姜10g，精盐5g，味精3g，料酒5g。

【制作】

① 起锅加水，将洗净的牛肚冷水下锅，文火加热至牛肚半成熟后捞出，切3cm见方的小块备用；

② 另起锅加底油烧热，放入葱、姜、白胡椒、牛肚炒香，烹入料酒，加入适量清

汤，旺火烧沸；放入精盐、味精调味，转文火炖至牛肚酥烂入味即可。

【功效】

温胃止痛、健脾补虚。适用于急性胃炎患者。但切忌，阴虚有火者慎食。

（9）姜汁牛奶羹

【原料】牛奶250g，生姜15g，红糖30g。

【制作】

① 生姜去皮，切成小块后榨汁备用；

② 起锅，倒入牛奶、姜汁，烧沸后加入红糖，搅匀即可。

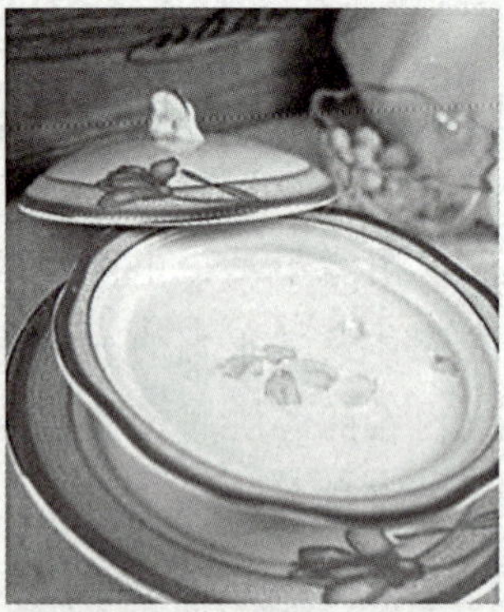

图9-29　姜汁牛奶羹

【功效】

暖脾胃、止疼痛。适用于急性胃炎患者（图9-29）。

（10）椒盐牛里脊

【原料】牛里脊250g，葱15g，姜12g，花椒5g，精盐5g，味精3g，白糖3g，花生油、蛋白、淀粉适量。

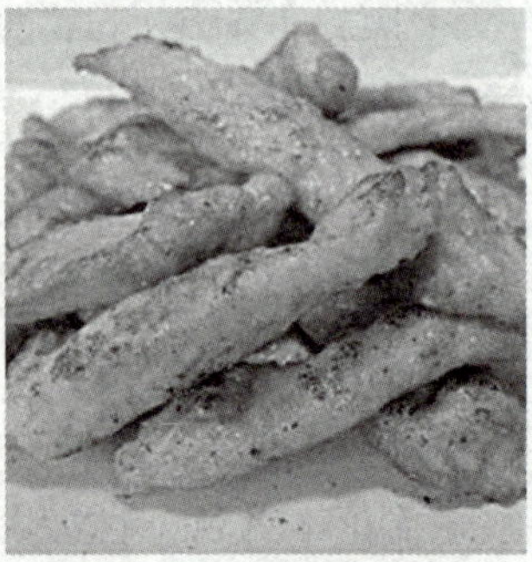

图9-30　椒盐牛里脊

【制作】

① 牛里脊洗净、切成厚约0.5cm的薄片，加精盐、味精、白糖、蛋白、淀粉腌制上浆备用；

② 葱切小段、生姜切小菱形片备用；

③ 花椒入锅炒香后，碾压成粉，加入精盐、味精、糖制成椒盐；

④ 起锅，倒入花生油，烧至五成热，放入牛里脊片炸至外表金黄、内里断生后捞出、沥油；

⑤ 另起锅留底油烧热，放入葱、姜炒香，倒入牛里脊片，边撒椒盐、边翻炒，至椒盐颠翻均匀即可。

【功效】

温胃、理气、止痛。适用于夏季易发的急性胃炎患者（图9-30）。

（三）秋季的食疗保健膳食制作

秋季，天气逐渐由热转凉，人体的代谢也逐渐趋于平缓，有利于调养生机，去旧更新，稍加滋补便能起到祛病延年的功效。尤其是极易在冬季患慢性心肺疾病的人群，更适宜在秋天打好营养基础，以增强机体内的应变能力，在冬季到来时，减少病毒感染和防止旧病复发。

秋季的雨量开始减少，空气湿度相对降低，气候偏于干燥。虽然天气逐渐由热转凉，但夏季余热时有反复，部分人群由于夏季调理不当或受暑热影响太过，到秋季后体内仍存有夏季余火尚未消除，当气候转燥后，体内余火便转为燥火为患。秋燥极易消耗机体津液，并且从口鼻先行入肺。如果不及时化解，会出现口干口渴、食欲不振、尿少便秘、体重下降、皮肤干燥等症状。因此，秋季的养生主要应从养肺、润肺、补肺入手，并且应以“清平滋润”为主进行调理，不宜过多食用煎炸的食品。

秋季在食材选择方面，可选食茭白、南瓜、莲子、桂圆、黑芝麻、红枣、核桃等食物。茭白可以降低血脂、解热毒、利二便；南瓜能润肺益气，止痛安胎；莲子则益脾养心，固精止泻、开胃安神；桂圆具有治贫血、神经衰弱、产后血虚的功效；黑芝麻可以起到补肺助脾、润肠通便、益肌肤的功效；红枣则是养脾平胃、安中益气、补血益阴的最佳原料；核桃可以补肾养血、润肺润肌，防治神经衰弱和腰腿痛。

秋季通过食补可使人保持健康的体魄、旺盛的精力，从而达到减少疾病和推迟衰老的目的，不仅是老年人和患有慢性疾病的人进行滋补食疗的好季节，也是健康人进行食补的好季节。

（1）菊花肉片

【原料】瘦猪肉600g，菊花100g，鸡蛋3个，葱10g，姜10g，精盐3g，味精3g，白糖2g，黄酒5g，胡椒粉3g，芝麻油3g，猪油150g，鸡汤、淀粉适量。

【制作】

① 将瘦猪肉切成0.5cm厚的肉片，加入精盐、味精、白糖、黄酒、胡椒粉、蛋清、淀粉腌制上浆备用；

② 菊花用清水洗净后，置于冷水中浸泡备用；

③ 葱、姜洗净后切丝备用；

④ 起锅，倒入猪油烧热，烧至三成热后放入猪肉片滑散至肉片断生变色后捞出沥油；

⑤ 取精盐、味精、白糖、胡椒粉、芝麻油、鸡汤、水淀粉兑成芡汁备用；

⑥ 另起锅加底油烧热，放入葱、姜炒香，倒入肉片，烹入料酒后，把提前兑好的芡汁搅匀倒入锅中，翻拌均匀，撒入菊花瓣即可。

【功效】

菊花味甘苦、性辛凉，具有疏风、清热、明目、解毒的功效；猪肉可以滋阴润燥，配以鸡蛋等调味料烹制成菜，味道清香、略带苦味，具有较好的清风热、润燥火的功效。适用于初秋易患的虚风上作引起的头晕头痛、眼花干涩等症。

（2）拔丝山药丸

【原料】山药200g，黑芝麻50g，鸡蛋3个，植物油100g，白糖250g，淀粉适量。

【制作】

① 山药去皮洗净后，上笼蒸熟、捣碎成泥备用；

② 将鸡蛋蛋白、蛋黄分开放入容器中备用，先取蛋黄，加入淀粉调制成蛋黄糊；

③ 再取山药泥，加入蛋白、干淀粉搅匀（无粉粒硬块），搓成20个大小均匀的山药丸备用；

④ 起锅烧油至五成热，用筷子将山药丸蘸裹蛋黄糊放入油锅中，炸至色泽金黄后捞出沥油；

⑤ 另起锅留少量底油，加入白糖、适量清水，中火熬至糖浆呈金黄色时，倒入炸好的山药丸；端锅离火，边撒黑芝麻，边将糖浆翻拌均匀即可。

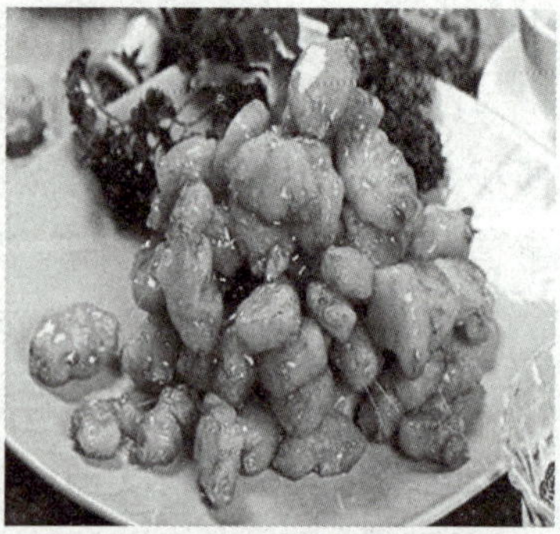

图9-31　拔丝山药丸

【功效】

山药甘平，具有润燥健脾、补肺、固肾、益精的作用；黑芝麻甘平，有滋阴润燥的功效。两者均能补肾，因而有较好的补肾、润燥益精、润养血脉的功效。适用于脾肾虚弱、肤发枯燥、肺虚燥咳患者秋天食用（图9-31）。

（3）银杏鸡丁

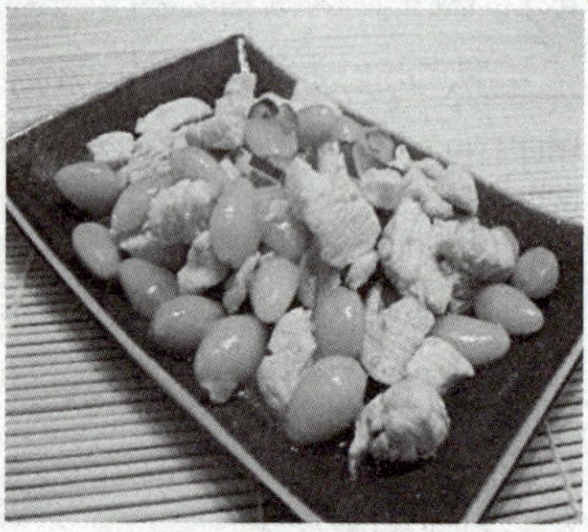

图9-32　银杏鸡丁

【原料】银杏100g，鸡脯肉300g，葱10g，姜5g，精盐5g，味精3g，料酒5g、芝麻油5g，蛋白、猪油、清汤、淀粉适量。

【制作】

① 将鸡脯肉切成约1cm见方的丁，加入精盐、味精、料酒、蛋白、淀粉腌制上浆备用；

② 银杏去壳，放入三成热油锅中爆熟，捞出沥油，剥去薄衣和杏心，洗净备用；

③ 起锅放入猪油，烧至三成热，倒入鸡丁滑散至变色断生后捞出沥油；

④ 另起锅留底油，投入葱、姜炒香，倒入鸡丁、银杏，烹入料酒，加入少量清汤，放入精盐、味精、水淀粉勾芡调味，翻炒均匀，淋入芝麻油即可出锅。

【功效】

银杏性温而涩，炒熟后毒性全无，具有敛肺气、定咳喘、缩小便的功效；鸡肉温中益气，补精添髓。二者结合烹制成菜，具有较好的温肾、纳气平喘的功效。适用于患年老咳嗽、哮喘、小便频繁等症的人群秋季食用（图9-32）。

（4）冰糖莲子

【原料】干莲子300g，冰糖200g，京糕30g，桂花适量。

【制作】

① 京糕切成1cm见方的小丁备用；

② 将干莲子用温水冲洗2~3次，放入盛器中，加入开水上笼蒸1h左右后取出备用；

③ 起锅倒入清水，旺火烧至水沸，放入莲子、冰糖，转文火加热至莲子软糯入味后出锅，撒京糕丁、桂花即可。

【功效】

莲子甘平，具有补脾止泻、养心安神、益肾固精的功效；桂花具有化痰、散淤的作用。莲子、桂花辅以清养脾胃的冰糖、京糕烹制成羹，经常食用，可起到清心安神的功效。适用于秋季易发的由心神不宁导致的心烦失眠以及心火上升导致的口舌生疮等症。

（5）山药杏仁粥

【原料】山药50g，小米250g，杏仁50g。

【制作】

① 将山药去皮、洗净，切小菱形片，放入沸水锅中焯熟备用；

② 起锅炒香杏仁，取出去皮，研磨成杏仁粒备用；

③ 将小米淘洗干净，同山药片、杏仁粒一起放入锅中，加入适量清水，中火熬煮成粥即可。

【功效】

山药具有健脾、补肺、固肾、益精的功效；杏仁可以祛痰止咳、平喘、润肠；小米性稍温，可健脾养胃、除烦止渴。三种原料搭配食用，可补中益气、温中补肺。适用于肺虚久咳、心烦不眠、慢性支气管炎等症的患者秋季食用。

（6）鲜藕枇杷百合羹

【原料】枇杷30g，鲜藕30g，百合30g，白糖50g，淀粉、清水适量。

【制作】

① 枇杷去皮、去核，切1cm见方的枇杷丁；

② 藕洗净，同样切1cm见方的藕丁备用；

③ 百合洗净备用；

④ 起锅加水，旺火烧沸，依次分别放入藕丁、枇杷丁、百合瓣焯熟，捞出沥水备用；

⑤ 另起锅烧水，旺火烧沸，放入藕丁、枇杷丁、百合瓣，加入白糖调味，中火略烧后，加入水淀粉勾薄芡出锅即可。

【功效】

枇杷具有润燥止咳的功效；鲜藕具有清热、解暑的作用；百合具有润肺止咳，清心安神的作用；三者结合，可增强滋阴润肺、清热止咳的功效，适用于燥热伤肺、肺热咳嗽、咯血、胃热呕秽等人群在秋季食用。

（7）银耳鹑蛋汤

【原料】干银耳30g，鹌鹑蛋10个，冰糖150g，精盐3g，味精3g。

【制作】

① 将干银耳加温水涨发后，除去蒂和杂质，撕成小朵状，放入沸水锅中焯熟，捞出沥水备用；

② 鹌鹑蛋带壳洗净后放入盛器中，加水上笼文火蒸3min后取出，去壳后放入清水中漂洗备用；

③ 起锅加水，旺火烧沸后，撇去浮沫，加入冰糖、银耳、鹌鹑蛋，文火烧沸后出锅

即可。

【功效】

银耳鹑蛋汤补肺益气、养阴润燥。适用于病后体虚、肺虚久咳、痰中带血及慢性支气管炎、高血压等症患者秋季食用（图9-33）。

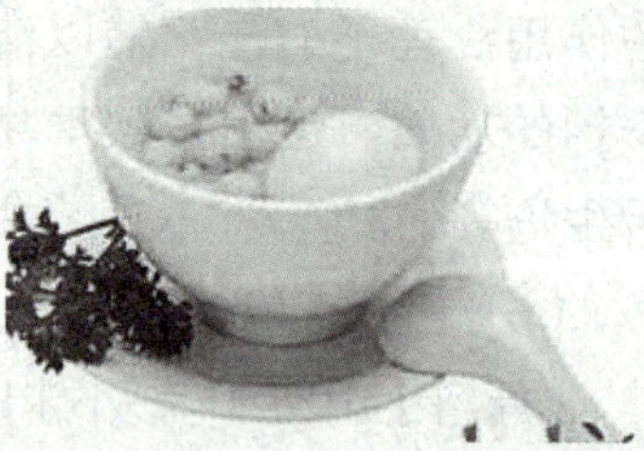

图9-33　银耳鹑蛋汤

（8）山药芝麻糊

【原料】山药15g，黑芝麻120g，粳米150g，鲜牛奶200g，冰糖12g。

【制作】

① 山药去皮洗净，切小粒备用；

② 黑芝麻洗净、沥干水分，下锅文火炒香备用；

③ 粳米淘洗干净、清水浸泡1h，捞出沥干备用；

④ 将以上三种原料，放入容器中，加水和牛奶榨汁，滤取汁液备用；

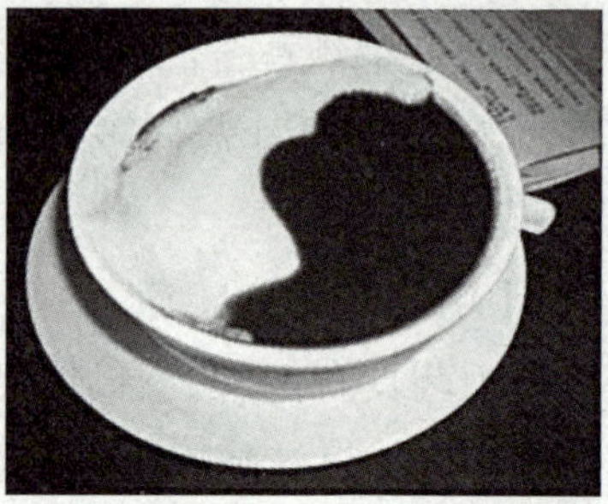

图9-34　山药芝麻糊

⑤ 起锅加适量水，旺火烧沸，加入冰糖、芝麻汁液，文火加热，不断搅动，加热至浓稠成糊，倒出即可。

【功效】

山药芝麻糊滋阴补肾。适用于痢疾、肠伤寒初期患者秋季食用（图9-34）。

（9）百合绿豆粥

【原料】百合20g，绿豆50g，粳米60g。

【制作】

① 绿豆淘洗干净备用；

② 百合洗净备用；

③ 粳米淘洗干净备用；

④ 将绿豆、百合、粳米三种原料一同放入锅中，加入适量的水，置于旺火上烧沸，转文火熬煮成粥即可。

【功效】

百合绿豆粥利尿消肿、滋阴清热。适用于肺结核、阴虚燥热等症患者秋季食用。

（10）金银花肉片汤

【原料】金银花20g，瘦猪肉250g，小白菜100g，葱10g，姜10g，精盐3g，味精3g，料酒5g，花生油15g。

【制作】

① 瘦猪肉洗净，切成0.5cm厚的肉片，加入精盐、味精、料酒腌制入味备用；

② 金银花洗净、放入沸水锅中焯熟备用；

③ 小白菜洗净、切段焯水捞出备用；

④ 生姜去皮、洗净、切小菱形片；葱洗净切段；

⑤ 起锅加花生油烧热，放入葱、姜炒香；倒入肉片炒至变色断生，烹入料酒，加入适量清水，旺火烧沸，放精盐、味精调味，倒入金银花、小白菜，转文火略烧即可。

【功效】

金银花肉片汤补虚损、清热解毒。适用于痢疾、肠伤寒康复期的患者秋季食用。

（四）冬季的食疗保健膳食制作

冬季，由于人体的代谢水平降低，消耗减少，吸收能力增强，因而是最佳的调补季节。冬季进补，是我国传统的防病强身、扶持虚弱的食疗保健方法之一。由于冬季气候寒冷，老年人机体功能减退、抵抗能力低下，因而此时更需要进行食补，从而改善营养状况，增强机体免疫功能，起到药物所不能替代的效果。

冬季进补应顺应自然，注意养阳，以滋补为主。中医认为，冬季进补与平衡阴阳、疏通经络、调和气血有密切关系。因此，根据中医“虚则补之，寒则温之”的原则，在膳食中应多吃温性、热性，特别是温补肾阳的食物进行调理，以提高机体的耐寒能力。冬季进补的原则可以归纳为四个字：厚味温补。厚味不仅仅是指冬季所食用的膳食味道浓郁，更是指膳食营养丰富，味道醇美。温补的意思是指，由于冬季寒冷，阴气盛，人体需要进食一些温热性膳食来驱寒温阳。

冬季应选择进食富含蛋白质、维生素和易于消化的食物。如粳米、籼米、玉米、小麦、黄豆、豌豆等谷豆类；韭菜、香菜、大蒜、萝卜、黄花菜等蔬菜类；羊肉、狗肉、牛肉、鸡肉及鳝鱼、鲤鱼、鲢鱼、带鱼、虾等肉食类；橘子、椰子、菠萝、桂圆等水果类。

现代医学认为，冬季进补能提高人体的免疫功能，促进新陈代谢，使畏寒的现象得到改善，还可以调节体内的物质代谢，使营养物质转化的能量最大限度地贮存于体内，有助于体内阳气的升发，为来年的身体健康打好基础。俗语中“三九补一冬，来年无病痛”，就是这个道理。

（1）龙眼核桃鸡

【原料】龙眼肉20g，核桃仁100g，鸡脯肉150g，火腿50g，蛋白30g，芫荽25g，葱15g，姜14g，精盐5g，味精5g，白糖3g，料酒3g，胡椒粉3g，芝麻油5g，花生油15g，蛋皮10张，淀粉适量。

【制作】

① 鸡脯肉洗净、切0.5cm见方的鸡肉丁备用；

② 龙眼肉温水洗净，切0.5cm见方的龙眼粒备用；

③ 核桃仁沸水烫泡后去皮，沥干水后投入三成热的油锅中炸熟，捞出沥油，切细粒备用；

④ 葱、姜洗净，切末备用；火腿切0.5cm见方的小丁备用；

⑤ 将鸡肉丁、龙眼粒、核桃仁、火腿粒，加入葱姜末、精盐、味精、料酒、白糖、

胡椒粉、芝麻油、蛋白、淀粉调制成馅料备用；

⑥ 取蛋皮，将馅料均匀地涂抹在蛋皮上，折成长方形的蛋皮包；

⑦ 起锅加入花生油，烧至五成热，将包好的鸡肉包下锅炸熟，捞出沥油装盘即可。

【功效】

龙眼具有补心脾、益气血的功效；核桃仁具有补肾、温肺、润肠的作用；鸡肉、鸡蛋具有滋补气血的功效。结合烹制成菜，食用后可起到温中益气、补肾固精的作用。易于虚烦失眠、脑力衰竭、体弱者冬季食用。

（2）丁香鸭

【原料】鸭子1只（1500g），丁香2g，草豆蔻5g，肉桂5g，葱5g，生姜5g，精盐5g，味精5g，冰糖15g，芝麻油5g，老抽5g。

【制作】

① 将鸭子宰杀、去毛、除内脏、洗净备用；

② 葱、姜洗净，切段备用；

③ 起锅烧水至沸，放入鸭子焯至六成熟，捞出沥水备用；

④ 另起锅留底油烧热，放入葱、生姜、丁香、草豆蔻、肉桂炒香；加入适量清水，旺火烧沸，放入鸭子，加入精盐、味精、冰糖、老抽调味；转中火炖至汤汁稠浓、鸭子酥烂，淋芝麻油出锅；

⑤ 将鸭子沥干汤汁，斩成块装盘即可。

【功效】

丁香、草豆蔻、肉桂均性辛味温，具有温中止呕、暖肾助阳的功效；配以滋阴养胃、利水消肿的鸭肉，药食共烹，可起到温中和胃、利水消肿的功效。适用于患有因脾胃虚弱而引起的胃腹冷痛、反胃、呕吐、咳嗽、水肿等症的人群冬季食用。

（3）红枣粥

【原料】红枣20颗，粳米100g，冰糖20g。

【制作】

① 粳米淘洗干净备用；

② 红枣洗净备用；

③ 将粳米、红枣一同放入锅中，加入适量清水，置于旺火上烧沸，加入冰糖，转中火熬煮30min即可。

【功效】

红枣具有补中益气的功效；粳米可健脾养胃；冰糖具有益胃养阴的功效。三者配合烹调成粥，可健脾益气、补血益胃。适用于身患脾胃虚弱、血亏、营养不良、久病体弱等症的人群冬季食用。

（4）羊肉萝卜汤

【原料】羊肉300g，萝卜100g，豌豆100g，草果1颗，葱5g，生姜5g，精盐5g，味精5g，胡椒粉5g，醋、香菜适量。

【制作】

① 将羊肉洗净，切1cm见方的小块，放入冷水锅中，中火加热焯熟后捞出沥水备用；

② 萝卜切菱形块，放入沸水锅中焯熟备用；

③ 豌豆淘洗干净、焯熟备用；

④ 香菜洗净、切段备用；

⑤ 起锅加底油烧热，依次分别放入葱、姜、草果、羊肉炒香，烹入料酒，加入适量清汤，旺火烧沸后，加入精盐、味精调味，转文火烧制1h；接着放入萝卜、豌豆烧制羊肉酥烂入味；

⑥ 出锅后，撒香菜、胡椒粉，加少许醋搅匀即可。

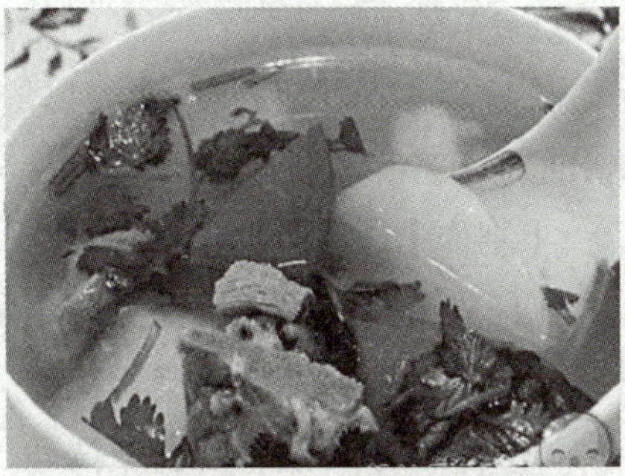

图9-35 羊肉萝卜汤

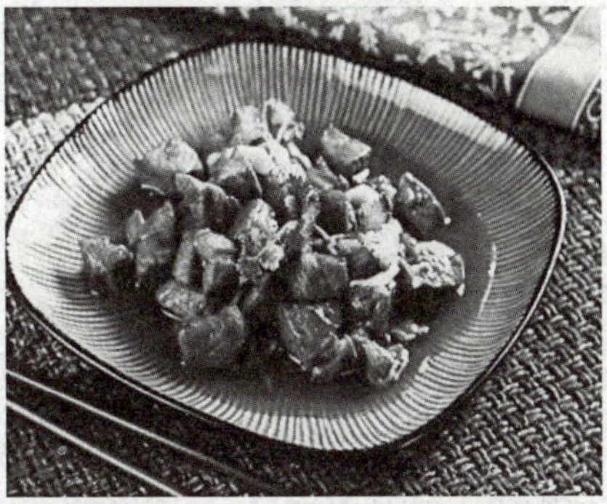

图9-36 当归生姜焖羊肉

【功效】

羊肉具有益气补虚、温中暖下的功效；草果具有温中燥湿、开郁消食的功效；萝卜具有健胃、消食、止咳化痰、利尿的功效。三种原料配以可益气胃的豌豆烹调成菜，具有很好的温胃消食、利尿的功效。对于脘腹冷痛、食滞胃脘、消化不良的人群，很适合冬季调养食用（图9-35）。

（5）当归生姜焖羊肉

【原料】当归50g，生姜50g，羊肉300g，精盐5g，味精3g，胡椒粉3g，酱油、料酒适量。

【制作】

① 当归、生姜洗净，切菱形片备用；

② 羊肉切3cm长的羊肉块，放入冷水锅中，文火加热至五成熟，撇去浮沫后捞出，沥水备用；

③ 起锅放底油烧热，放入生姜、当归、羊肉炒香，烹入料酒，加入适量的清汤，旺火烧沸，加入精盐、味精、酱油调味；转文火加热，烧至羊肉酥烂入味，撒胡椒粉出锅即可。

【功效】

当归辛温，具有补血和血、调经止痛、润燥滑肠的功效；羊肉辛甘温，有益气补虚、温中暖下的功效；生姜辛温，具有散寒温胃的功效。三种原料中以羊肉温补益气为主，生姜用量较多，加强温胃散寒，配以当归，可增强温胃补虚的功效。适用于产后大虚脱、腹中寒疝等症患者冬天食用（图9-36）。

（6）花生焖猪脚

【原料】花生250g，猪脚1只（300g），葱10g，姜10g，精盐5g，味精3g，料酒3g，酱油5g，芝麻油适量。

【制作】

① 先将猪脚去皮，洗净、斩块，放到沸水锅中焯熟，捞出沥水备用；

② 花生洗净，放入沸水锅中焯水，至五成熟时捞出沥水备用；

③ 葱洗净切段；姜去皮洗净、切小菱形片备用；

④ 起锅放底油烧热，依次分别放入葱、姜、猪脚、花生炒香，烹入料酒，加入适量清水，旺火烧沸；加入精盐、味精、酱油调味，转文火炖至猪脚酥烂入味，淋上芝麻油即可。

【功效】

益气养血、补虚生乳。适用于冬季产后乳汁缺乏者食用（图9-37）。

（7）鸡蛋银耳羹

【原料】银耳50g，蛋清30g，冰糖50g。

【制作】

① 将银耳用清水洗净，放入温水中浸泡30min，涨发饱满后，摘取蒂头、挑去杂质，手撕成小朵状备用；

② 起锅加水，旺火烧沸，放入银耳焯熟捞出，沥水备用；

③ 另起锅烧水至沸，撇去浮沫，加入冰糖、银耳，中火加热，待冰糖溶化后，倒入蛋清搅成雪花状出锅即可。

【功效】

养阴润肺、生津、补脑强心、和血、止血。适用于肺热或肺虚咳嗽、肺结核、咯血、胃出血、痔疮出血等症患者冬季食用（图9-38）。

（8）核桃虾仁炒韭菜

【原料】核桃仁50g，韭菜200g，虾仁150g，葱10g，生姜10g，精盐5g，味精5g，料酒5g，淀粉、芝麻油适量。

【制作】

① 将韭菜洗净，切成3cm长的韭菜段备用；

② 葱洗净切段；生姜去皮、洗净，切小菱形片备用；

③ 核桃仁洗净去皮，沥干水放入三成热的油锅中，炸熟后捞出沥油备用；

④ 虾仁加精盐、味精、料酒、水淀粉腌制上浆，放入三成热的油锅中，滑油成熟后捞出沥油备用；

⑤ 起锅加底油烧热，放入葱、姜、韭菜，炒至韭菜变色断生后烹入料酒，倒入虾仁，加精盐、味精、芝麻油调味，

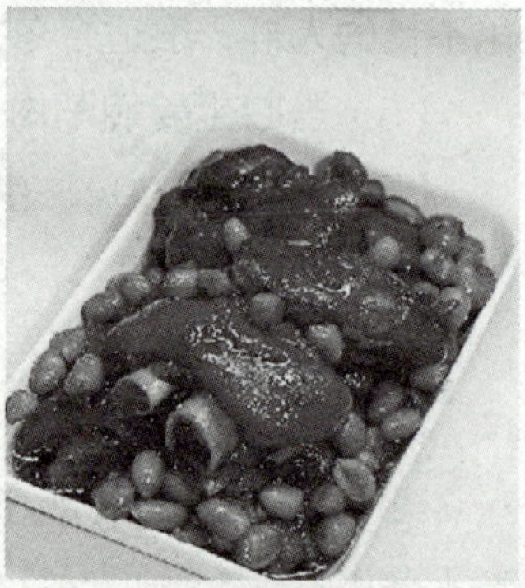

图9-37　花生焖猪脚

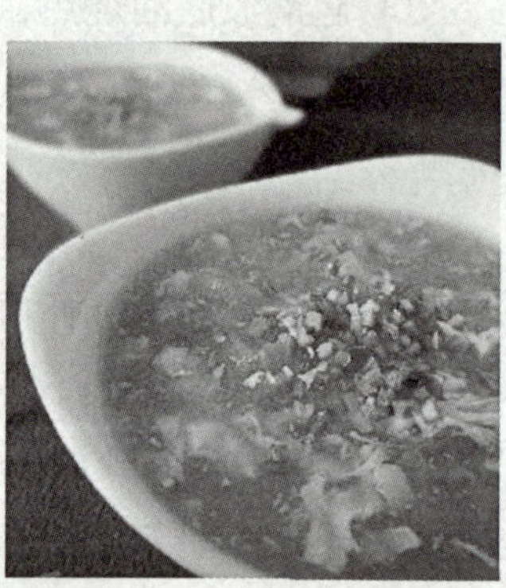

图9-38　鸡蛋银耳羹

翻炒均匀后出锅；

⑥ 装盘撒核桃仁即可。

【功效】

核桃仁甘温而润，具有补肾、温肺、润肠的功效；韭菜辛温、虾仁甘温，都有较好的补肾壮阳功效。比较适用于肾虚、贫血、腰痛等阳气偏弱的人群冬季温补食用，起到补肾助阳的作用。

（9）枸杞炖鲫鱼

【原料】活鲫鱼2尾（约1000g）、枸杞30g，葱10g，姜10g，香菜适量，精盐5g，味精5g，白糖3g，料酒5g，胡椒粉3g，芝麻油5g，酱油5g，花生油、清汤适量。

【制作】

① 将活鲫鱼宰杀、除去内脏、鳃、腹腔内黑膜，洗净；在鱼身上，均匀地剞上斜十字花刀备用；

② 葱洗净、切丝；生姜去皮、洗净、切丝；香菜洗净切段；

③ 枸杞洗净，放入温水中浸泡备用；

④ 起锅倒花生油，中火加热至七成热，放入鲫鱼，炸至两面金黄、酥脆捞出沥油备用；

⑤ 另起锅留底油烧热，加入葱、姜炒香，烹入料酒，倒入清汤，旺火烧沸后，加入精盐、味精、白糖、酱油调味，放入炸好的鲫鱼；转文火加热30min后，放入枸杞，炖至鲫鱼酥烂入味，撒胡椒粉、芝麻油、香菜段出锅即可。

【功效】

枸杞味甘、性平，补肝肾、明目；鲫鱼开胃暖中，两种原料共同烹制成菜，食用后，可起到健脾利湿的功效。尤其适用于脾胃虚弱、饥而不食、精神倦怠等人群冬季进补食用。

（10）龙眼莲子粥

【原料】龙眼肉20g，莲子20g，红枣10颗，糯米100g，红糖15g。

【制作】

① 将莲子洗净，放入容器中，加入温水，上笼蒸20min取出晾凉，取出莲子心备用；

② 红枣洗净、去核；糯米淘洗干净备用；

③ 将龙眼肉、莲子、红枣、糯米四种原料一同放入锅中，加入适量清水，置于旺火上烧沸后，加入红糖，转文火熬煮30min出锅即可。

【功效】

龙眼肉具有益心脾、补气血、养血安神的功效；莲子具有养心安神、补脾止泻、益肾固精的功效；红枣具有补中益气、养血之功效；糯米甘温，可暖脾胃、补中气。四种原料搭配煮粥，可起到益心安神的功效，适用于身患心阴血亏、脾气虚弱、心悸、健忘、面黄肌瘦等症人群冬季进补食用。

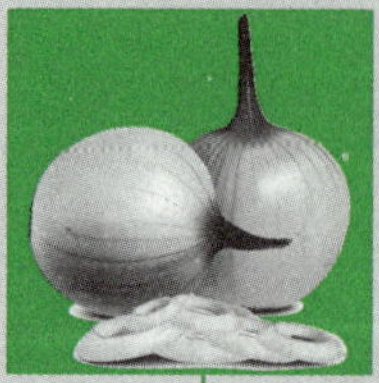

思考训练

1. 简述孕妇的食疗方法。
2. 为什么要对婴幼儿适时添加辅助食品?
3. 老年人的膳食应注意哪些问题。
4. 适合肥胖病患者食用的食物有哪些。
5. 简述痛风病患者的食疗方法。
6. 预防肿瘤疾病的食物有哪些。
7. 简述夏季食疗保健的方法。
8. 举例简述冬季保健膳食的制作方法。

要点提示

本模块根据中医养生学提出的“四时调食”观点，简要介绍春、夏、秋、冬四季的食疗方法和保健膳食的制作方法。通过学习，需要重点掌握四季食疗膳食的制作。

参考文献

1. 姚希贤. 临床消化病学. 天津：天津科技出版社，1999.
2. 许国铭. 现代消化病学. 北京：人民军医出版社，1999.
3. 黄象谦. 胃肠道疾病治疗学. 天津：天津科技出版社，1996.
4. 潘国宗. 现代胃肠病学. 北京：科学出版社，1994.
5. 姚泰主编. 生理学. 北京：人民卫生出版社，2000.
6. 陈元方，Yanada T主编. 胃肠肽类激素基础与临床. 北京：北京医科大学，中国协和医科大学联合出版社，1997.
7. 张建福主编. 人体生理学. 上海：第二军医大学出版社，2000.
8. 周吕主编. 胃肠生理学. 北京：科学出版社，1991.
9. 彭景主编. 烹饪营养学. 北京：中国纺织出版社，2008.
10. 程双奇. 营养学. 广州：华南理工大学出版社，1999.
11. 冯磊. 烹饪营养学. 北京：高等教育出版社，2003.
12. 王亚伟. 烹饪营养与卫生. 北京：中国林业大学出版社，2008.
13. 孙远明. 食品营养学. 北京：科学出版社，2006.
14. 邓泽元. 食品营养学. 北京：中国农业出版社，2009.
15. 刘志皋. 食品营养学. 北京：中国轻工业出版社，2004.
16. 勒国章. 饮食营养与卫生. 北京：中国旅游出版社，2004.
17. 黄刚平. 烹饪营养卫生学. 南京：东南大学出版社，2007.
18. 周旺. 烹饪营养学. 北京：中国轻工业出版社，2007.
19. 王亚伟，刘爱月. 烹饪营养与卫生. 北京：中国林业出版社，2008.
20. 刘铭主编. 烹饪营养学. 北京：中国商业出版社，1990.
21. 李子厚主编. 烹饪营养学入门. 北京：中国旅游出版社，1990.
22. 骆淑波. 营养餐配制. 北京：中国劳动社会保障出版社，2006.
23. 邓红. 营养套餐的设计原则与方法. 成都：西南民族大学学报自然科学版，2007.
24. 葛可佑. 中国营养师培训教材. 北京：人民卫生出版社，2005.
25. 王文福主编. 烹饪营养学术. 西安：陕西科学技术出版社，1986.
26. 曾郁娟. 四季养生与食疗. 北京：金城出版社，2006.
27. 中国营养学会. 中国居民膳食指南. 北京：西藏人民出版社，2008.
28. 程双奇. 营养学. 广州：华南理工大学出版社，1999.
29. 孙远明. 食品营养学. 北京：科学出版社，2006.
30. 彭铭泉主编. 中国二十四节气药膳. 北京：人民军医出版社，2007.
31. 葛可佑主编. 公共营养师——基础知识. 北京：中国劳动社会保障出版社，2007.
32. 四季养生编委会. 春季养生. 北京：民主与建设出版社，2007.
33. 四季养生编委会. 夏季养生. 北京：民主与建设出版社，2007.
34. 四季养生编委会. 秋季养生. 北京：民主与建设出版社，2007.
35. 四季养生编委会. 冬季养生. 北京：民主与建设出版社，2007.
36. 路新国主编. 中医饮食保健学. 北京：中国纺织出版社，2008.
37. 陈晓晓. 食疗保健. 北京：中国轻工业出版社，2007.
38. 吴翠珍. 营养与食疗学. 北京：中国中医药出版社，2007.

参考文献

1. 姚希贤. 临床消化病学. 天津：天津科技出版社，1999.
2. 许国铭. 现代消化病学. 北京：人民军医出版社，1999.
3. 黄象谦. 胃肠道疾病治疗学. 天津：天津科技出版社，1996.
4. 潘国宗. 现代胃肠病学. 北京：科学出版社，1994.
5. 姚泰主编. 生理学. 北京：人民卫生出版社，2000.
6. 陈元方，Yanada T主编. 胃肠肽类激素基础与临床. 北京：北京医科大学，中国协和医科大学联合出版社，1997.
7. 张建福主编. 人体生理学. 上海：第二军医大学出版社，2000.
8. 周吕主编. 胃肠生理学. 北京：科学出版社，1991.
9. 彭景主编. 烹饪营养学. 北京：中国纺织出版社，2008.
10. 程双奇. 营养学. 广州：华南理工大学出版社，1999.
11. 冯磊. 烹饪营养学. 北京：高等教育出版社，2003.
12. 王亚伟. 烹饪营养与卫生. 北京：中国林业大学出版社，2008.
13. 孙远明. 食品营养学. 北京：科学出版社，2006.
14. 邓泽元. 食品营养学. 北京：中国农业出版社，2009.
15. 刘志皋. 食品营养学. 北京：中国轻工业出版社，2004.
16. 勒国章. 饮食营养与卫生. 北京：中国旅游出版社，2004.
17. 黄刚平. 烹饪营养卫生学. 南京：东南大学出版社，2007.
18. 周旺. 烹饪营养学. 北京：中国轻工业出版社，2007.
19. 王亚伟，刘爱月. 烹饪营养与卫生. 北京：中国林业出版社，2008.
20. 刘铭主编. 烹饪营养学. 北京：中国商业出版社，1990.
21. 李子厚主编. 烹饪营养学入门. 北京：中国旅游出版社，1990.
22. 骆淑波. 营养餐配制. 北京：中国劳动社会保障出版社，2006.
23. 邓红. 营养套餐的设计原则与方法. 成都：西南民族大学学报自然科学版，2007.
24. 葛可佑. 中国营养师培训教材. 北京：人民卫生出版社，2005.
25. 王文福主编. 烹饪营养学术. 西安：陕西科学技术出版社，1986.
26. 曾郁娟. 四季养生与食疗. 北京：金城出版社，2006.
27. 中国营养学会. 中国居民膳食指南. 北京：西藏人民出版社，2008.
28. 程双奇. 营养学. 广州：华南理工大学出版社，1999.
29. 孙远明. 食品营养学. 北京：科学出版社，2006.
30. 彭铭泉主编. 中国二十四节气药膳. 北京：人民军医出版社，2007.
31. 葛可佑主编. 公共营养师——基础知识. 北京：中国劳动社会保障出版社，2007.
32. 四季养生编委会. 春季养生. 北京：民主与建设出版社，2007.
33. 四季养生编委会. 夏季养生. 北京：民主与建设出版社，2007.
34. 四季养生编委会. 秋季养生. 北京：民主与建设出版社，2007.
35. 四季养生编委会. 冬季养生. 北京：民主与建设出版社，2007.
36. 路新国主编. 中医饮食保健学. 北京：中国纺织出版社，2008.
37. 陈晓晓. 食疗保健. 北京：中国轻工业出版社，2007.
38. 吴翠珍. 营养与食疗学. 北京：中国中医药出版社，2007.